INVLOED OP KANKER™

Gezond denken
& Doen

ROB VAN OVERBRUGGEN PH.D

Auteur: Healing Psyche™ & Unleash your Vitality™
Ontwikkelaar: Emocure® & Biocompass®

Invloed op Kanker™- Gezond denken en doen
Copyright © 2019 by Rob van Overbruggen
ISBN: 978-94-6311-003-7

Version 2019.1

Bestel informatie

Dit boek is beschikbaar voor opleidingen, instituten, klinieken, donatie-campagnes en bedrijven tegen een aantrekkelijke korting bij afname van grotere hoeveelheden. Speciale versies of secties kunnen beschikbaar gesteld worden.

Voor vragen en bestellingen, neem contact op met:
office@helpforhealth.com

Schrijf een Review

Wil je ons een plezier doen en een aanbeveling schrijven voor dit boek, al ik het maar 1 of 2 regels, we stellen dit erg op prijs. We horen graag WAT je aan dit boek gehad hebt, en HOE het je leven heeft beïnvloed.

Je kunt je aanbeveling rechtstreeks naar ons sturen op : *office@helpforhealth.com* ,of plaats hem op bol.com of amazon.com.

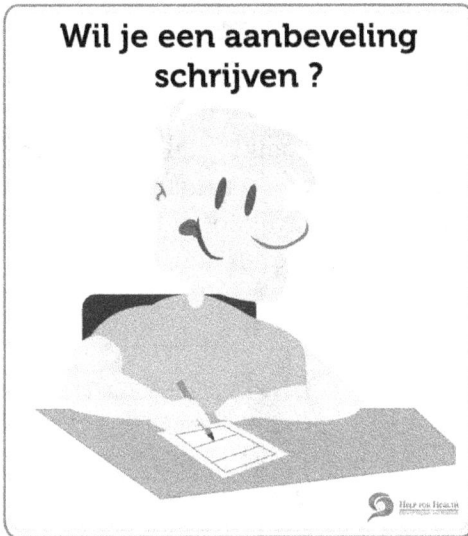

Download gratis begeleidend materiaal.

We hebben een aantal zaken voor je gemaakt, en we zijn bezig met nog meer materiaal te maken om je te helpen je kwaliteit van leven te vergroten. Hierbij kun je denken aan

- **speciale unieke visualisaties**
- **geluidsopnames**
- **oefeningen**
- **challenges**
- **en zelfs geven we af en toe een gratis begeleidingstraject weg of een volledige training.**

Ga naar: *https://invloedopkanker.nl/hulpbronnen*

Aanbevelingen

INVLOED OP KANKER™

Eerlijk gezegd: *dit boek kan je leven kunnen redden*
'Invloed op kanker is een schat aan nauwgezet onderzoek naar de lichaam-geestconnectie bij kanker – allemaal gepresenteerd op een praktische manier die zowel toegankelijk is voor artsen als voor hun patiënten en makkelijk toe te passen is. Eerlijk gezegd, zou dit boek je leven kunnen redden.'

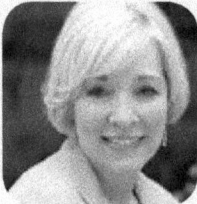

Christiane Northrup, MD

Auteur van Mother-Daughter Wisdom,
De Overgang als Bron van Kracht en
Vrouwenlichaam, Vrouwenwijsheid

'Invloed op kanker is *één van de compleetste gidsen* over de rol van complementaire zorg bij de genezing van kanker die in de afgelopen jaren zijn verschenen. Dit praktische en gezaghebbende boek is een grootse prestatie.'

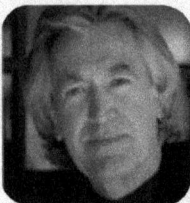

Larry Dossey MD
*Auteur van Meaning & Medicine, Helende
Woorden en The Power of Premonitions*

Rob, ik vind dat er veel nuttige informatie in je boek staat en dat het een goede bron is voor mensen die wat willen weten over dit vakgebied.'

Bernie Siegel MD

Auteur van Love, Medicine & Miracles, Peace, Love & Healing en Faith, Hope and Healing

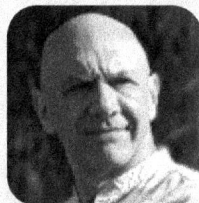

Ik heb je boek nog niet vast kunnen houden, aangezien Carl het aan veel mensen heeft uitgeleend en verschillende mensen hebben het op Amazon besteld. Hij en Dr. Wirga zijn ervan **onder de indruk** en hebben er zeer van genoten. We zullen het boek aanbevelen.

Carl Simonton MD

Auteur van Op weg naar herstel

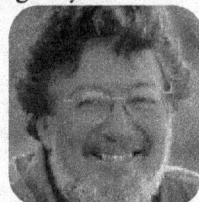

Ik droeg dit boek bij me tijdens mijn 9-daagse reis in Duitsland, continu gefascineerd en geboeid door de informatie. Vanwege een verschrikkelijk druk schema lees ik zelden een volledig boek, maar dit boek zit **boordevol met de interessantste en begrijpelijkste verhalen, tips en veel meer.** Het heeft ervoor gezorgd dat ik me bewuster richt op de lichaam-geestconnectie en het heeft me een sterkere begripsbasis gegeven. In mijn werk als bepleiter voor mensen met kanker zal dit buitengewoon bruikbaar zijn. Dank je voor de ervaring

Ann Fonda

Directeur, The Annie Appleseed Project

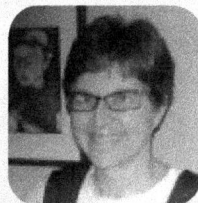

Een feit is dat herstellen van kanker alleen uit de psyche komen. Hoe gaat dat, en wat biedt men patiënten aan? Het aantal psycho therapeutische behandelingen is niet meer te bevatten voor een patiënt. Hier biedt "Invloed op kanker" een uitkomst. De titel kan niet onderschat worden. **Wie daadwerkelijk iets wil doen aan zijn gezondheid heeft dit boek nodig.**

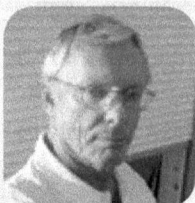

Dr. **med.** Hendrik Treugut

Chefarzt am Klinikum Schwäbisch Gmünd und Präsident der Deutschen Gesellschaft für Energetische und Informationsmedizin (DGEIM)

Ik werk al jaren met kankerpatiënten en door de jaren heen kreeg ik het gevoel dat onze gedachtes en emoties een veel grotere rol speelt bij kanker dan de meeste artsen weten. En het is geen wonder dat artsen niets weten over stress en kanker en psychologische patronen en kanker – want dat leren ze niet op universiteiten. Daarom is het boek van Dr. Rob van Overbruggen zo belangrijk, omdat het dringend nodig is dat elke therapeut begrijpt welke rol verschillende psychologische patronen spelen, niet alleen bij het begin van kanker, maar ook bij het overleven van kanker. **Ik zou willen dat alle oncologen dit boek lazen.**

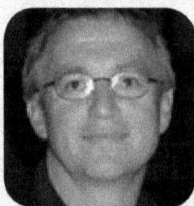

Lothar Hirneise

Lothar een voorstander van, en schrijver van boeken over, alternatieve genezing. Hij heeft jaren gewijd aan het zoeken naar de succesvolste kankertherapieën. Auteur van Chemotherapie geneest kanker en de Aarde is plat

Ik spoor nadrukkelijk elke NLP-beoefenaar die werkt met cliënten met gezondheidsproblemen aan om dit boek te kopen en te lezen en een tweede exemplaar te kopen om aan hun cliënten uit te lenen. Ik heb gewoon nog nooit zo'n **diepgaande en dappere verklaring van dit werkveld** gezien. Mijn aanbeveling is:
Lees het boek nu!

Richard Bolstad
Internationaal NLP Trainer

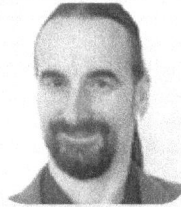

Dit boek zal elke arts of therapeut van begin tot eind moeten bestuderen en toepassen. De verbanden tussen het brein, emotie, je gedachten en het fysieke lichaam zijn meervoudig aangetoond en in dit boek wordt heel duidelijk dat je gedachten je kunnen genezen. We moeten van de dogma's af van alleen snijden, bestralen en of vergiftigen met chemicaliën. We moeten anders denken en anders voeden. Dit boek is de handleiding om dit te doorbreken. Een absolute aanrader.

Martin Möhrke
Naturopath, Thermographer
European coordinator Foundation
for Alternative and Integrative
Medicine
Co owner OptimaHealth clinic
Netherlands
Developer of cannabis based
medicine

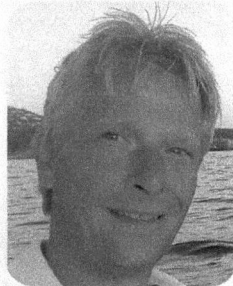

Fantastisch dat het boek van Rob van Overbruggen, Healing Psyche uit 2006, nu ook vertaald is naar het Nederlands. Dit is een **must-read voor elke professional in de oncologie en voor patiënten** die aanvoelen dat de emotionele en mentale component een grotere rol speelt bij kanker en de heling ervan dan dat de reguliere gezondheidssector weet/denkt. Vanuit de Traditionele Chinese Geneeskunde (TCG) wordt al 3.000 jaar verkondigd dat lichaam en geest één zijn. Met dit boek in handen krijg je een nog niet eerder gepresenteerd gedetailleerd inzicht van de mind-body connectie.

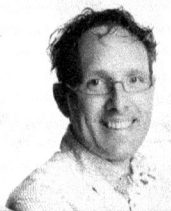

Ard Pisa
Lifecoach, docent, spreker en auteur van o.a. het boek Wat Angelina niet wist over kanker maar wel had moeten weten

A wonderful disclosure of the power of our minds

Een waardevol onderzoek naar de kracht van onze psyche.

Dit boek is een prachtige voorloper en **bewijs van de ongekende mogelijkheden van onze eigen psyche**, die wij nog niet ten volle benutten.

Dr van Overbruggen geeft een geweldige en goede voorzet voor erkenning van en meer onderzoek naar de potentie van o.a. aandacht, positieve mindset en doorzettingsvermogen. In het licht van dit groeiend besef zie ik dit werk ook als een waardevolle aanvulling op bv de Mindfulness Based Stress Training bij kanker.

Verschillende wetenschappelijke studies bewijzen dagelijks de positieve impact op het proces dat mensenlevens kan verwoesten of juist kan bijdragen tot een breder en dieper inzicht in iemands eigen functioneren.

Dank je wel Rob, voor de energie die jij in dit werk hebt gestopt en het goede overzicht van de kansen die het gebruik van onze eigen psyche ons biedt in het beter omgaan om de kans die kanker heet

Drs Saira Moeniralam, MD
Specialist Ouderengeneeskunde
Integrative Health&Lifestyle Coach

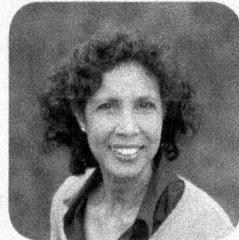

Ik ben een arts die een paar weken geleden 57 is geworden. Mijn carrière is en was doorspekt met de pesterijen die men ontvangt als je het medische dogma in twijfel trekt. "Invloed op kanker", het boek van Rob van Overbruggen, is een **meesterwerk over de psychosomatische geneeskunde bij kankertherapie** en het is een ongewoon boek, omdat het geen verplichte strategieën probeert te geven.

Het lijkt zo vanzelfsprekend dat de bewering "als je het niet kan bewijzen, is het niet waar" een belachelijk idee is! En ik waardeer de moed die Rob had om zichzelf in de vuurlinie te plaatsen, en dit achterhaalde systeem aan te vallen. Ik vraag me af of de reden dat baanbrekende ideeën vaak stellig afgedaan worden, is dat ze bedreigend zijn voor de financiële systemen die al bestaan en voordeel (en veel geld) gehaald wordt uit het doen van dingen op de gevestigde manier... mijn gok is "ongetwijfeld".

Wetenschappers hebben het volgende lange tijd beweerd: "Als je het niet kan bewijzen, bestaat het niet." Dat betekent dat we ons overtuigingssysteem degraderen tot de kwaliteit van onze meetapparaten. Aangezien we dingen als biologische snelheden niet konden meten tot we de Pentium class computers kregen, waren we vele jaren niet in staat om de biologische elektronische functie te meten. Rob van Overbruggen heeft ons geholpen om onze aandacht te verschuiven; van de valse overtuiging dat het lichaam Newtoniaans en reductionistisch is, naar de realiteit dat het lichaam op het atomisch niveau werkt waar Newtons wetten niet langer gelden en elektromagnetische energie de dienst uitmaakt.

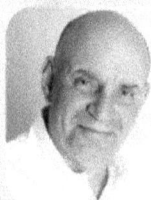

Koop dit boek – het zal je leven veranderen als je gaat meten aan de hand van wat echt is in plaats van wat je hebt geleerd.

Dr. George-Ivan Gal MD
Anestesist

Contents

Overzicht van je acties

Schrijf op WANNEER je WAT gaat doen en WAAROM. Wat is je motivatie om dat te doen, en welke resultaten wil je boeken.

Het opschrijven zal je helpen om je stappen te zetten en je invloed op kanker te vergroten.

Schrijf je actiepunten op terwijl je dit boek leest.

Als je meer ruimte nodig hebt kun je ook een actieplan downloaden van: *https://invloedopkanker.nl/hulpbronnen*

Datum	Wat	Waarom

Wil je graag meer hulp en hulpbronnen?
Kijk dan achterin dit boek bij vervolgstappen.

Als je niets doet, voel je je overspoelt en machteloos, maar wanneer je betrokken bent, krijg je een gevoel van hoop en voortgang dat voortkomt uit het weten dat je werkt om dingen beter te maken.

~ Albert Einstein ~

1

Gezond denken beïnvloed kanker

Ik kan me herinneren dat het verhaal van Mr. Wright een enorme indruk op me maakte, toen ik het voor het eerst hoorde. Hoewel het verhaal algemeen bekend is heeft het zoveel indruk op me gemaakt dat ik het graag nog even onder je aandacht breng. De implicaties zijn namelijk enorm. Het volgende werd geschreven door psycholoog Bruno Klopfer.

Tumoren die smelten als sneeuw voor de zon

Mr. Wright, in 1957 een cliënt van psycholoog Bruno Klopfer, had vergevorderde lymfosarcomen. Alle bekende behandelingen mochten niet baten. Tumoren zo groot als sinaasappels waren her en der verspreid in zijn nek, oksels, kruis, borst en onderbuik. Zijn milt en lever waren enorm vergroot. De grote borstbuis (ductus thoracicus) was dicht-gedrukt door zwelling en elke dag moest ongeveer een à twee liter melkachtige vloeistof uit zijn borst afgevoerd worden. Hij kreeg zuurstof toegediend om te kunnen ademen en zijn enige medicijn was een slaapmiddel, met als hoop dat hij snel zou sterven.

Ondanks zijn toestand had Mr. Wright nog steeds hoop. Hij had gehoord over een nieuw medicijn dat Krebiozen werd genoemd en getest zou worden in de kliniek waar hij lag. Hij kwam helaas niet in aanmerking voor het programma, omdat de experimenterende artsen proefpersonen wilden met een levensverwachting van ten minste drie en het liefste zelfs zes maanden.

Wright smeekte echter zo hard dat Klopfer besloot hem op vrijdag één injectie te geven, met de gedachte dat hij maandag dood zou zijn en dat de Krebiozen dan aan iemand anders gegeven zou kunnen worden. Klopfer kwam voor een verrassing te staan:

"Ik had hem koortsachtig achtergelaten, snakkend naar adem, volledig bedlegerig. Maar nu liep hij door de vleugel, vrolijk babbelend met de verplegers en hij verspreidde zijn blijde boodschap aan iedereen die het wilde horen. Ik haastte me onmiddellijk naar de anderen. Geen verandering bij hen. Alleen bij Mr. Wright was een magnifieke verbetering waar te nemen. De **tumoren waren verdwenen als sneeuw voor de zon**; al na een paar dagen waren ze nog maar de helft van hun oorspronkelijke grootte!

> **De tumoren waren verdwenen als sneeuw voor de zon**

Dit is natuurlijk een veel snellere vermindering dan de meeste stralingsgevoelige tumoren vertonen bij een dagelijkse toediening van zware bestraling. En we wisten al dat zijn tumoren niet langer gevoelig waren voor bestraling. Ook had hij geen andere behandeling gehad buiten deze ene "injectie".

Dit fenomeen vereiste een verklaring, maar niet alleen dat; het eist dat we onze ons openstellen om te leren van feiten in plaats van te proberen te verklaren. De injecties werden zoals gepland drie keer per week gegeven, tot grote vreugde van de patiënt. Binnen 10 dagen werd hij ontslagen uit de kliniek; bijna alle symptomen van zijn ziekte waren in deze korte tijd verdwenen. Ongeloofwaardig als het mag klinken, deze "terminale" patiënt die via een zuurstofmasker naar zijn laatste adem snakte, ademde nu niet alleen normaal en volledig actief, hij vertrok in zijn eigen vliegtuig en vloog zonder problemen op 3700 meter hoogte.

Binnen twee maanden verschenen er meerdere tegenstrijdige berichten in het nieuws; alle artsen die met dit medicijn gewerkt hadden berichtten dat ze geen resultaten behaalden. Dit verontruste Mr. Wright mateloos. Hij was verstoord in zijn denken en *verloor het vertrouwen* in zijn herstel. Na twee maanden van praktisch perfecte gezondheid, viel hij terug in zijn vroegere toestand en werd hij heel zwaarmoedig en beroerd.

Maar Klopfer zag een kans om te onderzoeken wat er werkelijk aan de hand was --- om uit te vinden, zoals hij dat uitdrukte, "hoe kwakzalvers enkele van hun goed gedocumenteerde genezingen bereiken". Hij vertelde Wright dat Krebiozen wel degelijk zo veelbelovend was als het had geleken, maar dat de eerdere zendingen snel waren bedorven in de flesjes. Hij vertelde over een nieuw, super zuiver, twee keer zo sterk product dat de volgende dag zou arriveren.

Het nieuws kwam voor Mr. Wright als een grote openbaring en, ziek als hij was, werd hij weer zijn optimistische zelf, klaar om opnieuw te beginnen. Door het arriveren van de "zending" met een paar dagen te vertragen, bereikte zijn hoop op redding een enorm hoogtepunt. Toen ik aankondigde dat de nieuwe reeks injecties bijna begon, was hij bijna extatisch en *zijn vertrouwen was heel sterk*.

> **Tumormassa's smolten, borstvloeistof verdween na injecties met water**

Met veel bombarie diende ik de eerste injectie toe van het dubbelkrachtige, verse preparaat---bestaand uit zuiver water en niets anders. Wij konden de resultaten van dit experiment op dat moment nauwelijks geloven, hoewel we wel enig vermoeden hadden van deze uitkomst.

Herstel van de tweede bijna-terminale toestand was *zelfs opzienbarender* dan de eerste. Tumormassa's smolten, borstvloeistof verdween en hij was snel weer op de been en ging zelfs weer vliegen. Op dat moment was hij het toonbeeld van gezondheid. De waterinjecties gingen door, aangezien ze wonderen verrichtten. Hij bleef toen *meer dan twee maanden symptoomvrij*. Toen verscheen de definitieve AMA* bekendmaking: "Landelijke testen bewijzen dat Krebiozen een waardeloos medicijn is voor de behandeling van kanker."

Binnen een paar dagen na dit verslag werd Mr. Wright opnieuw met zeer ernstige tumorgroei in het ziekenhuis opgenomen; zijn *vertrouwen was nu helemaal weg*, zijn laatste hoop verdwenen en hij *bezweek in minder dan twee dage*n.

*American Medical Association, Siegel (1986[1])

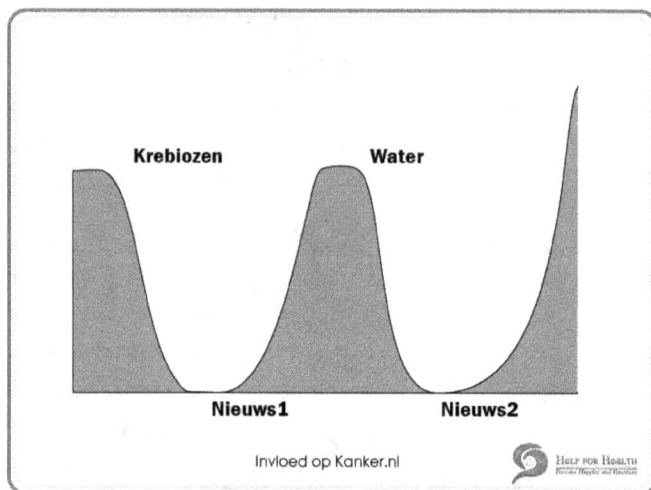

Invloed op Kanker.nl

Dit verhaal was voor mij zowel verbazingwekkend als intrigerend; en dat is het nu -vele jaren later- nog steeds als ik nadenk over de implicaties.

Toen ik het voor het eerst hoorde, stond ik helemaal perplex van het verhaal. Ik geloofde het niet, maar mijn interesse was gewekt. Vanaf dat moment was ik zeer gepassioneerd over de werking van de emoties, denken, en de psyche in relatie met het kankerproces.

Onderzoekers experimenteren met meditatie, imaginatie en biofeedback om de parameters van het denken en emoties op een lijn te brengen om te helpen bij genezing. Dit relatief nieuwe gebied, psycho-neuro-immunologie (PNI), richt zich op de mentale en emotionele effecten van het immuunsysteem. Onderzoeken laten zien dat onverwerkte negatieve emoties het immuunsysteem op de lange termijn verzwakken, terwijl positieve emoties het immuunsysteem versterken.

Momenteel heeft nog geen enkel onderzoek wetenschappelijk aangetoond dat patiënten het verloop van hun kanker kunnen beïnvloeden met gezond denken. Aan de andere kant heeft geen enkel onderzoek wetenschappelijk aangetoond dat het verloop van kanker niet beïnvloed kan worden door gezond denken.

Er zijn vele medisch goed gedocumenteerde gevallen van patiënten die, tegen alle verwachtingen in genazen. De vraag of de houding of denken en emoties bijdroegen aan hun genezing, kan niet wetenschappelijk beantwoord worden. Wetenschap is nog niet in staat deze mentale aspecten goed in kaart te brengen.

> Wat als we patronen zouden vinden in deze opmerkelijke gevallen, de patronen en structuur van spontane genezing?

> Wat zou er gebeuren als de mentale invloed fungeerde als de laatste slag voor kanker die al onder medische behandeling is?

> Wat zou er gebeuren als het mogelijk was om mentale en emotionele te gebruiken om het verloop van de ziekte te beïnvloeden of zelfs patiënten te genezen?

Simonton werkt met medisch ongeneeslijke patiënten en liet zien dat de helft van deze mensen de statistieken overleefden, nadat ze, naast hun medische behandeling ook psychologische behandelingen kregen.

Voorbeeld:

Jaren geleden woonde ik in de USA toen mijn opa (84) ernstige longkanker ontwikkelde. Volgens de dokter kon hij letterlijk elk moment overlijden, waarschijnlijk die dag nog. Ik keerde onmiddellijk terug naar Nederland, ook al zei de dokter dat het waarschijnlijk te laat zou zijn.

Ik bracht twee weken thuis door en elke dag zei de dokter dat mijn opa waarschijnlijk de volgende dag niet zou halen. De twee weken die ik met hem doorbracht waren geweldig; we hadden een fantastische tijd. Elke ochtend was de dokter weer verbaasd dat mijn opa nog niet dood was.

Mijn opa en ik besloten samen dat ik weer naar huis in de USA ging. Zodra ik uit Nederland was werd zijn conditie erger en hij stierf binnen een week.

Hij overleed 4 weken na de eerste keer dat de dokter zei dat hij de ochtend niet zou halen. Elke dag zij de arts dat hij de ochtend niet zou halen, 4 weken lang.

Dit is mijn persoonlijke ervaring met een man die door de artsen was opgegeven, maar toch de kracht vond om nog een aantal weken te "genieten" van het leven.

⟩ **Wat zorgde ervoor dat hij bleef leven?**

⟩ **Waarom verslechterde zijn conditie zo dramatisch nadat ik wegging?**

1.1 Voorwoord

Bij confrontatie met de diagnose kanker stappen patiënten een emotionele achtbaan in en komen ze in contact met veel verschillende behandelingsmethoden en standpunten. Er verschijnen veel specialisten op het toneel met advies over specifieke behandelingen, van medische behandelingen zoals operatie, bestraling, chemotherapie en medicatie tot de suggesties voor dieetbeperkingen en psychotherapie. Het hangt allemaal af van de specialist met wie je te maken hebt. Voor patiënten wordt het steeds ingewikkelder. De hoeveelheid opties maakt het lastig om te beslissen.

Behalve op het gebied van medische behandelingen is er ook veel ontwikkeling geweest op het gebied van complementaire therapie. Een onderzoek dat werd gepubliceerd door de New England Journal of Medicine (1993[2]), liet zien dat een derde van de Amerikaanse kankerpatiënten nu gebruik maakt van complementaire therapie, vaak zonder medeweten van hun arts.

Elke dag worden we gebombardeerd door de media die beweren de ultieme oplossing voor kankertherapie te hebben gevonden. Soms is het een nieuw medicijn, een nieuwe bestralingstechnologie, dieetbeperkingen, meditatie of psychotherapie. Sommige van deze therapieën zijn gebaseerd op wetenschappelijk onderzoek, terwijl andere alleen zijn gebaseerd op een enkele casus.

Populaire psychologische literatuur is voornamelijk bedoeld om simpele oplossingen voor de complexe kankervraag te verspreiden. Simpel is het echter nooit. En ook bij complementaire therapie is veel onderzoek noodzakelijk. Sommige onderzoeken zijn volledig overgenomen en complete therapieën zijn gebaseerd op een enkele casus. Andere beweringen zijn gebaseerd op een stevigere wetenschappelijke fundering. In dit boek wil ik het wetenschappelijke bewijs leveren waar veel therapieën op zijn gebaseerd. De persoonlijke begeleidingen en trainingen die we geven zijn ook allemaal gebaseerd op deze wetenschappelijke inzichten.

Niet alle therapieën kunnen op deze manier onderbouwd worden, maar zelfs zonder dat de wetenschap weet wat er gebeurt, vinden er wonderbaarlijke dingen plaats. De resultaten van diverse onderzoeken en casussen kunnen niet worden ontkend. O'Regan e.a. (1993[3]) verzamelden meer dan 1700 verslagen over spontane remissies; de verdwijning van een kwaadaardige tumor zonder medische tussenkomst. Het verhaal van Mr. Wright, van wie de tumoren spontaan verdwenen, is waarschijnlijk het bekendst. Verschillende andere gevallen van verdwijnende tumoren werden gemeld door, onder andere, Carl Simonton, Michael Lerner en Lawrence LeShan, om er maar een paar te noemen. Er zijn veel te veel gevallen om ze als "onzin" af te doen. Deze gevallen bevatten iets van waarde die we ook kunnen gebruiken om mensen te helpen.

"Ik heb te maken gehad met gevallen waarin de connectie zo duidelijk was dat ik heb besloten dat het in twijfel trekken van zijn bestaan een strijd tegen het verstand zou zijn."
- Walter Hoyle Walshe -

Opmerking over de vertaling

Dit boek is het eerste uitgekomen in het Engels. Bij de vertaling naar het Nederlands liep ik telkens aan tegen de vertaling van "mind" en "psyche". In dit boek heb ik dit afwisselend vertaalt als denken, voelen, psyche, geest, mindset of mentale toestand. Afhankelijk van de context.

1.2   Persoonlijke achtergrond

In de laatste 25+ jaar ben ik zeer intensief bezig geweest met Neuro linguïstisch Programmeren (NLP), hypnotherapie en diverse mind-body therapie. Terwijl ik deze gebieden bestudeerde en gebruikte bij mijn cliënten las over alle ideeën en historische werken. Dit veranderde langzaamaan veel van mijn overtuigingen over wat mogelijk is en wat niet. Ik geloofde vroeger alleen in de medische aanpak, dat iets bewezen moest zijn om waar te kunnen zijn. Als het niet bewezen was, dan was het niet waar.

Dit geloof beperkte me niet alleen op veel verschillende manieren, het is ook absurd! Het spectrum van de menselijke kennis is maar een heel beperkt deel van een volledig spectrum aan realiteit. Realiteit is niet gecreëerd op basis van wat bewezen is. Realiteit is gewoon "zoals het is". Het ontkennen van de realiteit, alleen maar omdat je nog geen bewijs ervoor hebt, is een heel kortzichtige en verkeerde houding. Zwaartekracht was er al ver voordat het bewijs er was.Mijn oude overtuiging evolueerde geleidelijk naar "Dingen kunnen ook waar zijn tot het tegendeel bewezen is." Deze nieuwe overtuiging is wetenschappelijk net zojuist (of onjuist) als die ik eerst had, maar het geeft me meer mogelijkheden en verruimt mijn blik.

Mijn originele eerste studie was voor software engineer en wiskunde. Hierbij creëerde en vond ik patronen om te ontdekken waar de werkelijke oorzaak lag van een niet (goed) werkend computerprogramma. Een softwareprogramma repareren is een ingewikkelde kwestie. Je moet de **werkelijke** fout zien te vinden, want het repareren van slechts de symptomen zorgt ervoor dat het programma instabiel wordt en op vele fronten ernstige problemen gaat veroorzaken. Als een mogelijke oorzaak gevonden is, moet je je afvragen hoe die tot stand kwam. Misschien had de programmeur een bepaalde reden om het zo te doen, omdat het een ander, groter doel diende. Na het vinden van de oorzaak, moet een beslissing genomen worden over de oplossing. De consequenties voor de rest van het systeem moeten worden onderzocht. Het zou kunnen zijn dat de oplossing problemen veroorzaakt in andere gebieden van het programma. Dit "debuggen" kost vaak veel tijd en moeite.

Technische systemen hebben echter het hele grote voordeel dat ze gereset kunnen worden naar hun standaard/normale toestand. Als het eindresultaat niet aan de verwachtingen voldoet, kan men stap voor stap terug van de oorspronkelijke toestand naar het eindresultaat. Op deze manier kan de fout opgespoord worden.

Het vinden van de oer-oorzaak bij mensen is echter veel moeilijker. Er is geen mogelijkheid om de mentale of fysieke processen stap voor stap door te lopen en de psychologische staat of lichaam kan niet teruggezet worden naar zijn oorspronkelijke staat. Dit maakt het moeilijk om de eenduidige oorzaken van een ziekte te vinden (zowel mentaal als fysiek). Als we symptomen waarnemen, weten we dat er iets aan de hand is, maar we kunnen niet terug in de tijd gaan om alle veranderingen lichaam en geest op te sporen.

Toen ik voor het eerst verhalen hoorde over mensen die spontaan herstelden van kanker, was ik zeer geïnteresseerd en gepassioneerd. Ik wilde erachter komen hoe ze hersteld waren en hoe dit bij anderen toegepast kon worden. Als ik dit wist kon ik andere mensen helpen, en dat is me gelukt in dit boek.

Als de symptomen verdwijnen, nemen we aan dat dit wordt veroorzaakt door de behandelingen, maar dat weten we niet zeker! De verandering kan ook door iets anders veroorzaakt zijn. Door het reproduceren van de symptomen en het toepassen van dezelfde therapie zouden we kunnen concluderen of de therapie de oorzaak van de verandering waren of niet.

Voorbeeld:

Ik had hoofdpijn en at een reep chocola en 5 minuten later was de hoofdpijn weg.

Dan zou ik kunnen aannemen dat de chocolade mijn hoofdpijn liet verdwijnen.

Om dit te bewijzen moet we ook verschillende andere dingen bewijzen.

Stel dat we die aanname willen bewijzen: "Het eten van chocolade, zorgt ervoor dat hoofdpijn binnen 5 minuten verdwijnt."

Om dit te bewijzen, moeten we er zeker van zijn dat de hoofdpijn niet hoe dan ook binnen deze 5 minuten verdwijnt. Dus, om deze aanname waar te laten zijn, moet de volgende aanname **ook** waar zijn, "Geen chocolade eten, zorgt ervoor dat de hoofdpijn na 5 er nog steeds is"

Het menselijk lichaam is in een constante toestand van verandering, dus we kunnen zowel aanname 1 als 2 **nooit** vanuit hetzelfde startpunt bewijzen.

Er is geen weg terug. Als mijn hoofdpijn verdwenen is, kan ik niet terug naar dezelfde toestand (d.w.z. dezelfde hoofdpijn) die ik had voordat ik de chocolade at. Het enige wat er kan gebeuren, is dat ik eenzelfde soort hoofdpijn krijg; maar er zijn altijd verschillen, zelfs zo klein als de overtuiging "De vorige keer werkte de chocolade."

Voorbeeld:

Het dichtst bij het "debugging" proces van een computer komt systematisch en statistisch dierenonderzoek, waarin dieren op zo'n manier gefokt worden dat ze zoveel mogelijk op elkaar lijken (klonen zou ideaal zijn, omdat hun fysiologie dan ongeveer hetzelfde zou zijn). Dan moet de hoofdpijn systematisch opgewekt worden, zodat alle dieren exact dezelfde hoofdpijn hebben. Uiteindelijk zou je één dier chocolade kunnen voeren en de ander niets. Als bij het meten van de hoofdpijn *alle* muizen die geen chocolade aten nog steeds hoofdpijn hebben en *geen* van de chocolade etende muizen hoofdpijn hebben dan kun je logischerwijs concluderen: "Het eten van chocolade, zorgt ervoor dat hoofdpijn verdwijnt. " Maar alleen voor die specifieke hoofdpijn en alleen voor muizen.

Het feit is dat de fysiologie en psychologie niet teruggezet kunnen worden naar hun oorspronkelijke staat, zoals een computer Dit maakt het onderzoek op deze gebieden erg ingewikkeld. En daardoor werden de psychische variabelen genegeerd.

Voorbeeld:

Wetenschappers wilde bewijzen dat een bepaalde medicatie effect had. De opstelling bestond uit twee groepen muizen, Groep Blauw en groep Geel. Groep blauw kreeg medicatie toegediend en groep geel niet.

Toen het experiment voorbij was, waren de resultaten het tegenovergestelde van wat de onderzoekers verwacht hadden. Ze hadden verwacht dat de gezondheid van de muizen uit groep geel zou verslechteren, ze hadden tenslotte geen medicatie gekregen. Echter in plaats daarvan was hun gezondheid verbeterd.

De onderzoekers onderzochten alle variabelen die de afwijking veroorzaakt konden hebben, maar ze konden de oorzaak niet vinden. Uiteindelijk merkten ze op dat het enige verschil was dat de la assistent van de blauwe groep de muizen alleen te eten gaf. De lab assistent van groep geel gaf de muizen niet alleen te eten maar ook aandacht en ze een poosje aaide.

De aandacht van de assistent en het aaien, bleken de oorzaak te zijn van de verbetering van hun gezondheid.

Een onbepaald aantal variabelen en het onvermogen om iemands fysiologie en psychologie terug te zetten, maken het bijna onmogelijk om een persoon te "debuggen". Met mijn ervaring in het vinden van patronen was ik in staat om veel wetenschappelijke onderzoeken te combineren tot een veelomvattend geheel, en dit dan ook succesvol te benutten in de begeleiding van mensen.

1.3   Over dit werk

Toen ik het verhaal van Mr. Wright hoorde, wist ik dat ik hier iets mee te doen had. De softwareontwikkelaar in mij wilde uitvinden welke mentale processen er draaiden bij Wright. De therapeut in mij vroeg zich af hoe ik dit kon gebruiken om mensen te helpen in hun genezingsproces. Mijn ultieme doel was om de patronen die in Mr. Wright aanwezig waren te vinden en deze principes toe te passen om kankerpatiënten te helpen herstellen.

Op dit punt ben ik het eens met Walt Disney. Hij zei:

"Het is best leuk om het onmogelijke te doen."
- Walt Disney -

Met de hulp van psychotherapie wilde ik patiënten hoop bieden en vechtlust aanwakkeren om hun gezondheid terug te krijgen. Er is altijd hoop op spontane remissie. Deze kan gestimuleerd worden door psychotherapie. In de loop van het schrijven van dit boek en mijn onderzoek realiseerde ik me dat het verbeteren van de levenskwaliteit van de patiënten eigenlijk het ultieme doel was.

Tijdens dit proces drongen de volgende vragen zich op:

⊗ **Waarom overlijden sommige mensen, terwijl anderen met dezelfde diagnose spontaan genezen?**

⊗ **Wat is het patroon van spontane genezing?**

⊗ **Hoe belangrijk is de rol van denken, mentale staat en emoties bij het genezen van kanker?**

⊗ **Hoe kan psychotherapie mensen helpen bij het genezen van kanker?**

⊗ **Kan psychotherapie spontane genezing veroorzaken?**

⊗ **Wat zijn de optimale therapeutische behandelingen voor het helpen van mensen met kanker?**

Mijn verlangen om deze vragen te beantwoorden, bracht mij ertoe dit als onderwerp verder uit te diepen. Achteraf gezien, als ik dit allemaal van tevoren had geweten, zou ik misschien een ander onderwerp hebben gekozen. Gelukkig maar, want sinds dit boek voor het eerst is uitgekomen heb ik vele mensen kunnen helpen in hun proces. Het schrijven bracht me een beetje dichter bij het leven en het werd werkelijk een persoonlijke ontwikkeling. Ik hoop dat dit boek verder zal bijdragen aan een verbetering van kennis en acceptatie van complementaire kankerbehandeling, het werkelijke gebruik van psychotherapie bij de behandeling en erkenning van de reguliere medische gemeenschap.

Het doel van dit boek is om een toegankelijk, handelbaar en begrijpelijk model voor therapeuten en patiënten te presenteren. Dit model bevat de psychologische elementen die van invloed zijn op het kankerproces en maakt het onderwerp psychotherapie begrijpelijk voor mensen met kanker, mensen met andere levensbedreigende ziekten en hun naasten

Dit heeft geleid tot de algemene vraag: "Welke elementen kunnen ingezet worden om patiënten optimaal helpen bij het terugkrijgen van hun gezondheid en welzijn?"

1.3.1 Overzicht

Dit boek richt zich op de psychologische processen die kunnen helpen bij genezing. Dieetelementen en medische behandelingen zijn buiten beschouwing gelaten.

Het is in zes secties verdeeld:

Sectie A is een inleidend gedeelte waarin mijn standpunten over gezondheid en genezing worden uitgelegd en de kanker vanuit medisch perspectief wordt besproken. Ook geeft het een realistischere notie van kanker. Kankerfederaties uit de hele wereld verschuiven hun aandacht naar het leven na kanker. Net zoals de slogan van KWF Kankerbestrijding, "Kanker betekent lang niet altijd het einde", zal deze sectie zich richten op de realiteit van kanker en genezing.

Sectie B behandelt mijn psychosomatische modellen hoe die in verband staat met kankerontwikkeling. Dit model wordt gebruikt om je een overzicht te geven van de relatie tussen verschillende psychologische processen en om psychologische elementen te structureren. Eerst zal ik het psychosomatische model uitleggen, waarna ik verder zal gaan met de verschillende componenten en hoe ze in verband staan met de ontwikkeling van kanker.

Sectie C bespreekt de bekendste complementaire psychologische kankerbehandelingen en hier distileer ik de meest succesvolle elementen uit.

Sectie D gaat over de therapeutische toepassingen van de elementen die in sectie B zijn gevonden. Er worden richtlijnen gegeven voor het therapeutische proces en een lijst met behandelingen die gebruikt zijn bij mensen met kanker. Deze behandelingen zijn geordend aan de hand van mijn psychosomatische model uit sectie B. Deze sectie bevat ook de psychologische behandelingen die direct ingrijpen op de symptomen.

Sectie E behandelt verschillende psychologische behandelingen die direct de fysiologie van de patiënt beïnvloeden

Sectie F presenteert mijn aanbevelingen voor verder onderzoek en sluit af met mijn conclusies.

1.3.2 Opgenomen & uitgesloten

Veel onderzoekers hebben de effecten van (specifieke) psychologische therapie op de groei van kanker onderzocht. Sommigen concludeerden dat de behandeling positieve invloed had op de prognose, terwijl anderen concludeerden dat er geen meetbaar effect was. Als onderzoekers een door anderen geschreven onderzoek proberen te reproduceren, behalen ze niet altijd dezelfde resultaten.

In zijn bespreking van artikelen over psychologische factoren in de ontwikkeling van kanker concludeerde Garssen (2004[4]) dat de meeste factoren die in onderzoeken bewezen zijn, fundamentele fouten in hun onderzoeksontwerp laten zien.

De invloed van de psychologische factoren is minimaal. Hoewel sommige onderzoeken veelbelovende resultaten laten zien, slagen anderen er niet in dezelfde conclusies te herhalen. De meest voorkomende conclusie die ze daaruit trekken, is dat het originele onderzoek fouten bevat.

Als de herhaling niet dezelfde resultaten oogst, kunnen ook andere conclusies getrokken worden:

- **Het originele onderzoek was verkeerd.**

- **De originele beschrijving was niet compleet.**

- **De herhaling van het onderzoek was onjuist.**

Spiegel (2002[5]) besprak 10 onderzoeken over de effecten van psychosociale behandelingen en het genezingsproces. Enkele van deze onderzoeken concludeerden dat het genezingsproces werd versneld, terwijl anderen niet in staat waren soortgelijke resultaten te produceren. Maar:

"Er moet opgemerkt worden dat er geen gepubliceerde onderzoeken zijn die laten zien dat psychosociale behandelingen het genezingsproces significant bevorderen. Als de resultaten van de tien onderzoeken slechts willekeurige variatie waren dan zou het te verwachten zijn dat net zoveel onderzoeken ongunstige effecten op het genezingsproces zouden laten zien als positieve effecten."

Spiegel concludeerde daarom dat het nooit een averechts effect kan hebben om psychosociale behandelingen uit te voeren en in de helft van de onderzoeken werd inderdaad een positief effect van genezingsproces waargenomen.

Voorbeeld:

Stel bijvoorbeeld dat er een onderzoek gepubliceerd is dat beweert dat als een persoon in een sloot springt, hij nat wordt. Iemand anders probeert het onderzoek te herhalen en concludeert dat als een persoon in een sloot springt, hij niet altijd nat wordt (bv in een droge sloot). De resultaten spreken elkaar tegen.

Als ik nat wil worden, is het onderzoek niet doorslaggevend en heb ik geen enkele manier om mijn doel te behalen.

Echter als je verder kijkt naar het originele onderzoek en doet wat zij doen (het selecteren van de natte sloot) dan heb ik een goede kans om de gewenste resultaten te behalen.

De interessantste vraag heeft betrekking op de werkende elementen van het originele onderzoek. Dit is een fundamenteel andere aanpak. In plaats van alleen maar te kijken naar onderzoeken die doorslaggevend zijn, kijk ik naar de onderzoeken die resultaten gaven. Deze succesvolle onderzoeken zijn het waardevolst bij het bepalen van de elementen die gebruikt kunnen worden voor patiënten.

Deze manier van werken gaat volledig om hoe successen behaald worden, niet over welke hypothese waar is. Ik ga niet kijken naar manieren om een methode te bewijzen of te ontkrachten, maar hoe kan ik nieuwe successen behalen. In plaats van te zoeken naar de perfecte therapie, kijk ik naar verschillende theorieën en welke succesvolle behandelingen ik daaruit af kan leiden.

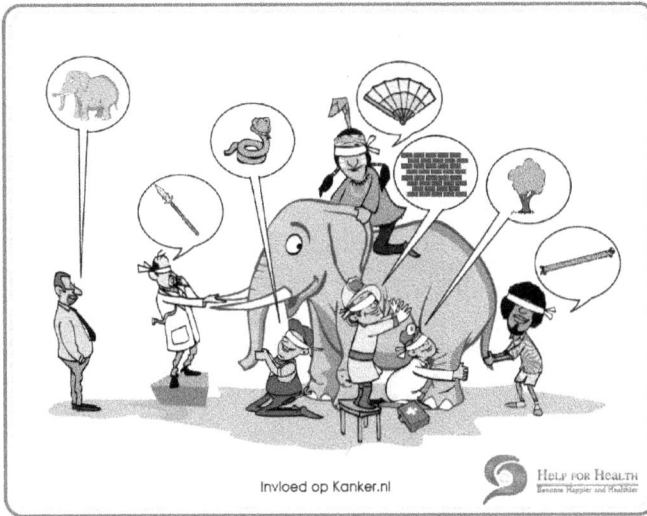

Invloed op Kanker.nl

Help for Health
Become Happier and Healthier

Voorbeeld:

Zes blinden mannen onderzoeken een object en beschrijven dit aan elkaar. De eerste man beschrijft het als "Net een muur", de tweede zegt: "Het lijkt op een speer" en anderen beschrijven het als "Een beetje als een slang", "Net een boom", "Lijkt heel erg op een waaier" en "Vergelijkbaar met een touw". Op basis van hun onderzoek naar het object discussiëren ze over wie er gelijk had en hoe de anderen geen gelijk konden hebben.

In werkelijkheid hebben ze allemaal gelijk, maar alleen over het deel dat ze hadden onderzocht!

In het komende hoofdstuk over de ontwikkeling van kanker behandel ik de surveillancetheorie. Deze theorie is gebaseerd op onderzoek dat aantoont dat er altijd enkele kankercellen in het lichaam aanwezig zijn. Er is niets dat de eerste kankercel maakt; integendeel, de kanker wordt verspreid of ingedamd door het lichaam.

Dit in aanmerking genomen, is het niet nodig om een onderscheid te maken tussen onderzoek naar de oorzaak of het ontstaan van kanker. Meer leg ik de focus op het zelfherstellend vermogen van het lichaam en welke elementen dat kunnen bevorderen

Sociale ondersteuning

Onderzoek naar sociale ondersteuning suggereert dat er een sterke relatie is tussen zulke ondersteuning door vrienden, familie, praatgroepen en dergelijke en de ontwikkeling van de ziekte. Naar mijn mening hebben de werkende elementen van sociale ondersteuning meer te maken met de overtuigingen van de patiënten en hoe zij met hun emoties omgaan dan echt met het deelnemen aan een praatgroep.

Iemand kan een sterk sociaal ondersteuningsnetwerk hebben en zich nog steeds eenzaam voelen. Aan de andere kant kan iemand maar één vriend hebben en zich gesteund voelen. Dus het is niet de sociale ondersteuning die een persoon op zijn weg naar gezondheid helpt, maar de perceptie, het gevoel van die ondersteuning.

Dit is ook waarom ik weinig aandacht schenk aan sociale ondersteuning. Waar ik wel dieper op inga, is hoe sociale ondersteuning wordt ervaren en hoe de persoon er mee omgaat

1.4   Mijn uitnodiging

Zoals de meeste volwassenen ben ik geconditioneerd (vast verwachtingspatroon) over bepaalde dingen. Deze conditionering beperkt mijn waarneming verhindert dat ik er echt objectief naar kijk.

Voorbeeld:

Pak 6 muntjes en leg ze in dezelfde volgorde als hieronder te zien is.

Vorm 2 rijen van 4 munten vormen door één muntje te verplaatsen.[6]

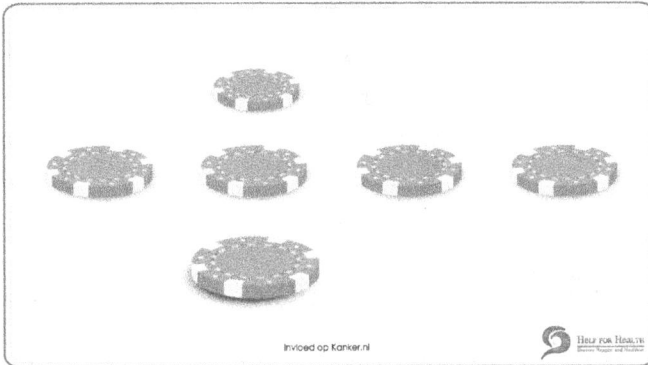

Dit laat zien dat wij geconditioneerd zijn om te zoeken naar een specifieke oplossing en dat we het vaak moeilijk vinden om buiten onze kaders te denken. Mijn conditionering (opleiding) ligt in informatica, niet in geneeskunde of psychologie. Ik heb geen verwachtingen van wat medische of psychologisch mogelijk is en wat niet en juist dat is mijn kracht. Daardoor ben ik in staat buiten de denkkaders van de geneeskunde en psychologie te denken.

> **Spontane remissie: genezen van kanker zonder behandeling**

Veel mensen die in een bepaald gebied zijn opgeleid, kunnen niet buiten hun 'box' denken. Medici hebben geaccepteerd hebben dat een bepaalde ziekte niet genezen kan worden. Dit beperkt hun denken. Mogelijke behandelingen worden hierdoor over het hoofd gezien.

Toen LeShan in 1952 subsidie ontving om te onderzoeken of er persoonlijkheidsfactoren waren die de aanwezigheid en ontwikkeling van kanker konden beïnvloeden, hoorde hij een schokkend en behoorlijk eerlijke reactie van een van de hoofdchirurgen: "Zelfs als je het bewijst, zal ik het niet geloven."
- Lawrence LeShan -

Veel miraculeuze genezingen zijn gedocumenteerd en veel mensen beweren dat ze zichzelf hebben genezen door hun houding te veranderen. Het gaat er niet om of deze beweringen waar of onwaar zijn; het feit blijft dat ze ziek waren en nu beter zijn. Dit was een resultaat van hun medicatie, een placebo, een houdingsverandering of zelfs een gebed, maar het uiteindelijke resultaat is dat deze mensen weer gezond zijn. Het gaat om het resultaat.

"Wonderen gebeuren, niet alleen ten opzichte van de natuur, maar ook ten opzichte van wat we weten over de natuur. "
- St Augustine -

Zulke mensen pasten in geen enkele theorie over genezing, maar het is wel gebeurt, dus de theorie is fout. Het klopt namelijk niet met de feiten die we bij spontane remissie hebben waargenomen.

Hoewel het onbetekenend kan lijken, is dit regelmatig waar te nemen. Mensen genezen spontaan van bepaalde aandoeningen, terwijl dat niet mogelijk was volgens de arts. De conclusie is dan meestal dat de diagnose niet klopte of dat ze niet echt genezen zijn. Op de een of andere manier werd de mogelijkheid dat iemand zomaar genezen is over het hoofd gezien.

"Als de feiten niet overeenkomen met je model, verander dan het model, niet de feiten."

Een van de voorbeelden van dit geval is ook het werk van Einstein. In een van zijn berekeningen voorspelde hij een uitdijend universum en zwarte gaten. Hij kwam tot de conclusie dat dat zo absurd was dat het niet waar kon zijn. Hierdoor wijzigde hij zijn formule waardoor het minder absurd was.

Jaren later werd er bewijs voor Einsteins voorspelling gevonden. Hij werd gedwongen zijn formule weer te veranderen naar zijn originele formule

Wetenschappers zijn geneigd om het zicht op simpele observaties te verliezen. Als mensen genezen van kanker zonder medische ingreep, heet spontane remissie. Deze observaties zijn echt en moeten intensief bestudeerd worden, want juist daar ligt de waardevolle toepassingen.

> *"Je kunt niet wetenschappelijk bewijzen dat God bestaat, maar je kunt ook niet bewijzen dat God niet bestaat."*

Een tijd geleden waren er gedurfde beweringen waarvan bijna niemand geloofde dat ze waar konden zijn, tot ze bewezen werden. Voorbeelden van deze beweringen:

- **De aarde is plat**
- **Je kunt geen mijl rennen binnen een minuut**
- **Men kan niet op de maan komen**
- **De aarde is niet het centrum van het universum was**

De bewering dat de geest de gezondheid beïnvloedt, was ooit net zo gedurfd. Maar het wordt steeds vaker aanvaard.

1.5   Opmerkingen voor de lezer

In dit boek heb ik het over therapeuten als ik het eigenlijk heb over alle psychotherapeuten, hypnotherapeuten, coaches en mensen die patiënten psychologisch helpen bij hun genezingsproces. Om dit boek leesbaar te houden, gebruik ik de mannelijke vorm wanneer ik het over patiënten heb; hiermee verwijs ik beslist niet alleen naar mannelijke patiënten. Ik maak zowel gebruik van het woord patiënten als cliënten. De beweegreden wordt behandeld in de sectie over therapie.

Het algemene doel van deze boek is om een model te presenteren dat gebruikt kan worden als complementaire therapie naast de traditionele medische behandeling. Buiten dit boek is er ook een werkboek beschikbaar, hierin kunt u stap voor stap de belangrijkste processen doorlopen. In aanvulling op dit alles zijn er ook trainingen en individuele begeleidingen beschikbaar, neem hiervoor direct contact op met de auteur.

Ik ben noch arts, noch beschik ik over gespecialiseerde medische kennis. Daarom kan ik de medische termen en theorieën die worden behandeld niet bewijzen of in twijfel trekken. Dit is niet mijn kennisgebied en dit gebrek aan kennis zou in dit geval mijn kracht kunnen zijn. Als je op zoek bent naar gespecialiseerde behandelingen, zal je die hier niet vinden, aangezien ik geen dokter ben. Wat je hier wel vindt, zijn ideeën over hoe een complementaire op psychologie gebaseerde behandeling eruit kan zien, en hoe het sinds het publiceren van dit boek wereldwijd in diverse klinieken en therapeuten is gebruikt.

Raadpleeg altijd je arts bij ziekte en volg zijn of haar advies.

1.6   Dankbetuiging

Ik wil de volgende mensen graag bedanken voor de hulp bij het voltooien van dit werk. Allereerst wil ik Dr. Tad James bedanken voor zijn inspirerende training die ertoe geleid heeft dat ik dit onderwerp ging bestuderen. Dr. Alex Docker steunde mij bij mijn onderzoek en bij de voltooiing van dit werk. Ook zou ik graag de volgende mensen willen bedanken voor het leveren van informatie en onderzoek artikelen: het Instituut voor Noëtische Wetenschappen voor hun gratis kopie van hun werk over spontane remissies; Dr. Spiegel voor zijn therapeutische programma's over borstkanker; Dr. Ephraim Lansky, Dr. Eveline Bleiker en het Helen Dowling Instituut. Naast deze mensen zou ik ook graag Hanny van Overbruggen willen bedanken, omdat ze me heeft geholpen structuur en consistentie aan te brengen. Ze heeft me geholpen om mijn werk leesbaar en begrijpelijk te maken en zonder haar hulp zou ik niet in staat zijn geweest het af te maken. Dit was een grote taak waar ik haar zeer dankbaar voor ben. Ik zou Gerda Hardeman willen bedanken voor het corrigeren van mijn Nederlandse spelling en grammatica.

Er waren ontzettend veel momenten waarop ik gewoon wilde stoppen, maar ik ben blij dat ik doorgezet heb, niet alleen voor mezelf, maar ook voor de vele mensen die ik sindsdien heb mogen bijstaan in hun herstelproces

Als laatste wil ik bedanken Diana van Overbruggen-van Haaften. Vele jaren hebben we samen genoten van het leven. Helaas mocht het niet langer duren, en is ze op 37-jarige leeftijd overleden aan kanker.
Na haar overlijden heb ik mijn onderzoek en dit boek nogmaals grondig doorgenomen. Ik sta er nog steeds helemaal achter, meer nog dan ooit. Haar proces heeft mij ertoe gezet dit werk met spoed in het Nederlands uit te brengen. Dit boek is dan ook een nalatenschap van Diana, waarmee zij de wereld een stukje mooier heeft gemaakt.

Diana ♥, bedankt!

1.7   Werkboek & Training

Vele mensen hebben me gevraagd om een werkboek te maken zodat ze aan zichzelf konden werken. Mensen gaven aan verder te willen na het lezen van dit boek. Inmiddels is het zover en is er ook een werkboek beschikbaar.

Wil je buiten het werkboek nog verder aan de gang met jezelf, of samen met je partner richting een herstelproces, dan is er de mogelijkheid om trainingen te volgen of in persoonlijke begeleiding zaken dieper uit te werken en op te lossen. Neem hiervoor direct contact met ons op via: *helpforhealth.com*

Het werkboek en trainingen zijn speciaal ontworpen om de lessen van dit boek te implementeren in je leven. Niet cognitief maar op diep onbewust niveau, zodat je leven er een heel stuk anders, positief en gezonder uit gaat zien.

Voor meer informatie en mogelijkheden, kijk bij het hoofdstuk: Vervolgstappen

2

Wat is genezing?

Het Engelse woord "health" komt van het Griekse woord **holos**, wat "geheel" of "compleet" betekent. Genezing betekent dus "heel maken". Dit impliceert dat iets "kapot" is, wat zowel op het fysieke als mentale niveau kan zijn.

De Wereldgezondheidsorganisatie definieert gezondheid als volgt:

> *"Gezondheid is een toestand van volledig lichamelijk, geestelijk en maatschappelijk welzijn en niet slechts de afwezigheid van ziekte of andere lichamelijke gebreken."*
> *- World Health Organization – (1948*[7]*)*

Deze definitie verdient nadere uitleg. De Wereldgezondheids-organisatie erkent dat gezondheid niet alleen een toestand van niet ziek zijn is, maar ook gaat om een mentale en maatschappelijke toestand van welzijn. Heelheid of gezondheid is niet gelijk aan geluk of een leven zonder pijn of handicaps. Heelheid hoort ook bij de integratie van fysiek, mentaal en maatschappelijk welzijn, die volledig bereikt kan worden in de aanwezigheid van een ziekte.

Dit onderzoek gaat over werken naar gezondheid met psychologische behandelingen. Op deze manier verbeteren patiënten niet alleen hun gezondheid en welzijn, maar groeien ze ook als mensen. Dat is wat Karl Menninger bedoelde met zijn conclusie dat wanneer patiënten die ook psychologische behandelingen gebruiken om hun ziektes te overwinnen "beter dan beter" werden.

> **Na de kanker waren ze "Beter dan Beter"**

Ze overwonnen hun ziektes (fysiek) niet alleen, maar groeiden psychologisch en spiritueel. Deze drie aspecten worden gericht op welzijn. Tijdens dit proces leerden patiënten waardevolle lessen voor het leven en ervoeren ze meer controle over hun lotsbeschikking. Dit verbeterde hun gevoel van welzijn meer dan het simpelweg genezen zijn van de ziekte. Het gaat immers om de kwaliteit van leven.

2.1 Helen versus genezen

Afhankelijk van het gebied van expertise is iemand geheeld of genezen. Genezing is voorbehouden aan artsen en heling wordt vooral gebruikt bij complementaire behandelingen. Heling en genezing worden vaak uitwisselbaar gebruikt, maar er zijn belangrijke verschillen.

Genezing richt zich op het creëren van een fysieke toestand waarin de ziekte niet aanwezig is (of niet vastgesteld kan worden). Dit is gebaseerd op een achterhaalde definitie van gezondheid: "De afwezigheid van ziekte". Typische behandelingen zijn gericht op het verwijderen alle symptomen en het bewijs van de ziekte, waarbij er kwaliteit van leven genegeerd wordt

Patiënten die genezen zijn, hebben geen symptomen, maar het kan zijn dat ze niet op hun gemak zijn met de situatie. Mensen kunnen geen symptomen van een ziekte meer hebben en er alsnog last van hebben. Een illustratief voorbeeld is dat van fantoompijn in je been.

Het wezenlijke been is fysiek verwijderd en toch hebben de patiënten continu pijn aan dat been. Ze zijn genezen, maar niet geheeld.

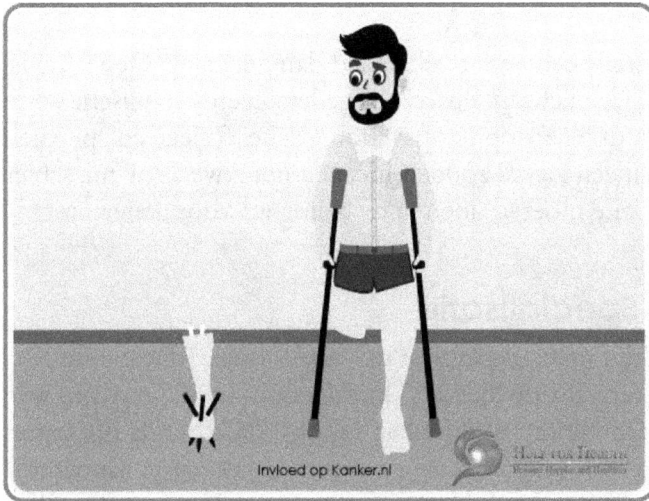

Helen verwijst naar weer een geheel worden. Het is gericht op het creëren van heelheid waarin fysieke, mentale en sociale elementen in balans zijn. Als mensen zijn geheeld, ervaren ze een verhoogde toestand van welzijn. Ze ervaren een toestand van fysiek, mentaal en maatschappelijk welzijn. Een persoon die geheeld is, kan nog steeds symptomen vertonen, maar voelt zich gezond. In de definitie van heling zit geen verwijzing naar de afwezigheid van ziekte, maar alleen naar een toestand van welzijn. Deze definitie komt dus overeen met de huidige definitie van de Wereldgezondheidsorganisatie.

Genezen maar niet geheeld

Voorbeeld:

Een vriendin van mijn oma had allerlei soorten medische klachten, pijnen, zweren en een hartaandoening. Ze liep raar en moest 12 verschillende medicijnen per dag innemen. Als haar werd gevraagd hoe ze zich voelde, antwoordde ze: "Ik voel me prima en gezond."

Een oom van mijn oma had een lichte verkoudheid. Toen hem gevraagd werd hoe hij zich voelde, zei hij: "Ik ben heel erg ziek."

Heling vereist een ander vakgebied dan genezing. Genezing is gericht op het fysieke lichaam en vereist gedetailleerde medische kennis. Heling vindt plaats op het psychologische, fysieke en spirituele niveau. Bij een ziekte zouden mensen net zoveel (of misschien wel meer) moeite moeten doen voor heling als voor genezing.

2.2   Specialisatie

Er zijn altijd mensen geweest die gespecialiseerd waren in het helen van anderen. Tot de tijd van Hippocrates (460-370 v.Chr.) was heling een combinatie van wetenschap en rituelen. Toen Hippocrates de basis legde voor de westerse geneeskunde, was zijn aanname "Natuur is de heler van ziekte." Hij was ervan overtuigd dat gezondheid alleen aanwezig kon zijn bij mensen van wie de geest in balans was. Een gezond lichaam kan alleen bestaan met een gezonde geest.

Met de vooruitgang van de wetenschap begonnen mensen zich te specialiseren. Sommige mensen waren meer bezig met het lichaam, terwijl anderen meer bezig waren met de psyche.

Descartes concludeerde in de zeventiende eeuw dat psyche en lichaam twee verschillende entiteiten waren en ook apart behandeld zouden moeten worden (dit werd het "Cartesiaans Dualisme" genoemd). Medische artsen werkten met fysieke aandoeningen. Psychologen of psychiaters werkten met mentale verschijnselen.

> **Een gezond lichaam kan alleen bestaan met een gezonde geest**

In werkelijkheid kan er geen duidelijk onderscheid worden gemaakt tussen lichaam en psyche, maar omwille van de duidelijkheid zal ik ze apart en gedetailleerd bespreken.

2.2.1 Medisch paradigma

Wetenschap in westerse culturen evolueerde in onderzoek naar de anatomische samenstelling en interactie van het fysieke lichaam. Wetenschappers bestudeerden een object dat afgebroken was in diverse deelobjecten. Door het gebruik van autopsies ontdekten onderzoekers de verschillende delen van dieren en mensen en wat hun functies waren. Nu zijn we in staat om alle delen van het lichaam te identificeren. We weten hoe een gezond onderdeel eruitziet en kunnen een ziek of defect onderdeel identificeren.

Voorbeeld:

Als we met dit paradigma kijken waarom onze televisie niet het programma laat zien wat we willen. Dan halen we de hele tv uit elkaar en zoeken naar defecte onderdelen, of kapotte draadjes

Het menselijk lichaam bestaat uit een beperkte set onderdelen die samenwerken. Het lichaam bevat niets anders. Als een deel defect is, moet het eruit gesneden, vervangen of gerepareerd worden, net zoals een machine gerepareerd wordt. Het lichaam symboliseert metaforisch een machine. Patiënten zijn ook een set onderdelen. Dit paradigma is nog steeds aanwezig in hedendaagse medische praktijken.

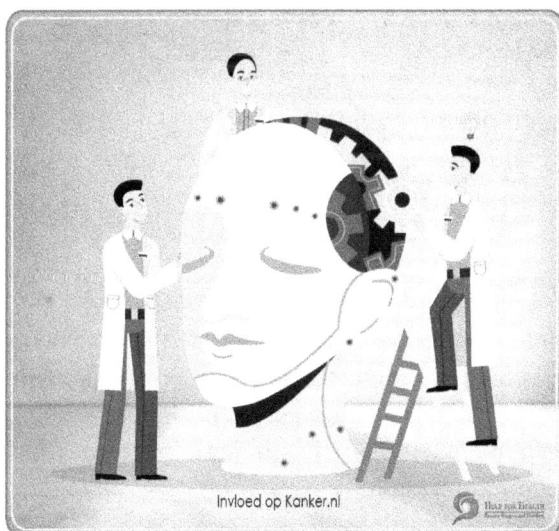

Invloed op Kanker.nl

Voorbeeld:

Als we dit paradigma uitbreiden, zou het mogelijk zijn om ons lichaam naar de "lichaamswinkel" te brengen, boodschappen te gaan doen en terug te komen om hem op te halen als het gerepareerd is.

Deze hoofdfocus op het lichaam heeft geleid tot de alarmerende ontwikkeling van artsen die hun patiënten op een objectieve manier behandelen. De persoon bestaat niet meer, maar is geobjectificeerd, het is een zak onderdelen geworden. Er is een lichaam dat gerepareerd moet worden. Als de ziekte niet genezen kan worden met de beschikbare behandelingen dan heeft de persoon gewoon "complicaties" of "pech". De procedure is juist, maar vanwege mysterieuze redenen slaat het niet aan. Bij mensen die genezen zijn zonder medische behandeling, wordt aangenomen dat er een verkeerde diagnose is gemaakt of dat ze helemaal niet genezen zijn. Binnen dit paradigma is geen ruimte voor andere helingspraktijken naast de bekende medische behandelingen.

De conclusie kan dan snel zijn: Pijn in een been dat er niet meer is kan niet, de patiënt is verward

Voorbeeld:

Een ziekte kan gezien worden als een auto met slechte banden.

Medisch paradigma: Mensen brengen de auto naar de garage om hem te laten repareren, en laten er nieuwe banden op zetten.

2.2.2   Psychologisch paradigma

Terwijl sommige mensen zich specialiseerden in de werking van de fysiologie, verdiepten anderen zich in psychologie of mensen. Psychologie en psychiatrie waren geboren. Beoefenaars van dit gebied houden zich vooral bezig met psychologisch welzijn, zonder zich druk te maken om de fysiologie.

Aan het begin van de 20e eeuw ontdekten wetenschappers dat er een verband was tussen lichaam en geest. Talrijke observaties verbonden psychologische toestanden aan fysieke aandoeningen. Wetenschappers waren ervan overtuigd dat de geest het lichaam kon beïnvloeden. Hoewel de geest totaal apart gezien werd van het lichaam, beïnvloedden de twee elkaar. Zonder gedetailleerde kennis leidde deze conclusie tot interessante citaten.

"Personen die tijdens een pokkenepidemie constant bang zijn om de ziekte te "krijgen", zijn bij blootstelling extreem vatbaar voor het oplopen van de ziekte. Hier is overvloedig bewijs voor geleverd. De geest heeft zich zo geconcentreerd op het onderwerp en de symptomen van de ziekte dat er niet langer weerstand aanwezig is."
- W.M. Wesley Cook (1901), A.M. M.D.-

Het gebrek aan specifieke psychologische behandelingen om mensen te helpen, beperkte de onderzoekers in hun inspanningen om meer inzicht te krijgen in hoe de geest en het lichaam onderling verbonden waren.

Met nieuw onderzoek verscheen een nieuw paradigma: het psychologisch paradigma. Het had als uitgangspunt dat een fysiologische aandoening puur psychologisch was. Het eerste paradigma ziet sommige fysieke aandoeningen als een manifestatie van een psychologisch conflict. Gebaseerd op deze gedachten, werd het citaat "Mind over Body" populair. De geest is sterker dan het lichaam.

Voorbeeld:

Een ziekte kan gezien worden als een auto met slechte banden.

Psychologisch paradigma: De bestuurder wordt onderzocht met betrekking tot zijn/haar rijstijl.

2.2.3 Psychosomatisch paradigma

Nu zijn er dus twee tegenstrijdige paradigma's. Het medisch paradigma gebruikt biologische behandelingen om een symptoom te verlichten en het psychologisch paradigma maakt gebruik van psychologische behandelingen om symptomen te verlichten. Deze paradigma's hebben geleid tot veel tegenstrijdige discussies. In plaats van te waarderen wat het andere standpunt te bieden had, gingen veel discussies over wie er gelijk had! Zowel de medische als de psychologische paradigma's vechten voor hun waarheid en toch is geen van beide volledig juist.

"Hoe meer ontdekt wordt over psychosomatische ziektes, en in het algemeen over het extreem ingewikkelde twee richtingsverkeer tussen het brein en de rest van het lichaam, hoe duidelijker het is geworden dat een te strikt onderscheid tussen geest en lichaam maar beperkt bruikbaar is voor de medische wetenschap. Sterker nog, dat kan de vooruitgang hinderen."
- Nikolas Tinbergen -

Uit dit conflict kwam een nieuw paradigma voort die de medische en psychologische standpunten combineerde. Dit psychosomatische paradigma gaat ervan uit dat het medische paradigma én het psychologische paradigma juist zijn. Het lichaam wordt gezien als een geïntegreerd systeem van psychologische en fysieke processen die in elkaar overgaan als een cocktail. Als een deel mist smaakt de hele cocktail anders.

Voorbeeld:

Denk aan de slechte banden onder de auto:

De **psychosomatische** geneeskunde zou aanraden om de auto weg te brengen voor nieuwe banden en tegelijkertijd naar de rijschool te gaan om betere rijtechnieken te leren.

In deze combinatie van het menselijk lichaam en de menselijke geest zou het onlogisch zijn om te zeggen dat alles veroorzaakt wordt door de geest. Dat zou het lichaam negeren. Het zou net zo onlogisch zijn om te zeggen dat alles veroorzaakt wordt door het lichaam, omdat je dan de geest negeert.

> *"De geest beïnvloedt het lichaam en het lichaam*
> *beïnvloedt de geest.*
> *Je moet de volledige persoon behandelen om tot heling*
> *te komen."*

	Medisch	Psychologisch	Psychosomatisch
Oorzaak	Lichaam	Geest	Lichaam & Geest
Behandeling	Biologisch	Psychologisch Sociaal	Biologisch psychologisch & sociaal
Patiënt betrokkenheid	Geen	Maximaal	Maximaal

Invloed op Kanker.nl — HELP FOR HEALTH

Tabel 1: Medisch-Psychologisch-Psychosomatisch paradigma

Soms worden symptomen veroorzaakt door een kapot onderdeel en soms door het volledige systeem. Als een onderdeel kapot is, moet het gerepareerd of vervangen worden. Als het systeem verkeerd is afgestemd, moet het opnieuw afgestemd worden met behulp van een medische ingreep, een psychologische ingreep of beiden.

Voorbeeld:

Als de tv niet het juiste programma laat zien kan dat liggen dat er een onderdeel (medisch paradigma) van de tv stuk is, maar het kan ook zijn dat de tv niet ingesteld staat op het juiste kanaal (psychologisch paradigma)

Artsen zijn specialisten in de werking van het lichaam; niet in de psyche. Er zou een team van specialisten moeten zijn die samenwerken voor gezondheid, met onder andere medisch behandelaars en psychologisch behandelaars. Dit team moet samenwerken om gezondheid te bevorderen. Dit zorgt ervoor dat de specialisten in hun eigen vakgebied werken en andere gebieden overlaten aan andere experts. Waarin beide experts erkennen dat het andere paradigma ook gelijk heeft.

Temoshok (1992[8]) verklaart dat als de psychologische component van heling maar een klein deel is van het volledige genezingsproces, het verschil zou kunnen maken tussen gezondheid en ziekte. Daarom is het waardevol om te onderzoeken.

> *"Bij een nek-aan-nekverkiezing kan 10% al het verschil van de wereld maken."*
> *- Ken Wilbur -*

Voorbeeld:

In bijna elk huis is een groot aantal chemicaliën aanwezig om mee schoon te maken en allerlei soorten specifieke taken mee uit te voeren. Deze chemicaliën zijn ontworpen om op een bepaalde manier gebruikt te worden. In en van zichzelf zijn ze relatief onschadelijk, maar ga je ze mengen dan zouden ze gevaarlijke combinaties en zelfs explosieven kunnen vormen.

Alleen wanneer ze goed gemengd zijn, en met alle juiste elementen, is het mengsel gevaarlijk. Als we één element weglaten, blijft het mengsel onschadelijk.

De reactie tussen alle elementen maakt het explosief.

2.3   Lichaam-geest connectie

Het maken van een onderscheid tussen lichaam en geest, is nutteloos, aangezien geen enkele ziekte aangeduid kan worden als puur en alleen fysiek of mentaal . Het lichaam beïnvloedt de geest en de geest beïnvloedt het lichaam en andersom (The National Institutes of Health 1995[9]). Van activiteiten die alleen fysiek lijken te zijn, zoals wandelen, massage, dansen of sport, is bewezen dat ze op zowel het lichaam als op de geest gezonde effecten hebben. Van sommige activiteiten die alleen psychologisch lijken, zoals meditatie, imaginatie en suggestie, is bewezen dat ze ook heilzame effecten hebben op het lichaam. De gedachten en emoties die iemand heeft, beïnvloeden het fysieke welzijn.

> **Geen enkele ziekte is puur en alleen fysiek of mentaal**

Onderzoekers in biofeedback hebben aangetoond dat elk fysiologisch proces beheerst kan worden met wilskracht. Zelfstandige lichamelijke reacties kunnen gemeten worden en de proefpersoon kan leren hoe ze te beïnvloeden zijn. Proefpersonen werden verbonden aan een monitor die bijvoorbeeld hun hartslag meet. Ze merkten op dat bepaalde gedachten hun hartslag beïnvloedden en ze dus in staat waren om die te beheersen. Anderen meldden veranderingen die te maken hadden met spierspanning, zweten, huidtemperatuur etc.

Voorbeeld:

Zoals kinderen leren wat er gebeurt als ze de afstandsbediening voor de tv gebruiken, en ontdekken dat een bepaalde knop overeenkomt met een bepaalde reactie, komt een bepaalde gedachte ook overeen met bepaalde reacties in het lichaam.

Green e.a. (1977[10]), pioniers op het gebied van biofeedback, hebben voorvallen gemeld waarin mensen zelfs in staat waren de activiteit van een enkele zenuwcel te beheersen.

"Elke verandering in de mentale emotionele toestand gaat, bewust of onbewust, vergezeld van een passende verandering in de fysiologische toestand en omgekeerd."
- Elmer Green en Alyce Green-

Voorbeeld:

Haal je helder en duidelijk een stukje citroen voor de geest; de kleur, de structuur, het uitstromende sap… en neem nu een grote hap….

De meeste mensen ervaren veranderingen in hun speeksel-productie.

Lichaam en geest kunnen niet gescheiden worden en hun communicatie lijkt bliksemsnel te zijn. Zodra er psychologische verandering is, kan ook een fysieke verandering waargenomen worden en andersom. Op basis van het werk van David Bohn over kwantummechanica, kwam ik tot de conclusie dat het lichaam en geest niet onderling verbonden zijn, maar in feite gewoon twee verschillende manifestaties zijn van hetzelfde. De geest is gewoon een aspect van het geheel, net als het lichaam een aspect van het geheel is. Verander het geheel en beiden zullen anders zijn.

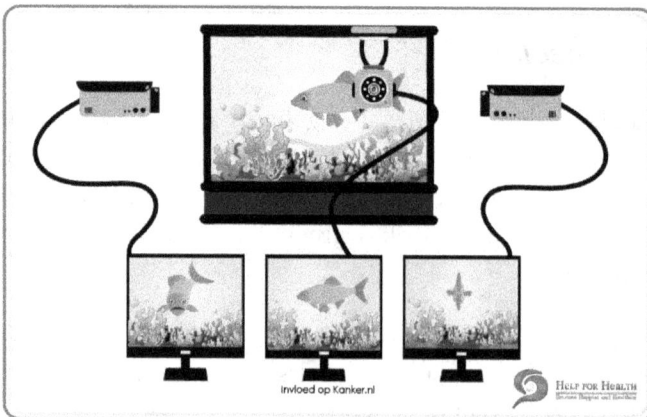

Invloed op Kanker.nl

Help for Health

Voorbeeld:

De afbeeldingen hieronder (W.E. Hill, 1915) illustreren de onderlinge verbinding. Er is zowel een jonge als een oude vrouw zichtbaar in de afbeelding. Afhankelijk van je voorkeuren en conditionering zie je een van hen, maar je kunt je focus veranderen om de ander te zien.

Als je een potlood pakt om de afbeelding van de jonge vrouw te veranderen, verandert tegelijkertijd ook de afbeelding van de oude vrouw (aan de rechterkant). Ze kunnen niet onafhankelijk van elkaar veranderd worden.

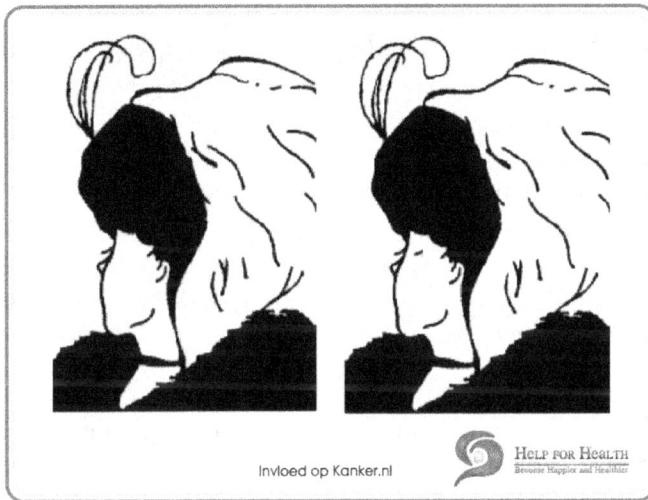

Invloed op Kanker.nl

HELP FOR HEALTH
Become Happier and Healthier

"Het menselijk lichaam is de beste afbeelding van de menselijke ziel."
- Ludwig Wittgenstein -

2.3.1 Psychosomatische geneeskunde

Er wordt vaak gedacht aan psychosomatische geneeskunde als mensen het hebben over de kwestie van lichaam- en geest genezing. Het begon als een correct beschrijvende term voor de connectie tussen de psyche en soma (lichaam). De huidige medische definitie is een "afwijking die standhoudt in de afwezigheid van organische pathologie. (Het defect onderdeel)" Een psychosomatische afwijking is een afwijking waarbij het kapotte "onderdeel" niet gevonden kan worden. De symptomen en de pijn van de patiënten zijn echt. De ziekte is echt. Het enige probleem is dat de specialisten geen organische oorzaak kunnen vinden. De afwezigheid van een organische oorzaak leidt vaak tot de verkeerde conclusie "Het zit allemaal in het hoofd van de patiënt" of "het is niet waar". De behandeling bestaat vaak uit het advies "stop met zeuren." De symptomen worden vaak aan de kant geschoven en gediagnosticeerd als een verbeelde aandoening.

Het onvermogen een organische oorzaak te vinden, maakt de ziekte niet minder echt.

Voorbeeld:

Ik ben duizelig, omdat ik heel hard rond heb gedraaid in een draaimolen. Niemand kan de oorzaak van de duizeligheid vinden door mijn lichaam te onderzoeken; toch is het echt en heb ik er last van.

"Psychosomatisch" impliceert eigenlijk dat de pijn en het leed echt zijn en dat het een psychologische oorsprong heeft of is versterkt door psychologische stress.

Spanning en angst zorgen er vaak voor dat maagzuur langer in de maag blijft door de sympathische activiteit van het zenuwstelsel. Als dit zuur te lang op dezelfde plek blijft, tast het de maagwand aan. Een aangetaste maagwand is een van de factoren die een zweer kunnen ontwikkelen. De fysieke elementen veroorzaakten de zweer. Spanning en angst zorgden ervoor dat het zuur langdurig in de maag bleef. De zweer is echt. De symptomen zijn fysiologisch, maar de oorzaak is gedeeltelijk psychologisch.

Voorbeeld:

Doordat de chauffeur steeds met zijn banden langs het trottoir schuurde gingen zijn banden stuk. Het defect onderdeel kun je vervangen, maar de oorzaak ligt aan zijn rijstijl

Het volgende geval, opgeschreven in "Mind as a Healer, Mind as a Slayer" door Kenneth Pelletier (1992[11]), geeft een duidelijk voorbeeld van hoe een fysiologisch probleem veroorzaakt kan worden door psychologische problemen.

Voorbeeld:

"Dit patroon wordt verhelderd door de zaak van een jonge arts die werd opgenomen in een psychosomatische-geneeskundekliniek. Hij vertoonde symptomen van extreme spierspanning in zijn nek, rug en billen. De pijn van deze spanning was zo groot geworden dat de patiënt niet in staat was te zitten op iets anders dan een heel zacht kussen.

Na een periode van therapie, met onder andere klinische biofeedback, werd duidelijk dat de arts tijdens het ademhalingsproces zijn schouders naar voren duwde vlak voor het uitademen en ze direct voor de inademing weer terugtrok. Deze longbeweging veroorzaakte een onnodige spanning in zijn rugspieren die omhoog uitstraalde naar de nekspieren en naar beneden in de billen en de dijbeenspieren.

In de loop van de therapie werd de patiënt zich bewust van zijn ongewone manier van ademen en herinnerde hij zich dat hij op veertienjarige leeftijd door zijn vader in zijn maag gestompt was en dat hij had geprobeerd op adem te komen door zijn schouders op deze blaasbalgachtige manier heen en weer te bewegen.

Onder die omstandigheden werkte de manoeuvre goed. Maar na het incident en in het volwassen leven schakelde de jonge man onder stress automatisch over op het blaasbalg-ademhalings-patroon en de gevolgen waren funest.

Deze manier van ademhalen, leverden niet langer de gewenste uitkomst op: op adem komen en uiteindelijk ontspannen; het effect was juist het tegenovergestelde. Dit gedrag droeg bij aan zijn benauwdheid door het verhogen van de spanning in de spieren van zijn rug; en wat eens een volledig functionele reactie was, was nu chronisch verstoord geworden.

Het gevolg was dat een geschikte positieve keus steeds negatiever gedrag werd en leidde tot extreme spanning. In therapie realiseerde de jonge arts zich zijn verantwoordelijkheid en in relatief korte tijd was hij in staat om zijn disfunctionele manier van ademen te verbeteren door het te vervangen met een normaal ademhalingspatroon." (Pelletier 1992[12])

Veel onderzoekers zijn het erover eens dat psychologische factoren van belang zijn bij oorzaken van hoge bloeddruk, hartaanval, migraine, hoofdpijn en bepaalde huidaandoeningen. De ziektes zijn echt en waarneembaar. De psychologische processen stellen de ziekte simpelweg in werking of maken de symptomen erger.

"De vraag is niet of de geest een rol speelt bij genezing, maar hoe we de geest kunnen inzetten om genezing te stimuleren."

Een psychologische behandeling kan bijvoorbeeld een ziekte niet genezen, maar het kan wel een nuttige toevoeging zijn op andere behandelingen.

Voorbeeld:

- ⊗ Het nemen van tennislessen is geen garantie dat je het kampioenschap zal winnen, maar het zal zeker helpen.

- ⊗ Het halen van een universiteitsdiploma is geen garantie dat je een baan zal vinden, maar het helpt zeker.

⊙ Lachen geeft geen garantie dat je ziekte zal verdwijnen, maar en het helpt zeker en het is leuker dan depressief zijn.

2.3.2 Invloed van de geest

Er zijn in ons dagelijks leven veel voorbeelden waarbij we kunnen zien dat onze geest onze lichaam beïnvloedt.

Voorbeeld:

⊙ Seksueel opgewonden raken, is een mentale toestand die veel lichamelijke effecten heeft.

⊙ De meeste hartaanvallen vinden plaats op maandagochtend als de nieuwe werkweek begint.

⊙ Mensen hebben de neiging ziek te worden als er "tijd is om ziek te worden". Anders blijven ze maar doorgaan.

⊙ Eigenaren van kleine bedrijven worden niet ziek, tenzij ze vakantie hebben.

Dit zijn maar een paar van de vele voorbeelden in ons dagelijks leven waarin onze denkrichting ons lichaam beïnvloedt.

Cohen e.a. (1991[13]) publiceerde een onderzoek waarin het directe verband tussen de mentale toestand en de vatbaarheid voor het verkoudheidsvirus duidelijk werd. In dit onderzoek injecteerden ze proefpersonen met 1 of 10 verschillende stammen van het verkoudheidsvirus of een teststam. Zoals ze hadden verwacht, liepen sommige proefpersonen de verkoudheid op en anderen niet. Statistisch gezien was het risico om ziek te worden direct verbonden met de hoeveelheid stress die ze het afgelopen jaar hadden gehad. Stress was de enige bepalende factor om ziek te worden.

> **Stress zorgde voor de vatbaarheid van het verkoudheid virus**

Onderzoek heeft zonder enige twijfel bewezen dat veranderingen in de mentale toestand altijd vergezeld gaan van veranderingen in het lichaam. Daar is niet langer discussie over. De discussie is verschoven naar de mate waarin de geest het lichaam beïnvloedt en in welke mate psychologische behandelingen nuttig zijn bij het genezen van lichamelijke aandoeningen. In de psycho-neuro-immunologie (PNI) is er bewijs

Het immuun systeem kan worden geconditioneerd

gevonden dat het immuunsysteem geconditioneerd kan worden. Het debat gaat er nu over of de geest het immuunsysteem *genoeg* kan beïnvloeden om een ziekte te laten ontwikkelen om genezing plaats te laten vinden. Ader, een van de voornaamste experts en grondleggers van de psycho-neuro-immunologie (PNI), zegt dat de reactie van de wetenschappelijke gemeenschap op PNI is verschoven van "Het is onmogelijk" naar "Dat wisten we allang". Deze verschuiving volgt het pad van de waarheid, zoals die lang geleden is gedefinieerd door de filosoof Schopenhauer.

"Alle waarheid gaat langs drie stadia. Eerst wordt hij belachelijk gemaakt. Dan wordt er felle tegenstand geboden. Tenslotte wordt hij geaccepteerd alsof het vanzelfsprekend is."
- Arthur Schopenhauer -

Dramatische voorbeelden van hoe de geest en het lichaam elkaar beïnvloeden, komen uit het gebied van de Meervoudige Persoonlijkheidsstoornis (MPS). Hoewel het bespreken van de Meervoudige Persoonlijkheidsstoornis (of Dissociatieve Identiteitsstoornis, zoals het tegenwoordig wordt genoemd) buiten het bereik van d7it boek valt, illustreert het wel de dramatische effecten en de snelheid waarmee de lichaam-geest connectie werkt (meer over dit onderwerp wordt besproken in het gedeelte over aanbevelingen).

Voorbeeld:

Na een verandering in denkwijze, meldden onderzoekers een verandering:

- ⊘ **In de dosering rustgevende middelen om die effect te laten hebben;**

- ⊘ **In de dosering slaapmiddel om een patiënt "onder" te krijgen;**

- ⊘ **Van dronken naar nuchter;**

- ⊘ **In allergische reacties.**

Het begrijpen van de helende kracht van de geest, is een van de fascinerendste gebieden van de hedendaagse menselijke prestaties. We weten uit veel onderzoeksprojecten, op het gebied van hypnotherapie, psycho-neuro-immunologie, meditatie, biofeedback en veel andere therapieën, dat de geest in staat is tot het doen van buitengewone dingen. Het begrijpen en toepassen van deze kracht, zou de sleutel kunnen zijn tot het oplossen van het raadsel van "ongeneeslijke ziektes".

"Als ik mezelf en mijn denkwijzen onderzoek, kom ik tot de conclusie dat het geschenk van fantasie meer voor me heeft betekend dan mijn talent om positieve kennis te absorberen."
- Albert Einstein -

2.3.3 Psychotherapie

Psychotherapie is afgeleid van de Griekse woorden die "genezing van de ziel" betekenen, oftewel het genezen van de mentale en emotionele "onderdelen" van patiënten. Dit is niet de enige toepassing van psychotherapie. Lichaam en geest zijn één systeem en psychotherapie kan een waardevolle behandeling zijn om de reguliere behandelingen aan te vullen.

Psychologische behandeling heeft ook indirecte effecten op de fysieke gezondheid. Onderzoekers weten al dat stress het vermogen van het lichaam om zichzelf te beschermen onderdrukt. Wat ze nu vermoeden, is dat coping vaardigheden die psychologen aanleren, de kracht van het immuunsysteem kunnen stimuleren. In een bekend onderzoek leefden patiënten met vergevorderde borstkanker die groepstherapie volgden bijvoorbeeld langer dan degenen die dat niet deden. Onderzoek suggereert ook dat patiënten die vragen stellen aan en assertief zijn tegenover hun artsen betere gezondheids-uitkomsten hebben dan patiënten die passief de voorgestelde behandelingsregimes accepteren.

APA (1997[14])

Eysenck (1991[15]) vergeleek overlevingstijden na verschillende soorten behandelingen. Als er geen medische of psychologische behandelingen uitgevoerd werden, was de gemiddelde overlevingstijd voor vrouwen met borstkanker 11 maanden. Als er alleen een chemotherapie-behandeling plaatsvond, steeg de gemiddelde overlevingstijd naar 14 maanden. Een gemiddelde overlevingstijd van 15 maanden werd gerapporteerd toen psychotherapie, gebaseerd op de methodes van Grossarth-Maticek (1985[16]; 1995[17]), de enige behandeling was. Maar als de patiënt zowel chemotherapie als psychotherapie kreeg, steeg de gemiddelde overlevingstijd naar 22 maanden, bijna een derde langer dan een enkele medische of psychologische behandeling. Ze concludeerden dat psychologische behandelingen effectief waren door de betrokkenheid van het immuunsysteem bij het genezingsproces.

> **Patiënten die vragen stellen en assertief zijn, zijn lichamelijk gezonder**

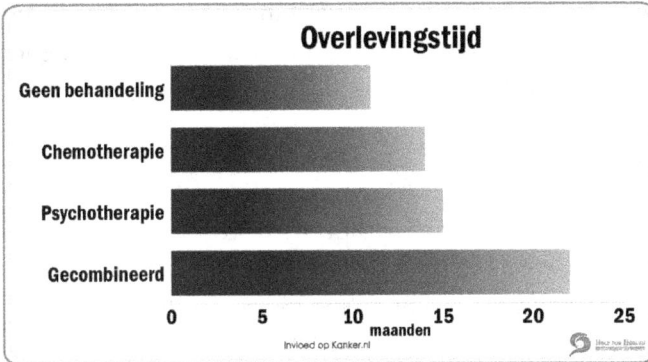

Overlevingstijd

Tabel 2: Overlevingstijd met verschillende therapieën

Genezing zou een teaminspanning moeten zijn met betrokkenheid van zowel medische als psychologische experts. Zoals Eugene Pendergrass de American Cancer Society vertelde:

Presentatie:

Iedereen die veel ervaring heeft gehad met de behandeling van kanker, is zich ervan bewust dat er grote verschillen zijn tussen patiënten.

Persoonlijk heb ik kankerpatiënten geobserveerd die succesvolle behandeling hebben ondergaan en die nog jaren gezond en gelukkig hebben geleefd. Vervolgens leek emotionele stress, zoals de dood van een zoon in de Tweede Wereldoorlog, overspel van een schoondochter of de last van lange werkeloosheid, de plotselinge factor te zijn in de reactivering van hun ziekte die resulteerde in de dood. Er zijn harde bewijzen dat de loop van de ziekte in het algemeen beïnvloed wordt door emotionele spanning. Dus, artsen moeten de behandeling van de patiënt als geheel te zien. We zouden kunnen leren hoe we de algemene lichaamssymptomen kunnen beïnvloeden en via die symptomen die in het lichaam zit te wijzigen/beïnvloeden. ... hoop ik oprecht dat we deze zoektocht kunnen uitbreiden om de onmiskenbare mogelijkheid te omvatten dat binnenin ons hoofd zich de macht bevindt die in staat is om krachten aan te wenden die de ontwikkeling van deze ziekte kunnen versterken of onderdrukken.

(Pendergrass 1959[18])

In gevallen van fysiologische symptomen wordt psychotherapie gezien als een aanvulling op reguliere geneeskunde. Kanker is bijvoorbeeld een fysiologische ziekte die in de meeste gevallen goed behandeld kan worden met reguliere geneeskunde. Psychotherapie kan patiënten ondersteunen in het genezingsproces en in hun helingsproces

In de literatuur worden aanvullende therapieën gewoonlijk alternatieve of complementaire therapieën genoemd. Het is belangrijk om een onderscheid te maken tussen deze twee. Een alternatief is iets gebruiken "in plaats van" iets anders. Hoewel sommige therapeuten op deze manier werken, ben ik het daar niet mee eens. Echte heling vindt plaats met medische én psychologische behandelingen, niet de een of de ander. Heling is de integratie van psychologische en fysiologische gezondheid en welzijn.

Complementaire therapie is een veel betere beschrijving. Dit geeft aan dat het wordt gebruikt als aanvulling op andere therapieën. Reguliere geneeskunde wordt vergezeld door psychologische behandelingen. Beide werken tegelijkertijd om patiënten te helpen.

2.3.4   Kanker en psyche connectie

Verslagen over het verband tussen de psyche en kanker gaan ver terug. Voor 1900 was de algemene gedachte dat kanker voornamelijk werd beïnvloed door de geest. Verslagen uit dit tijdperk zijn illustratief voor de algemene denkwijze, maar schieten te kort in psychologische behandelingen en details. Tussen 1900 en 1950 was het behoorlijk stil rondom dit onderzoeksgebied. Wetenschappers richtten zich op medische behandelingen en boekten daar ontzagwekkende vooruitgang mee. Rond de jaren 50 kwam meer onderzoek beschikbaar over de extra psychologische kwesties die een rol konden spelen in de ontwikkeling van kanker.

Bahnson (1980[19]) berichtte dat het vroegst bekende verband tussen psychologische kenmerken en de ontwikkeling van kanker werd gelegd door Galen (130 n.Chr.). In zijn werk "De Tumoribus" merkte Galen op dat borstkanker meer voorkwam bij depressieve vrouwen dan bij vrolijke vrouwen.

Vrouwen die een ernstige depressie en hoge spanningsniveaus hadden, hadden volgens Gendron een grotere kans op kanker. Hij merkte op dat kanker voorkwam bij mensen die "onheil in het leven" meemaakten, zoals veel problemen en verdriet. Hij noteerde het volgende geval:

> **Vrouwen met depressies en ernstige stress hebben meer kans op kanker**

Voorbeeld:

"Mrs. Emerson ging door een diep dal na de dood van haar dochter en bespeurde een zwelling in haar borst die pijnlijk werd. Onderzoek wees uit dat het om een zeer hardnekkige vorm van borstkanker ging. Voor die tijd was ze altijd kerngezond geweest." (Gendron 1759[20])

Burrows (1783[21]) was ervan overtuigd dat kanker werd veroorzaakt door chronische stress : "… het ongemak en de gevoelsuitbarstingen van de geest waardoor patiënten gedurende lange tijd sterk worden beïnvloed…"

> **Kanker wordt veroorzaakt door chronische stress**

Nunn verbond de ontwikkeling van kanker ook aan de emotionele toestand van de patiënt.

Voorbeeld:

"Met een schok voor haar zenuwstelsel, veroorzaakt door de dood van haar man. Kort daarna groeide de tumor opnieuw in grootte en overleed de patiënt."

(Nunn, 1822[22])

Walter Hoyle Walshe (1846[23]) concludeerde: "Er is een verband tussen kanker en de invloed van mentaal lijden, plotselinge tegenslag in geluk en het gebruikelijke mistroostige humeur." Hij geloofde dat kanker veroorzaakt werd door genetische aanleg en langdurige psychologische stress. Amussat (1854[24]) schreef kanker toe aan het hebben van verdriet.

> **Verdriet en depressie spelen een grote rol bij het ontstaan van kanker**

Willard Parker (1855[25]) schreef over zijn 53 jaar ervaring als arts die borstkanker opereerde. Hij concludeerde dat verdriet en grote mentale depressie een belangrijke rol speelden in de ontwikkeling van de kankergroei.

"De gevallen waarin grote spanning, verloren hoop en teleurstelling snel gevolgd worden door de groei en verergering van kanker, zijn zo talrijk dat we nauwelijks kunnen twijfelen aan het feit dat mentale depressie een belangrijke toevoeging is aan de andere invloeden die de ontwikkeling van de kankerachtige structuur stimuleren.""
- Sir James Paget - (1870[26]) in Surgical Pathology

Watson (1871[27]) geloofde dat zowel genetische aanleg als mentale stress zeer invloedrijk waren in het kankerproces.

"Hoge mentale stress is aangewezen als invloedrijk in het versnellen van de ontwikkeling van kankerachtige ziektes in personen die al aanleg hadden. In mijn lange levenservaring heb ik dit patroon zo vaak waargenomen dat ik niet anders kan dan denken dat de aantijging waar is."
- Sir Thomas Watson-

Snow (1893[28]) merkte op dat 156 van de 250 ondervraagde patiënten met borst- of baarmoederkanker problemen hadden, zoals het verlies van een naaste. Snow (1893[29]) stemde er ook mee in dat het verband tussen kanker en depressies te veel voorkwam om toeval te zijn. Hij schreef:

"...kwaadaardige ziekte van de borst en baarmoeder volgt direct op een emotie van depressieve aard..."

Evans (1926[30]) concludeerde in haar onderzoek onder honderd patiënten dat veel patiënten voor de ontwikkeling van kanker op emotionele wijze een goede relatie hadden verloren of verbroken.

Er geen twijfel mogelijk was dat een emotionele levensgeschiedenis een belangrijke rol speelde in de ontwikkeling van kanker.

Wat zijn je inzichten tot nu toe?

Schrijf je grootste inzichten op die je tot nu toe hebt gehad

Wat gaan je acties zijn?

Inzichten alleen zijn niet voldoende. Schrijf de acties op die je vanaf vandaag gaat nemen op basis van bovenstaande inzichten?

3

Wat is kanker?

Voordat ik verder ga met het verkennen van de psychologische kwesties van kanker, wil ik enkele fysiologische kwesties behandelen. Kanker is niet één enkele ziekte; het is een categorie van ziektes met bepaalde overeenkomsten. Kanker bestaat uit meer dan 200 verschillende ziektes. Elke ziekte heeft zijn eigen symptomen, zijn eigen prognose en zijn eigen behandelingen en toch worden ze allemaal kanker genoemd. Het symptoom dat ze allemaal gemeen hebben, is een ongecontroleerde groei van abnormale cellen.

Het kan zich bij iedereen ontwikkelen, ongeacht leeftijd, afkomst, sekse, etc. Er zijn geen inentingen en geen bewezen preventieve methodes. Kanker kan in bijna elk orgaan of weefsel van het lichaam gediagnosticeerd worden.

De werkelijke oorzaak van kanker is nog steeds onbekend, maar er zijn wel steeds meer gerelateerde factoren bekend:

- ⊙ **Roken staat in verband met longkanker, maar niet alle rokers krijgen longkanker en niet alle mensen met longkanker zijn rokers.**

- ⊙ **Te veel tijd in de zon doorbrengen wordt verbonden met huidkanker, maar niet alle mensen die lange periodes in de zon doorbrengen krijgen huidkanker. Anderen die niet zoveel tijd in de zon zijn geweest, hebben wel huidkanker gekregen.**

- ⊙ **Blootgesteld worden aan asbest staat in verband met een specifieke longkanker, maar niet alle mensen die blootgesteld zijn aan hetzelfde asbestniveau krijgen die kanker. Sommigen krijgen die kanker zonder blootgesteld te zijn geweest.**

3.1   Goedaardig versus kwaadaardig

De reproductie van cellen is een normaal en gezond proces dat zorgt voor de groei van het lichaam en reparatie van beschadigd weefsel. Reproductie wordt zorgvuldig gecontroleerd, zodat het alleen gebeurt als het nodig is. Als er een snee in de huid zit, begint het lichaam huidcellen te reproduceren om de snee te repareren. De reproductie stopt als de huid is gerepareerd.

Een kankercel reproduceert continu, zonder te stoppen. Na een tijdje zijn er zoveel cellen in een bepaald gebied dat ze een voelbare massa vormen. Maar niet al deze massa's zijn gevaarlijke tumoren.

3.1.1   Goedaardige tumoren

Goedaardige tumoren zijn massa's die gevormd zijn door een opeenhoping van cellen; de vermenigvuldiging is echter gestopt en ze zijn omsloten. Omsloten massa's zijn ongevaarlijk en vereisen normaal gesproken geen behandeling. Voorbeelden van zulke goedaardige tumoren zijn onder andere moedervlekken, sproeten en vetbobbels in de huid. Ze blijven altijd op dezelfde plaats, verspreiden zich niet en vernietigen geen ander weefsel. Ze hebben duidelijk omlijnde grenzen en leveren geen gevaar op.

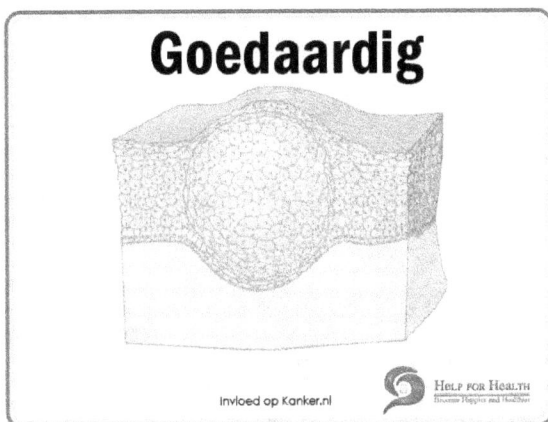

Figuur 1: Goedaardige Tumor[31]

3.1.2 Kwaadaardige tumoren

Kwaadaardige tumoren zijn massa's cellen die niet stoppen met reproduceren. Ze worden niet omsloten en hebben geen omlijnde grenzen. Deze tumoren worden kanker genoemd. De abnormale groei begint uiteindelijk tegen organen te duwen en de essentiële lichaamsfuncties te verstoren. Als de groei niet stopt, blokkeert het uiteindelijk veel essentiële functies.

Deze kwaadaardige tumoren hebben drie kenmerken:

1. **Ze hebben geen grenzen.**

2. **Ze hebben het vermogen om uit te zaaien naar andere delen van het lichaam**

3. **Ze kunnen daar een nieuwe tumor kunnen vormen (metastaseren).**

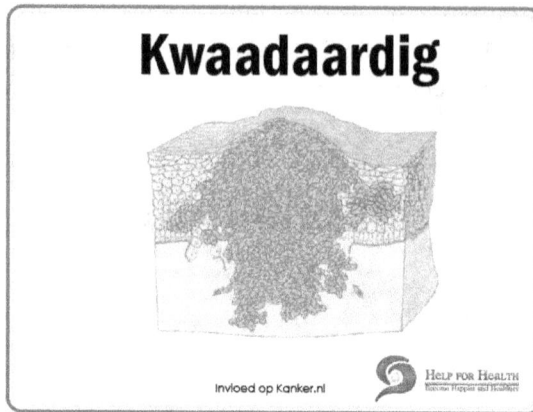

Figuur 2: Kwaadaardige Tumor[32]

Deze tumoren zijn gevaarlijk, omdat:

1. **Ze andere cellen verdrukken, zodat die hun functies niet langer uit kunnen voeren.**

2. **Ze voedingsstoffen van andere cellen gebruiken, waardoor deze cellen afsterven.**

3. **Ze organen binnendringen en zichzelf reproduceren binnen deze organen. Uiteindelijk worden de organen vervangen door de kanker.**

4. **Ze tegen naburige organen en dichtbijgelegen weefsel duwen, waardoor ze hun functies remmen.**

3.2   Classificatie

Om de toestand van een tumor vast te stellen, zijn verschillende classificatiecodes ontwikkeld. Een classificatiecode voorziet in een algemene terminologie voor de verschillende stadia van kanker, waardoor discussies over goede behandeling en prognose mogelijk zijn.

De twee meest gebruikte systemen zijn TNM (Tumor, Lymfeklier, en Metastase) en organisatiesystemen. TNM is een zeer ingewikkeld systeem met veel verschillende categorieën. Het organisatiesysteem groepeert de TNM-categorieën in stadia. Dit leidt tot een meeromvattend (en daardoor minder gedetailleerd) systeem.

3.2.1 TNM

Het TNM-systeem (Tumor, Lymfeklier, en Metastase) is de meest gebruikte classificatie. Het bestaat uit drie aparte waarden die gecombineerd zijn tot één code. De T staat voor de grootte van de tumor. De N staat voor het aantal lymfeklieren dat aangetast is. De M geeft aan of de kanker uitgezaaid is naar andere gebieden. Hoe hoger het nummer, hoe ernstiger de kanker is.

Tumor –categorie 0-4

> ⊙ **T-0 betekent dat er geen tumor is of dat de gehele tumor weggesneden is.**

> ⊙ **T-1 geeft de kleinste maat tumor aan.**

> ⊙ **T-4 geeft de grootste maat tumor aan, die misschien al wortel heeft geschoten in nabijgelegen organen of weefsels.**

Nodes (Lymfeklieren) – categorie 0-3

> ⊙ **N-0 betekent dat nabijgelegen lymfeklieren tumorvrij zijn.**

> ⊙ **N-1-3 geeft een stijging aan in het aantal en de locatie van aangetaste lymfeklieren.**

Metastase (Uitzaaiing) –categorie 0-1

> ⊙ **M-0 betekent dat er geen uitzaaiing is gevonden.**

> ⊙ **M-1 geeft aan dat er uitzaaiing is waargenomen.**

De classificaties verschilt per tumorsoort. Afhankelijk van de locatie van de tumor geeft een maat van 3 cm een grote of kleine tumor aan. Dezelfde grootte zou in de ene locatie geclassificeerd kunnen worden als een T3 (grote tumor), terwijl hij in een andere locatie geclassificeerd zou worden als een T1 of hele kleine tumor.

Voorbeeld Borstkanker:

⊘ **T1N0M0 is een kleine tumor zonder aangetaste lymfeklieren en zonder uitzaaiingen.**

⊘ **T2N1M0 is een redelijk grote tumor die enkele lymfeklieren aantast, maar er is geen uitzaaiing.**

3.2.2 Organisatiesysteem

Dit systeem is makkelijker te gebruiken, omdat het verschillende TNM-categorieën binnen één stadium groepeert. Er zijn vier stadia gedefinieerd. Hoe hoger het organisatienummer, hoe ernstiger de kanker. Voor elke kankerlocatie zijn de mogelijke TNM-waardes zo gegroepeerd dat stadium 0 ongevaarlijk is, terwijl stadium 4 heel ernstig is. Elk stadium bestaat uit meerdere TNM-waardes.

Het organisatiesysteem is makkelijker te gebruiken bij de communicatie en om de ernst van de aandoening van de patiënt te herkennen.

Voorbeeld Borstkanker:

⊘ **Stadium 1: T1N0M0**

⊘ **Stadium 2: T0N1M0 of T1N1M0 of T2N0M0**

Voorbeeld Longkanker:

⊘ **Stadium 1: T1N0M0 of T2N0M0**

⊘ **Stadium 2: T1N1M0 of T2N1M0**

3.3   Normale celgroei

Als de spermacel de eicel ontmoet, smelten ze op het moment van conceptie samen tot één enkele cel. Als we deze cel definiëren als mens dan is het een eencellige mens. Deze enkele cel bevat alle informatie die nodig is om uit te groeien tot een mens met miljarden cellen en duizenden verschillende soorten cellen. Elke cel in het menselijk lichaam is ontwikkeld uit die ene cel.

Deze cel splitst, waardoor hij twee identieke cellen vormt met precies dezelfde genen. Deze basiscellen worden stamcellen genoemd. De tijd die het kost om een cel te laten delen, wordt de verdubbelingstijd genoemd. In deze fase van de menselijke ontwikkeling maakt elke celdeling een exacte kopie. Dit proces van celdeling gaat een poosje door om een groep cellen te vormen die een blastocyste wordt genoemd.

Na een tijdje activeren deze stamcellen bepaalde genen. Sommige cellen activeren de specifieke genen voor het zenuwstelsel. Deze cellen zullen uitgroeien tot zenuwcellen. Andere stamcellen activeren bepaalde genen voor de huid. Deze cellen zullen huidcellen vormen. De differentiatie van cellen begint. Net zoals je met de juiste acties een beeld kan vormen uit klei, kunnen stamcellen elke cel soort maken door de juiste genen te activeren.

Alle informatie die in de stamcel aanwezig is, is ook beschikbaar in de gespecialiseerde cellen. Deze gespecialiseerde cellen gaan verder met vermenigvuldigen tot ze een volgroeid orgaan vormen.

Voorbeeld:

Een analogie voor dit proces zou een typemachine kunnen zijn. De typemachine is de oorspronkelijke stamcel die alle informatie of DNA (toetsen) bevat. Wat eruit komt, hangt af van welke toetsen ingedrukt worden. Als een bepaalde serie toetsen wordt ingedrukt, wordt een woord gevormd. Als je andere toetsten activeert, verschijnt een ander woord. Het potentieel van de typemachine is onbeperkt; het hangt allemaal af van welke toetsen worden geactiveerd.

Vanaf het moment van conceptie beginnen de cellen razendsnel te vermenigvuldigen. Dit gebeurt zo snel dat één cel een volledig mensenkind kan vormen in maar 9 maanden. Dit is enerzijds een ontzettend ingewikkeld, maar anderzijds een perfect georganiseerd proces. De komende 15 tot 17 jaar zal het menselijk organisme blijven groeien.

Als het organisme beschadigd is, repareert hij het beschadigde weefsel met behulp van celdeling. Het lichaam maakt snel nieuwe vervangende cellen aan. Snelle celgroei is een normale functie die we moeten ontwikkelen als organisme. Zonder deze functie zouden we niet in staat zijn om tot een volwassene uit te groeien of ons lichaam snel genoeg te kunnen repareren om als organisme te kunnen overleven.

Naast het zichzelf ontwikkelen en repareren, vervangt het lichaam ook oude cellen. Door oude cellen te vervangen, verblijft het lichaam in een continue toestand van vernieuwing. De oude cellen gaan dood en worden vervangen door nieuwe. Het is alsof je een huis opnieuw aan het opbouwen bent door één baksteen te verwijderen en die te vervangen voordat je naar de volgende baksteen gaat. Het grootste deel van deze vernieuwing vindt binnen een jaar plaats. Volgend jaar zal je lichaam bijna volledig vervangen zijn door nieuwe cellen die een jaar geleden nog niet bestonden. Het kost 30 dagen om de huid volledig te vervangen en de lever wordt elke zes weken vervangen.[33] Het lichaam is nooit hetzelfde dan een tijd geleden.

"Je kunt niet twee keer in dezelfde rivier stappen."
- Heraclitus-

En zo is je lichaam ook elke dag anders. Als het lichaam uitgegroeid is, alle schade gerepareerd is en oude cellen vervangen zijn, stopt de celdeling. Het stopt net zo snel als het begon toen er schade gerepareerd moest worden. Het is bijna alsof er een aan/uitknop is voor celdeling.

Als kanker ontwikkelt, delen de cellen zonder te stoppen. Het lijkt alsof iets is "vergeten" hem uit te zetten. Het lichaam heeft zichzelf jarenlang perfect in balans gehouden door snelle celdeling te starten en stoppen als het nodig was. Plotseling vergeet hij het uit te zetten of kan hij de snelle groei niet stoppen. Tegelijkertijd blijven andere processen in perfecte harmonie draaien, ook het starten en stoppen van celdeling.

3.3.1 Groeitempo

Alle kanker begint met één cel die zich blijft verdubbelen. Na de eerste vermenigvuldiging zijn het er twee. Na de tweede vermenigvuldiging zijn er vier kankercellen. Dan zijn het er acht, enzovoorts. De tijd die het kost om een cel te delen, wordt de verdubbelingstijd genoemd. Soms kost een verdubbeling weken of maanden. "Snelgroeiende" kanker verdubbelt normaal gesproken binnen een tot vier weken. "Langzaam groeiende" kanker verdubbelt binnen twee tot zes maanden.[34]

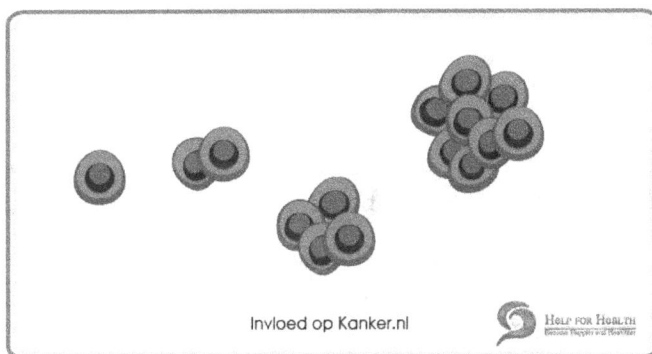

Figuur 3: Cel verdubbeling

De tijd tussen de eerste gemuteerde cel en waar te nemen kanker heet de stille periode. Deze stille periode kan vele jaren duren. Om een tumor te kunnen zien op een röntgenfoto, moet hij ten minste 1 cm in doorsnee zijn. Met een CT-scan, PET-scan of MRI kunnen ook kleinere tumoren opgespoord worden. Een tumor van 1 cm doornsnee bestaat uit 1 miljard cellen, gelijk aan ongeveer 30 verdubbelingstijden (2^{30} is iets meer dan 1 miljard cellen).

Na 30 verdubbelingen is de eerste massa waar te nemen met röntgenfoto's. Het kan veel meer verdubbelingen duren voordat symptomen verschijnen. Na 40 verdubbelingen weegt de tumor ongeveer 1 kilo. Na 41-43 verdubbelingen is de tumor zo groot (8 kg) dat hij dodelijk is.

Voorbeeld:

De verdubbelingstijd voor borstkanker is gemiddeld 4 maanden.[35] Dat betekent dat het 4 maanden duurt voordat een tumorcel deelt. Het duurt ongeveer 30 verdubbelingstijden voordat hij waar te nemen is. In dit geval zou de tijd die nodig is om een zichtbare tumor te vormen 4x30 = 120 maanden (= 10 jaar) zijn.

Als het een snelgroeiende tumor is, kan hij een verdubbelingstijd hebben van maar 2 maanden. Dan is de tijd die het kost om een zichtbare tumor te vormen maar 2x30 = 60 maanden (= 5 jaar).

Als het een langzaam groeiende tumor is met een verdubbelingstijd van 2 jaar, zou het 60 jaar duren voordat de tumor zichtbaar zou zijn.

Mits het groeitempo hetzelfde blijft. Het groeitempo en de verbonden prognose hangen af van de verdubbelingstijd. De standaardverdubbelingstijden verschillen per type kanker en per persoon. Dit maakt het doen van een prognose heel lastig.

3.4 Het kankerproces

Als we de oorzaken van kanker bestuderen, zijn er een paar aspecten die we in ons achterhoofd moeten houden. Kanker is een niet gestopte vermenigvuldiging van cellen. De eerste cel muteert op de een of andere manier en begint ongecontroleerd te verdubbelen zonder dat het lichaam in staat is hem te stoppen. In dit deel behandel ik hoe kanker word gevormd, wat het lichaam doet om dat te voorkomen en wat de huidige overlevingsstatistieken zijn.

3.4.1 Mutatie

Er zijn veel factoren die het muteren van een kankercel kunnen veroorzaken. Er zijn een aantal verschillende theorieën over de oorzaken. Buitensporige voedselinname is geïdentificeerd als een mogelijke oorzaak, maar gebrek aan voedselinname ook. De inname van giftige substanties (uranium, asbest, nikkel, rook) is aangewezen als oorzaak van kanker. Een andere oorzaak zou de externe invloed van straling kunnen zijn (zon, röntgen, etc.). Sommige hormonen en drugs zouden een oorzaak kunnen zijn. Virussen en bacteriën zijn van invloed of het kan overgeërfd worden van ouders. De substanties die een cel zouden kunnen muteren worden carcinogenen genoemd (kankerverwekkende middelen).

Het is bewezen dat carcinogenen in sommige situaties in staat zijn kanker te verwekken. Buitensporig roken zou kanker kunnen veroorzaken, hoewel dat niet gegarandeerd is. Bij blootstelling aan carcinogenen blijven sommige mensen gezond, terwijl anderen kanker krijgen. Blootgesteld worden aan carcinogenen of ouders met kanker hebben, verhoogt de statistische kans op het krijgen van kanker. Zo'n "risicofactor" betekent dat een persoon statistisch gezien meer kans heeft dan een ander om ergens in zijn leven kanker te krijgen. Als kanker gediagnosticeerd wordt bij een persoon met een bepaalde risicofactor, hebben mensen de neiging om te zeggen dat dat door de risicofactor komt, maar dit verband is niet in steen gebeiteld. Er is geen enkele manier om te bepalen wat nu eigenlijk de kanker veroorzaakt heeft. Het feit is dat we niet weten waardoor kanker echt veroorzaakt wordt; we weten meer over hoe het zich ontwikkelt. De precieze oorzaak van kanker is nog steeds een mysterie.

3.4.1.1 Genetica

Er zijn verschillende discussies gaande over wat er nu in onze genetische informatie gecodeerd is.

Als iets een groot genetisch component heeft, betekent het dat de kinderen die variabele hoogstwaarschijnlijk zullen erven. Een voorbeeld van iets dat duidelijk wordt aangewezen als iets dat genetisch vastligt, is de bloedgroep, wat betekent dat de kinderen dezelfde bloedgroep zullen krijgen als een van hun ouders. Lengte is ook een voorbeeld van een variabele die een groot genetisch component heeft.

Er is veel onenigheid over of de vatbaarheid voor bepaalde ziektes een genetische component heeft en hoe dominant dat component is bij het oplopen van de ziekte. Sommige mensen geloven dat er een groot genetisch component is voor Alzheimer, Multiple Sclerosis (MS) en Diabetes. Anderen geloven dat ze helemaal geen genetisch component hebben. Genetische componenten moeten geactiveerd zijn om van enige invloed te kunnen zijn. Als het "kankergen" niet "aangezet" is, zal het zich ook niet verdubbelen.

> **Een gen kan alleen werken als het aangezet is**

Er is maar in 5-10% van alle kankergevallen sprake van een genetische component. Dit betekent niet dat ze genetisch zijn, alleen dat er een aanleg is voor het krijgen van de ziekte. Het gen moet nog steeds worden geactiveerd.

> **In maar 5-10% van alle kankers is er een genetische component**

In experimentele onderzoeken fokten wetenschappers muizen met genetische kanker, ook wel kankergevoelige muizen. Deze muizen waren genetisch vatbaarder voor het krijgen van kanker. Van deze groep muizen, gefokt door Dr. Vernon Riley (1975[36]), zou 80% kanker moeten krijgen.

Hij verdeelde de muizen in twee groepen en plaatste de ene groep in een stressvrije omgeving en de andere in een behoorlijk stressvolle omgeving.

- ❯ **92% van de muizen in de stressvolle omgeving ontwikkelde daadwerkelijk kanker; dit is 12% hoger dan verwacht.**

- ❯ **Maar 7% van de muizen in de stressvrije omgeving ontwikkelde kanker; dit is 73% lager dan verwacht.**

Alle muizen hadden genetische aanleg voor het ontwikkelen van kanker. Statistisch gezien had 80%

> **Slechts 7% van de stressvrije muizen ontwikkelde kanker**

kanker moeten krijgen. De muizen in de stressvrije omgeving tartten op een of andere manier de voorspellingen. Het stresselement veroorzaakte een afwijking van 85% in de statistieken.

Dit is een duidelijk voorbeeld van hoe genetische aanleg niet de enige bepalende factor is en hoe stress een bemiddelende factor is.

3.4.1.2   Oncogenen

Het lichaam bestaat uit vele organen en weefsels. Elk deel van het lichaam is opgebouwd uit cellen. Een cel bevat alle aanwezige genetische informatie. De cellen zelf bestaan uit 46 chromosomen. Elk chromosoom bevat duizenden genen. Deze genen dragen alle genetische informatie.

De theorie van oncogenen suggereert dat gewone genen op de een of andere manier veranderd kunnen worden in genen die tumorgroei stimuleren. Deze genen stimuleren de kans op kanker. Naast oncogenen zijn er ook tumor onderdrukkende genen die als taak hebben te voorkomen dat oncogenen invloed hebben op de cel.

Voorbeeld:

Zie de cel als een multinational. Dit bedrijf, "BabyCell, Inc.", is een fusie van twee andere bedrijven. Een paar jaar geleden was er een bedrijf, "MomCell, Inc.", met 23 afdelingen en in elke afdeling werkten duizenden mensen. De directeur ging praten met de directeur van "DadCell, Inc.", dat ook 23 afdelingen had, om te praten over een fusie. De fusie kreeg de codenaam "baby". Toen de fusie succesvol was, werd "BabyCell, Inc." bij het publiek geïntroduceerd. Binnen dit bedrijf waren er op dat moment 46 afdelingen waarin duizenden mensen werkten.

"BabyCell, Inc." is een gezond bedrijf, maar op de een of andere manier was een persoon ergens in een bepaalde afdeling niet blij met de situatie. Deze persoon keerde zich tegen de multinational en zorgde ervoor dat het gezonde bedrijf veranderde in een ongezond bedrijf - alleen door die ene persoon, oncopersoon.

Binnen elke afdeling van "BabyCell, Inc.", zijn er ook mensen die ervoor zorgen dat iedereen naar tevredenheid werkt. Als er een ongelukkig persoon binnen de afdeling is, zorgt de tevredenheidsingenieur dat deze persoon gelukkig wordt of uit het bedrijf verwijderd wordt.

Kanker kan alleen ontwikkelen als een gen veranderd is in een oncogeen en het suppressor gen niet in staat is zijn werk te doen.

3.4.2 Ontwikkeling

Zodra er een gemuteerde cel is, kan deze kanker ontwikkelen. Zolang hij in leven blijft en de kans krijgen om te groeien en te delen.

Er zijn een paar voorwaarden om een kankercel te laten uitgroeien tot een tumor:

1. Bij een normaal functionerend lichaam worden alle cellen op regelmatige basis vervangen. Als de kankercel vervangen wordt door een gezonde cel, zal de ziekte zich nooit ontwikkelen.

2. Het immuunsysteem beschermt het lichaam tegen schadelijke indringers. Als bacteriën het lichaam binnenkomen, wordt het immuunsysteem actief. Het voorkomt dat deze bacteriën enige schade toebrengen. Om kanker te laten ontwikkelen, moet het immuunsysteem de kankercel intact laten.

Als aan een van deze voorwaarden niet voldaan wordt, zal de eerste gemuteerde cel nooit de kans hebben een probleem te worden.

3.4.3 Immuunsysteem

De ontwikkeling van kanker lijkt verband te houden met de werking van het immuunsysteem. De taak van het immuunsysteem is het herkennen en neutraliseren van vreemde indringers, zoals kankercellen. In het geval van gediagnosticeerde kanker lijkt het of het immuunsysteem tekortgeschoten is in het herkennen en neutraliseren van de kankercel. Veel onderzoeken hebben laten zien dat wanneer het immuunsysteem verzwakt is, kanker een sterkere positie krijgt voor groei.

> **Kanker kan alleen groeien als het immuunsysteem verzwakt is**

Dus hoe houdt het immuunsysteem verband met het kankerproces?

3.4.3.1 De surveillancetheorie

De surveillancetheorie van kanker gaat ervan uit dat iedereen kankercellen in zijn lichaam heeft. Ze zijn op veel plekken aanwezig en in veel organen en weefsels. Elke dag gaan veel van deze cellen dood, maar ontstaan er ook weer nieuwe kankercellen. Als deze schadelijke cellen door het lichaam zwerven, herkent en vernietigt het immuunsysteem ze. Het immuunsysteem staat altijd op de uitkijk voor deze kankercellen, vandaar de naam "surveillancetheorie". Volgens deze theorie zijn kankercellen geen probleem, tenzij het immuunsysteem zijn werk niet doet.

Voorbeeld:

Onze lichamen kunnen vergeleken worden met een grote stad met veel mensen en organisaties die hun eigen specialisaties hebben. Sommigen van deze individuen misdragen zich en vormen groepen voor georganiseerde misdaad. Zo lang het kleine groepen zijn, zullen ze op stadsniveau nauwelijks worden opgemerkt. Maar als ze groeien, zullen meer mensen bang worden. Als er niets wordt gedaan, zal de stad uiteindelijk instorten.

Gelukkig is er een politiemacht, een organisatie die bedoeld is om criminelen en criminele organisaties op te sporen. Ze patrouilleren continu door de stad om criminelen op te sporen en uit te schakelen.

Om onbekende redenen verschijnen nieuwe criminelen en de politiemacht voorkomt dat ze schade toebrengen.

Het effect van het immuunsysteem wordt toegelicht in de casus die Glasser presenteert in zijn boek "The Body is the Hero". Dit onderzoek gaat over zeldzame voorvallen van getransplanteerde nieren waar kanker in zat. Voordat de transplantaties plaatsvonden, waren alle voorzorgsmaatregelen genomen om ervoor te zorgen dat de nieren geen kankercellen bevatten. Er werden geen kankercellen ontdekt, omdat de kanker nog steeds in zijn stille periode was, maar de cellen waren aanwezig. Nadat de nieuwe nieren getransplanteerd waren, kregen de patiënten immunosuppressieve medicijnen om te voorkomen dat hun lichaam de nieuwe nier zou afstoten. De patiënten bleven de medicatie gebruiken, zodat de nieuwe nieren geaccepteerd zouden worden.

Voorbeeld:

Binnen een paar dagen begon de nier op te zwellen en de röntgenfoto liet een tumor zien die er *vier dagen* geleden nog niet was. Toen een andere tumor in de long van de patiënt verscheen, besloten ze te opereren. Een biopsie gaf aan dat de nieuwe nier nu vol zat met kwaadaardige cellen, dus concludeerden de artsen dat de tumoren gemetastaseerd waren uit deze niertumor. De snelheid waarmee deze tumoren waren ontwikkeld, was ontstellend als je bedenkt dat het normaal jaren zou duren voor tumoren die grootte zouden hebben en ze waren in een paar dagen gegroeid.

Vanwege de kritieke situatie besloten de artsen te stoppen met de immunosuppressieve behandeling en het immuunsysteem het weer over te laten nemen. Een afgestoten nier was beter dan de situatie zoals die nu was, dus waren ze gedwongen om de patiënt van de medicijnen af te halen.

Het immuunsysteem werkte binnen een paar dagen weer en begon onmiddellijk te vechten. Bijna meteen begonnen de tumoren in de long en nier te krimpen. Uiteindelijk werd de nier verwijderd en vertoonde de patiënt *nooit meer enig spoor van kanker*. (Glasser 1976[37])

Het immuunsysteem van de patiënt en de donor had de kankercellen in toom gehouden. Toen het immuunsysteem onderdrukt werd door de medicatie, kregen de kankercellen alle ruimte om te groeien en een probleem te worden.

Bij een ander onderzoek werd een grote groep vrouwen gevolgd die gediagnosticeerd waren met een tumor; deze diagnose was bevestigd met een uitstrijkje en een biopsie. West (1954[38]) rapporteerde dat hoewel ze geen behandeling kregen, de tumoren bij 80% van de vrouwen verdwenen. West meldde ook verschillende andere gevallen waarin de kanker spontaan verdween. Dit ondersteunt het bestaan van de surveillancetheorie (Barrios 1961[39]).

> **80% van de tumoren verdween zonder behandeling**

Rossi (1986[40]) schreef over de ontdekking dat de aanwezigheid van kankercellen bij baby's veel hoger is dan men zou verwachten op basis van de statistieken van de ziekte. Bovendien laten bijna alle autopsies die op mannen zijn uitgevoerd bewijs zien van prostaatkanker, maar dat wil niet zeggen dat het de doodsoorzaak is geweest. Bij gezonde mensen houdt het lichaam de kankercellen in toom.

De surveillancetheorie laat zien dat de aanwezigheid van kankercellen, of hoe ze gevormd worden, niet zo belangrijk is. De werkelijke kwestie is hoe het lichaam omgaat met de kankercellen die aanwezig zijn.

3.4.4 Overleving

Kanker is momenteel de grootste doodsoorzaak in de Nederland. De laatste op leeftijd gebaseerde gegevens voor 2001 geven aan dat hartaandoeningen 29% van alle sterftegevallen in de VS voor hun rekening nemen, terwijl kanker 23% uitmaakt (Arias e.a. 2003[41]).

Hoewel dit de harde feiten zijn, zijn mensen vaak banger voor kanker dan voor een hartaandoening. Een duidelijk voorbeeld is een conversatie die ik opving: "… De ziekte die je hebt, is niet waar je bang voor was. Het is geen kanker." In een adem door vertelde deze arts de patiënt dat de diagnose iets anders was en dat hij binnen een paar weken zou overlijden.

Elk jaar krijgen veel mensen de diagnose kanker. Iedereen kent waarschijnlijk iemand die is overleden aan kanker. Misschien ken je zelfs iemand die genezen is van kanker. De verhalen van mensen die overlijden aan kanker, lijken talrijker te zijn dan die van mensen die herstellen. De werkelijkheid is dat veel mensen overlijden aan kanker, maar dat ook veel mensen genezen en daarna nog een gelukkig leven hebben.

3.4.4.1   Genezing

De vraag hoeveel mensen genezen zijn, is lastig te beantwoorden, omdat er geen eenduidige definitie is voor "genezen van kanker". Bij een gebroken been is het mogelijk om een röntgenfoto te maken en de breuk te diagnosticeren. Als je 6 weken later opnieuw een foto maakt van dat been en het been ziet er heel uit dan kun je met klem zeggen dat het bot is genezen. In het geval van kanker gebruiken wetenschappers het overlevingscriterium van 5 jaar. Dit betekent dat als de persoon na 5 jaar nog steeds in leven is en er op de scan geen kankercellen zichtbaar zijn, hij/zij genezen is. Er is echter altijd een kans dat de kanker terugkeert (of dat nieuwe kankercellen zich op dezelfde/andere plek ontwikkelen). Steward (1925[42]) schreef over een van zijn patiënten bij wie borstkanker na 31 jaar terugkwam.

De meeste mensen leven met een diepgewortelde overtuiging dat kanker gelijkstaat aan dood. Dit is een fatale misvatting. Er zijn veel mensen die overlijden aan kanker, maar er zijn ook heel veel mensen die genezen van kanker. Met de vele vooruitgangen in de diagnostiek, geneeskunde, chirurgie, bestraling en complementaire zorg is het overlevingscijfer voor kanker enorm gestegen.

De medische wetenschap is geëvolueerd in een tijdperk waarin veel mensen met kanker succesvol behandeld worden en daarna weer een gewoon leven kunnen leiden. Sommige personen genezen zelfs zonder dat we weten hoe, de zogenoemde spontane remissies.

Toen mensen aan het begin van de 20e eeuw gediagnosticeerd werden met kanker, was er niet veel hoop op genezing. In de jaren 30 hadden mensen 25% kans op genezing van de ziekte. In 1997 steeg het overlevingscijfer na 5 jaar naar 56% (American Cancer Society 2002[43]), wat betekent dat er een grotere kans was op genezing dan op overlijden. Tegenwoordig ligt de overlevingskans na 5 jaar op 62% voor alle kankersoorten bij elkaar. Deze cijfers zijn aangepast aan de normale levensverwachting, inclusief factoren als overlijden aan hartaandoeningen, ongelukken en ouderdomsziektes (American Cancer Society 2002[44]). De trend is dat het genezingscijfer sinds 1991 met 1,8% per jaar is gestegen. In tegenstelling tot wat men denkt, geneest twee derde van alle mensen met kanker.

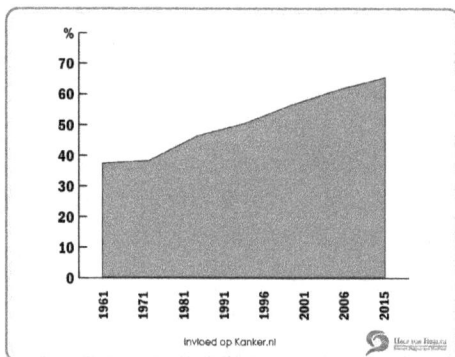

2017 IKNL : Kansen op overleving kanker afgelopen 50 jaar fors toegenomen

Een belangrijke aantekening hierbij is dat al deze statistieken zijn gebaseerd op mensen die ten minste acht jaar geleden zijn behandeld, dus deze gegevens geven geen nieuwe vooruitgang in behandeling weer.

Je hebt meer kans om kanker te overleven dan om te overlijden aan kanker!

De meest voorkomende soorten kanker zijn (IKNL 2017[45]):

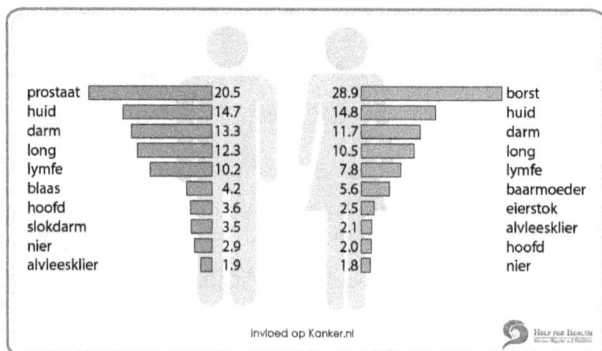

prostaat	20.5	28.9	borst
huid	14.7	14.8	huid
darm	13.3	11.7	darm
long	12.3	10.5	long
lymfe	10.2	7.8	lymfe
blaas	4.2	5.6	baarmoeder
hoofd	3.6	2.5	eierstok
slokdarm	3.5	2.1	alvleesklier
nier	2.9	2.0	hoofd
alvleesklier	1.9	1.8	nier

Invloed op Kanker.nl

4

De geest verandert het lichaam

In een vroeg werk over psychologische factoren en de start van kanker, concludeerden Blumberg e.a. (1954[46]) dat intense emotionele stress het groeitempo van kanker in de mens sterk kan beïnvloeden. Tegelijkertijd namen ze aan dat kanker verklaard kon worden in termen van omgang met stress die veroorzaakt wordt door emotionele gebeurtenissen. Ze bespraken emoties

> **Stress laat tumoren sneller groeien**

en gaven conclusies over coping. Folkman (1997[47]) maakte een opzet van psychologische modellen, waar ik mijn methode op gebaseerd heb. In dit gedeelte gebruik ik mijn psychosomatische model om de verschillende deelprocessen te verklaren. Later zal ik elk deelproces, en hoe ze in verband staan met kanker, in meer detail bespreken.

4.1   Inleiding

Het doel van dit hoofdstuk is het vaststellen van de psychologische processen die plaatsvinden vanaf het moment van de gebeurtenis tot er een reactie op wordt geproduceerd. Dit kan een gevoel van benauwdheid zijn of de ontwikkeling van een ziekte.

Het verband tussen stress en ziekte is onderzocht en bevestigd door verschillende waarnemers. Het begrijpen waar stress vandaan komt, is belangrijk bij het uitleggen van de psychosomatische modellen.

4.1.1 Stress

De impact van stress op ziektes is intensief bestudeerd. De meeste artsen zijn het erover eens dat verhoogde stressniveaus niet gezond zijn en ziektes kunnen stimuleren. Het grootste probleem met deze onderzoeken is dat "stress" op verschillende manieren is gedefinieerd. Definities variëren van de gebeurtenis die de proefpersoon heeft meegemaakt (levensgebeurtenis of stressor), tot het gevoel overweldigd te zijn (verontrustende emotie).

Als mensen het over stress hebben, bedoelen ze over het algemeen een van de twee mogelijkheden. Ze verwijzen of naar de situatie (stressor) of hun reactie daarop (stressreactie). De stressreactie kan biologisch, psychologisch of allebei zijn. Hans Selye (1956[48]), een pionier in stressonderzoek, definieerde stress als de fysieke reactie op een verontrustende gebeurtenis. Anderen definiëren stress als een ongewenste fysieke reactie. Zulke gebeurtenissen worden het best beschreven door de term "stressor".

Hieronder staan van verschillende auteurs hun definities van de term "stressreactie":

> ⊙ **Selye (1956[49]): "Een aspecifiek resultaat (fysiek of psychologisch) van een eis die gesteld wordt aan het organisme."**

> ⊙ **Lazarus (1976[50]): "Stress doet zich voor als er eisen gesteld worden aan de persoon die zijn coping-vermogen zwaar op de proef stelt of te boven gaat."**

> ⊙ **Vingerhoets e.a. (1994[51]): "Stress is de toestand die volgt wanneer een individu tegenstrijdigheid waarneemt - echt of niet - tussen de eisen van een situatie en zijn/haar vermogen om die eisen aan te kunnen."**

⊙ Dept. van Medische Oncologie aan de Universiteit van Newcastle: "Het totaal van biologische reacties op tegenwerkende prikkels, fysiek, mentaal of emotioneel, intern of extern, die de homeostase van een organisme verstoren. Als deze compenserende reacties ontoereikend zijn, kunnen ze leiden tot afwijkingen."[52]

Lazarus vermeldt dat de stressreactie plaats zal vinden als de persoon zich niet aan de situatie kan aanpassen, d.w.z., niet de coping strategieën heeft om de spanning te verlichten. Vingerhoets maakt een belangrijk onderscheid in zijn definitie, namelijk dat het de perceptie van een persoon is die het verschil maakt. Of de persoon de coping strategieën heeft, is in dit geval niet zo belangrijk als zijn perceptie van of hij om kan gaan met de situatie. De Universiteit van Newcastle bracht aan het licht dat de stressor ook intern kan zijn; dat wil zeggen, opgemerkte stressors die uiteindelijk kunnen leiden tot afwijkingen.

> **Stress ontstaat alleen als men zich niet kan aanpassen**

> **Perceptie maakt of breekt de stress**

Door al het bovenstaande te combineren tot een allesomvattende definitie, kwam ik tot het volgende:

"De stressreactie is het totaal van alle biologische en psychologische reacties op prikkels, fysiek, mentaal of emotioneel, intern of extern, echt of verbeeld, die worden waargenomen als een tegenstrijdigheid - echt of niet - tussen de eisen van een situatie en de perceptie van de persoon van zijn eigen capaciteiten om met deze eisen om te gaan. Als deze compenserende reacties ontoereikend of ongeschikt zijn, kunnen ze leiden tot afwijkingen."

Ik onthoud me van het gebruik van het woord "stress"; dat zal vervangen worden door de volgende, beter beschrijvende, termen:

> **Stressor: Een prikkel (echt of verbeeld) die een stressreactie veroorzaakt.**

> **Stressreactie: Een patroon van fysiologische, gedrag betreffende, emotionele, en cognitieve reacties op een echte of verbeelde "stressor".**

> **Onrust: Pijn of lijden dat het lichaam beïnvloedt, lichamelijk of geestelijk.**

Het vroege onderzoek naar stress richtte zich vooral op de effecten van externe stressors op het interne systeem van mens en dier. De proefpersonen werden blootgesteld aan een bepaalde stressor, waarbij de veranderingen in hun fysieke functies gemeten werden. De conclusie die Basowitz e.a. (1955[53]) trokken, is interessant:

"In toekomstig onderzoek... moeten we stress(reactie) niet zien als opgedrongen aan het organisme, maar als zijn reactie op interne en externe processen die de drempelwaarden bereiken die de fysiologische en psychologische ermogens uitrekken tot vlakbij of voorbij hun limieten."
- Harold Basowitz -

4.2   Psychosomatisch model

Veel onderzoekers hebben verschillende psychologische deelprocessen besproken die plaatsvinden in reactie op een stressor. Reid (1948[54]), Fritz (1957[55]), en Lazarus e.a. (1957[56]) schreven dat emotionele ervaringen ook bepaald worden door de verwachtingen, percepties en waarden die iemand verbindt aan een gebeurtenis.

Vingerhoets e.a. (1994[57]) voegden daaraan toe dat perceptie, persoonlijkheid, coping en eerdere ervaringen voor een groot deel bepalen of een gebeurtenis gevolgd wordt door onrust of uitdaging.

Howard (1994[58]) combineerde het werk van Thompson (1988[59]), Plutchik e.a. (1989[60]) en Lazarus (1991[61]) om een serie van opeenvolgende deelprocessen vast te stellen die uiteindelijk het resultaat van een stressor bepalen.

De geïdentificeerde processen waren:

1. **Gebeurtenis**

2. **Perceptie**

3. **Beoordeling**

4. **Coping**

5. **Emoties**

6. **Gedrag**

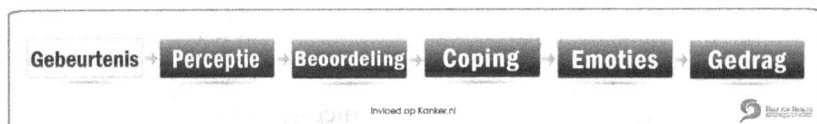

Gebeurtenis → Perceptie → Beoordeling → Coping → Emoties → Gedrag

Invloed op Kanker.nl

Figuur 4: Vereenvoudigd psychosomatisch model

Folkman (1997[62]) herzag het model en breidde het uit, vooral op het gebied van coping. Hij nam "betekenis maken" op en voegde verschillende feedbacklussen toe van emoties naar gebeurtenissen, waarin emoties functioneren als nieuwe gebeurtenissen.

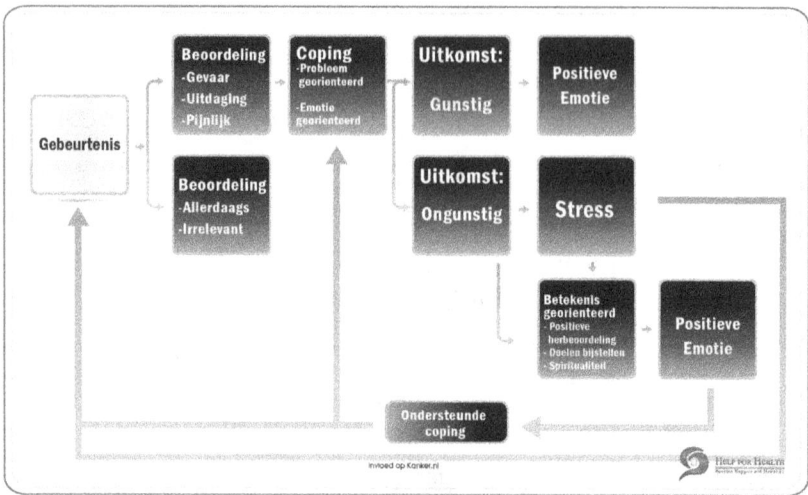

Figuur 5: Folkman-model

Elk individu ontwikkelt tijdens zijn leven een set persoonlijke waarden, overtuigingen en doelstellingen en bepaald zelfbeeld. Deze zullen langzaam maar zeker veranderen, maar zijn in de loop van de tijd consequent. Folkman noemt ze "globale betekenissen". Als een belangrijke gebeurtenis plaatsvindt, zoals een kankerdiagnose of het verlies van een geliefde, worden deze globale betekenissen geconfronteerd met de betekenis van die specifieke gebeurtenis ("situatiebetekenis").

Coping is gericht op het in overeenstemming brengen van de globale betekenis met de situatiebetekenis met behulp van waardering en herwaardering, probleemoplossing, emotionele controle en "betekenis maken". Het doel is om een nieuwe balans te bereiken. Dit kan onder andere een verandering van waarden, overtuigingen, zelfbeeld en/of levensdoelen inhouden.

Om dit te illustreren, gebruikt Folkman het volgende voorbeeld:

Voorbeeld:

Bij een jonge afstandsloper moet het been geamputeerd worden vanwege een kwaadaardige bottumor. De loper moet het verlies in overeenstemming brengen met zijn levensdoelen, of zijn globale betekenis veranderen om het verlies te verwerken.

In dit geval moet de hardloper zijn doelen veranderen om de realiteit van het ontbrekende been een plaats te kunnen geven.

Voor dit onderzoek breidde ik dit model uit met de gevolgen voor gedrag en gezondheid van het resultaat/de uitkomst. Betekenisgerichte coping ("betekenis maken") is opgenomen, omdat die altijd aanwezig is als een van de coping strategieën voor een persoon. Elk proces waar de persoon zich van bewust is, vertegenwoordigt een gebeurtenis. Hieruit ontstaat het volgende model.

> **Levensdoelen moeten worden aangepast aan de realiteit**

Het ervaren van een ziekte kan een stressor op zich zijn, dit soort feedback lijnen heb ik omwille van de duidelijkheid van het model weggelaten.

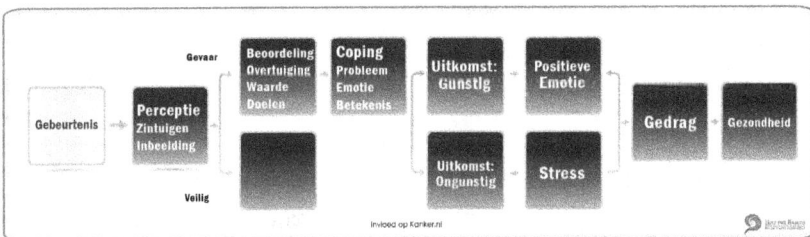

Figuur 6: Psychosomatisch model

In de volgende hoofdstukken zal ik elk proces en zijn connectie met ziekte in het algemeen, individueel bespreken. In de komende secties zal ik bespreken hoe deze processen specifiek met kanker in verband staan.

4.3 Gebeurtenissen

Gebeurtenissen kunnen belevenissen zijn, situaties, gedachten, emoties of alles wat echt of verbeeld is wat psychologische processen veroorzaakt. Deze gebeurtenissen kunnen positief en negatief zijn. Zulke negatieve gebeurtenissen worden stressors genoemd. Sommige gebeurtenissen gaan buiten de persoon om, zoals het weer of het winnen van de loterij. Andere gebeurtenissen zijn intern, zoals je boos voelen of gelukkige gedachten. Sommige zijn echt, terwijl andere alleen verbeeld zijn.

> *"Experimentele en klinische psychologen hebben zonder enige twijfel bewezen dat het menselijk zenuwstelsel geen verschil kan maken tussen een 'werkelijke' belevenis of een belevenis die levendig tot in detail verbeeld is."*
> *- Maxwell Maltz -*

Er worden veel verschillende vaktermen gebruikt. In stressonderzoek wordt een gebeurtenis vaak een stressor genoemd. In gedragstherapie en cognitieve therapie wordt een gebeurtenis een trigger genoemd. Een trigger start een proces of reactie en is daarom neutraler dan een stressor.

Het volledige proces begint als een bepaalde gebeurtenis plaatsvindt. Een gebeurtenis is neutraal, het kan emoties van onrust oproepen (stressor), van blijdschap of het kan helemaal geen emoties oproepen.

Hoewel gebeurtenissen maar een klein deel vormen van het volledige model en zeer individueel zijn, zouden gebeurtenissen als onderwerp een belangrijk startpunt kunnen zijn voor therapeutische behandelingen.

Sinds het begin van het medische onderzoek hebben artsen verbanden opgemerkt tussen tegenslag in het leven en het krijgen van ziektes. Er zijn veel citaten van artsen die een verband waargenomen hebben tussen bepaalde gebeurtenissen en het krijgen van ziektes. Wolff (1953[63]) was een van de eersten die systematisch onderzoek deed naar het verband tussen gebeurtenissen en ziekte. Door de stressors, emotionele toestanden en ziektes van patiënten te observeren, was hij in staat te concluderen dat stressors een veroorzakende rol spelen in het ziekteproces.

Voorbeeld:

Er overkomt jou een bepaalde gebeurtenis en die heeft een bepaalde relevantie voor jou. Stel dat een auto met 100 km/h op je afkomt. Onder normale omstandigheden zou je waarschijnlijk aan de kant springen, omdat deze gebeurtenis een bedreiging inhoudt. De gebeurtenis veroorzaakt een niveau van onrust.

Alles in het leven veroorzaakt een bepaald niveau van opwinding en spanning of het nu een "goede" of "slechte" gebeurtenis is. Gebeurtenissen hebben ook effect op hoe we ons leven inrichten.

Traumatische ervaringen, zoals de dood onder ogen moeten zien of het verlies van goede vriend, veroorzaken psychologische processen, maar ook dagelijkse kwesties zoals kleine ruzies met collega's of kinderen veroorzaken processen. Ook leuke dingen kunnen deze processen veroorzaken. Een gebeurtenis is in en van zichzelf niet positief of negatief; het bevat gewoon feiten.

Elke gebeurtenis - goed of slecht - die enig niveau van opwinding of spanning brengt, zou een potentiële stressor kunnen zijn. Elke stressor heeft impact op ons leven. De intensiteit van die impact varieert per persoon: de een kan bijvoorbeeld heel erg van streek zijn, terwijl een ander zich in dezelfde situatie uitgedaagd kan voelen en positief gestimuleerd wordt.

Er is veel onderzoek gedaan naar de diversiteit van gebeurtenissen en het begin van een ziekte. Sommige onderzoeken richtten zich op de fysieke effecten van dieren en mensen die aan bepaalde gebeurtenissen worden blootgesteld. De eigenlijke psychologische processen werden genegeerd (Selye 1956[64]). Andere onderzoeken richtten zich op de stressors en het krijgen van een ziekte later in het leven. Holmes e.a. (1969[65]) waren de eersten die stressors kwantificeerden en bepaalden hoe ze de gezondheid beïnvloedden.

Dit hoofdstuk zal de belangrijkste ontdekkingen met betrekking tot de invloed van gebeurtenissen op ziekte bespreken. Ook zal het de twee meest gebruikte schalen beschrijven die ontwikkeld zijn door Homes e.a. (1967[66]) en Brown e.a. (1989[67]), om te bepalen hoeveel gebeurtenissen een persoon heeft meegemaakt. Andere schalen die minder vaak in onderzoek worden gebruikt, zoals Cochrane (1973[68]), Rahe (1973[69]) en Mattila (1977[70]), worden niet behandeld.

4.3.1   Eenheden van levensverandering (LCU)

Homes e.a. (1967[71]) concludeerden in hun onderzoek dat het effect van een gebeurtenis niet noodzakelijk afhangt van de soort gebeurtenis. Het effect was gerelateerd aan de mate van verandering die de persoon moest ondergaan. Hoe meer veranderingen nodig waren, hoe hoger de stressreactie en hoe groter de kans op ziekte. Gebaseerd op hun onderzoek onder meer dan 5.000 mensen, maakten ze een lijst van situaties die verandering vereisen.

> **Stress is afhankelijk aan de benodigde verandering**

Ze gebruikten situaties die een belangrijke impact hadden op de huidige situatie in de levens van de proefpersonen. Hun aanname was dat de spanning die volgde op de noodzakelijke verandering verbonden is met ziekte.

Dit leidde tot de ontwikkeling van de Social Readjustment Rating Scale (SRRS), die elke situatie classificeert aan de hand van het aantal veranderingen die nodig waren om ermee om te gaan. Deze classificatie werd aangeduid als "Life Change Units (LCU)" of "Eenheden van levensverandering". Sommige gebeurtenissen vereisten meer levensveranderingen en kregen daardoor meer LCU-punten dan andere. Ze differentieerden niet tussen situaties die over het algemeen geaccepteerd worden als "goed" of "slecht", aangezien beide soorten veranderingen vereisen. De lijst werd bevestigd door het gebruik van dubbelblind onderzoek om het fenomeen van de *selffulfilling prophecy* over de start van ziekte te voorkomen.

Door LCU-punten aan gebeurtenissen toe te kennen, waren ze in staat de "scores" van proefpersonen te berekenen om te meten hoeveel spanning eraan vooraf was gegaan.

Retrospectieve onderzoeken hebben een sterke relatie aangetoond tussen de intensiteit van coping en het krijgen van ernstige ziektes. Van de proefpersonen die meer dan 300 LCU-punten scoorden, kreeg 49% tijdens het onderzoek een ziekte, terwijl maar 9% van degenen die onder de 200 LCU-punten scoorden in dezelfde periode een ziekte kregen. Ze concludeerden dat iedereen die 150 of meer LCU-punten scoorden, 50% kans had om een aanmerkelijk negatieve gezondheidsverandering te ondergaan. Mensen die meer dan 300 LCU-punten scoorden, hadden 90% kans op een ernstige gezondheidsverandering.

De gebeurtenissen op de schaal waren gekwantificeerd door de onderzoekers zelf. Hierdoor wordt totaal niet meegenomen hoe de persoon zelf de gebeurtenis ervaart, als stressor of niet. Hierdoor zijn deze schalen niet bruikbaar voor het meten van de emotionele impact.

4.3.2   Life Events and Difficulties Scales (LEDS)

Hoewel de Social Readjustment Scale het bekendst is, wordt de "Life Events and Difficulties Scales" (LEDS) het meest gebruikt in onderzoek (Brown 1989[72]). Deze schaal richt zich op verschillende verliesgebeurtenissen en de emoties die deze gebeurtenissen veroorzaken. De test bestaat uit 38 categorieën die veranderingen in het leven van de proefpersonen met zich meebrengen.

De Social Readjustment Rating Scale kan op jezelf toegepast worden; de LEDS-schaal hangt af van de vaardigheden en de gevoeligheid van de ondervrager. Gebeurtenissen worden voor elk individu op dezelfde manier behandeld. Een scheiding wordt bijvoorbeeld altijd behandeld als een zwaar soort verlies, zelfs al zou een deelnemer zich bevrijd kunnen voelen van beperkingen en de gebeurtenis als een fijne gebeurtenis kunnen zien. Brown heeft erkend dat dit een beperking is van zijn test.

4.4 Perceptie

Om de gebeurtenis een serie interne processen te laten veroorzaken, moet de persoon zich er bewust van zijn. Dit besef is de perceptie van de gebeurtenis. Door het gebruik van de vijf zintuigen, wordt de gebeurtenis waargenomen. Zuivere perceptie is te vergelijken met een videocamera. Er zijn geen evaluatie of persoonlijke vooroordelen in de perceptie aanwezig.

Symington e.a. (1955[73]) merkte op dat de stressreactie alleen plaatsvond als de proefpersonen bij bewustzijn waren en in staat waren om de dreiging waar te nemen. Zolang patiënten buiten bewustzijn waren, werd er geen stressreactie in het lichaam gemeten. Patiënten die bij bewustzijn waren, lieten wel een fysieke stressreactie zien. Ze concludeerden dat de stressreactie alleen aanwezig was bij degenen die zich bewust waren van hun naderende dood.

Voorbeeld:

Voordat je de auto opmerkt, gebeurt er niets speciaals - je loopt gewoon vrolijk over straat. Zolang je de auto niet opmerkt, loop je gewoon door. Zodra de auto je perceptie binnenkomt via zicht, geluid, geur, aanraking of smaak, worden de psychologische processen in gang gezet.

4.4.1 Verbeelde gebeurtenis

Onderzoeken laten zien dat er geen verschil is tussen echte en ingebeelde gebeurtenis. In beide gevallen worden dezelfde fysieke reacties waargenomen.

Shannon e.a. (1963[74]) demonstreerden dit met tandartsinjecties. De fysieke reacties waren hetzelfde voor de injectie zelf en de verwachting van de injectie. Epstein (1967[75]) merkte bij een parachutespringer voorafgaand aan een sprong een duidelijke fysiologische stressreactie op. Fysiologische stress werd ook gemeten bij mensen als er geen echte stressvolle gebeurtenis aanwezig was. Ze keken in een bioscoop naar een film (Birnbaum 1964[76]; Nomikos e.a. 1968[77]) en vertoonden fysiologische stressreacties.

> **Er is geen verschil tussen een verbeelde en echte gebeurtenis**

De geest lijkt geen onderscheid te maken tussen echte en ingebeelde gebeurtenissen.

Voorbeeld:

Dit wordt bevestigd wanneer je in een donkere steeg loopt na het zien van een enge film. Sommige mensen verbeelden zich dat er vervelende dingen met ze gebeuren en ervaren emoties en gedachten die uit die angst voortkomen. Het zou kunnen dat ze dan door die steeg heenrennen van angst, zonder dat er iets gebeurt is

4.5   Beoordeling

"Het zijn niet de dingen zelf die mensen verwarren, maar hun eigen beoordeling van deze dingen."
- Epictetus - "Encheiridion" (100 n.Chr.)

Zodra de gebeurtenis (echt of niet) door de persoon wordt waargenomen, zal hij/zij de situatie interpreteren en beoordelen aan de hand van zijn/haar eigen visie op de wereld.

Deze interpretatie is het beoordelingsproces, zoals beschreven in het model.

Het beoordelingsproces bepaalt de coping activiteiten en de emotionele reactie op een gebeurtenis (Lazarus e.a. 1970[78]). De kerncomponenten van het complete proces zijn de overtuigingen die de patiënten hebben. Deze overtuigingen beïnvloeden of de beoordeling wel of

> **Overtuigingen bepalen hoe met een situatie kan worden omgegaan**

niet resulteert in een gevoel van dreiging of irrelevantie. Het spanningsniveau wordt bepaald door de uitkomst van het beoordelingsproces (Lazarus e.a. 1952[79]; Arnold 1960[80]; Lazarus 1966[81]).

Onrust vindt alleen plaats als de gebeurtenis als een dreiging wordt gezien (Appley 1962[82]). Dit hoge niveau van individualiteit is in verschillende onderzoeken te vinden (Goldstein 1959[83]; Eckerman 1964[84]). Afhankelijk van de betekenis die aan de gebeurtenis wordt toegekend, veroorzaakt die of een stressreactie of opwinding.

> **Betekenisgeving maakt het verschil tussen de stress en positieve opwinding**

> *"De stress van de een is de opwinding van de ander."*
> *- Onbekend -*

Selye (1956[85]) demonstreerde dat het lichaam dezelfde symptomen vertoont bij een dagelijkse psychologische stressor (zoals uitgescholden worden) als bij een fysiologische levensbedreiging (zoals een onmiddellijk levensbedreigend gevaar). De psychologische stressor wordt opgevat als een levensbedreigende situatie. Dit onderzoek verduidelijkt ook dat er geen verschil is tussen een werkelijk gevaarlijke situatie en het gevoel dat een situatie gevaarlijk is, zelfs als het dat niet is.

Voorbeeld:

Sommige mensen vertonen soortgelijke fysieke symptomen als ze een presentatie moeten doen als wanneer ze in een donkere steeg met de dood bedreigd zouden worden.

Voorbeeld:

Als een persoon gaat trouwen en gelukkig is, zal er geen stressreactie zijn. Als hij het huwelijk ziet als iets dat hem vastlegt, zou hij een stressreactie kunnen krijgen.

Een scheiding kan mogelijk zwaar zijn. Als een persoon de situatie als hopeloos beoordeelt en hij zich hulpeloos voelt, kan deze gebeurtenis heel veel stress veroorzaken.

Als een persoon de situatie beoordeelt als een opluchting en hij het gevoel heeft dat hij nu tijd heeft om een levensdroom waar te maken, is het waarschijnlijk minder stressvol.

Lazarus (1991[86]) deelde het beoordelingsproces op in twee verschillende deelprocessen, ook wel primaire en secundaire beoordelingsfilters. Als een bepaalde gebeurtenis beoordeeld wordt, zal het eerst beoordeeld worden door het primaire filter en vervolgens door het secundaire filter.

Primaire beoordelingsfilters

Primaire beoordelingsfilters beoordelen de gebeurtenis aan de hand van de relevantie van zijn impact op de belangrijkste doelen van een persoon. Dit proces is op drie pijlers gebaseerd:

1. **Relevantie: Hoe belangrijk is de gebeurtenis met betrekking tot de wensen van de cliënt om zijn belangrijkste levensdoelen te behalen?**

2. **Congruentie: In hoeverre helpt of belemmert de gebeurtenis de cliënt bij het bereiken van zijn doelen? Als de gebeurtenis de cliënten belemmert bij het behalen van hun belangrijkste levensdoelen, zal hun onrust heel hoog zijn.**

3. **Inhoud: Hoeveel emoties ervaren de cliënten? Voelen ze zich schuldig? Hoe beïnvloedt het hun zelfperceptie op het gebied van zelfvertrouwen en sociaal vertrouwen, morele waarden, ego-idealen, betekenissen en ideeën, personen en hun welzijn?**

Secundaire beoordelingsfilters

Secundaire beoordeling richt zich op hoe verantwoordelijk cliënten denken dat ze zijn en of ze de situatie aankunnen.

1. **Bron: Voelen cliënten zich verantwoordelijk of geven ze anderen de schuld?**

2. **Omgangs vermogen: Denken cliënten dat ze de situatie aankunnen of is het voor hen te veel?**

3. **Toekomstverwachtingen: Wat denken de cliënten van de toekomst? Worden dingen beter of slechter?**

4.5.1 Overtuigingen

"De mens is verstoord, niet door dingen, maar door de principes en gedachten die ze vormen wat dingen betreft."
- Epictetus - "Encheiridion" (100 n.Chr.)

Het beoordelingsproces wordt bepaald door de overtuigingen die mensen hebben. Het is bewezen dat de verwachtingen die mensen hebben van het leven, ziekte, behandeling, verloop van de ziekte en zichzelf, het genezingsproces beïnvloeden. Geloven dat je een verschrikkelijke dood zal sterven en dat de ziekte zal verergeren, vergroot vaak de kans op een slechte prognose. Tegelijkertijd gaat de overtuiging dat iemand een ziekte zal overwinnen en een lang en gelukkig leven zal lijden, vaak gepaard met een positieve prognose.

Een van de belangrijkste onderzoeksgebieden voor het bestuderen van de effecten van overtuigingen is het placebo-effect. Een placebo is een nepbehandeling die geen werkelijke medische ingrepen bevat voor de ziektes en klachten van de cliënten. Het placebo-effect vindt plaats als deze nepbehandeling de gezondheid van de cliënt verbetert. Het placebo-effect werkt op de overtuigingen van de cliënt. Als zij sterk geloven in het effect van de nepbehandeling, zal dit geloof zich gewoonlijk manifesteren. Het kan op genezing en ziekte worden gericht. Bij genezing spreken we over een placebo (Latijn voor "ik zal behagen"). Bij een ziekte spreken we over een nocebo (Latijn voor "ik zal schaden"). Dus een lichamelijk onwenselijke reactie zonder dat het te verklaren is.

"De placebo is de dokter die binnenin verblijft."
- Norman Cousins - (1979)

Volgyesi (1954[87]) nam een duidelijke stijging in verbetering waar, nadat hij patiënten met een bloedende maagzweer de suggestie "Deze injectie zal het genezen" gaf. Na een jaar liet 70% van deze patiënten nog steeds vooruitgang zien. Van de patiënten die verteld werd: "De injectie is experimenteel met onbesliste resultaten", vertoonde na een jaar maar 25% vooruitgang.

In zijn bespreking van 15 dubbelblinde onderzoeken naar het placebo-effect, concludeerde Beecher (1959[88]) dat 35% van de patiënten via de placebo verlichting kreeg. Evans (1985[89]) bevestigde deze bevindingen in een andere bespreking van 11 dubbelblinde onderzoeken. Evans merkte ook op dat 36% van de proefpersonen op zijn minst 50% verlichting hadden door de placebo. In een operationele procedure om pijn op de borst te verlichten, merkte Beecher (1961[90]) dat alleen al het openen van de borst, zonder het uitvoeren van een operationele ingreep, evenveel verlichting gaf als de eigenlijke operatie.

Brehm e.a. (1964[91]) en Wrightsman (1960[92]) onderzochten de reacties van patiënten op pijnlijke injecties. Ze merkten op dat de gevoelens en het gedrag van de patiënten beter voorspeld kon worden op basis van hun verwachtingen dan op basis van de eigenlijke injecties.

Er is zelfs opgemerkt dat het toedienen van een medicijn dat ontworpen is om overgeven op te wekken de neiging tot overgeven juist verminderde, nadat patiënten was verteld dat het overgeven zou stoppen (Wolf 1950[93]). In deze gevallen overheersten de overtuigingen van de cliënten het farmacologische effect van de medicijnen.

Rossi (1989[94]) concludeerde dat het placebo-effect 55% van de genezingen voor zijn rekening nam, ongeacht de ziekte. Goleman (1993[95]) concludeerde dat bij bijna alle ziektes een derde van alle symptomen verholpen kunnen worden door patiënten een placebo te geven in plaats van medicatie.

> **55% van alle genezingen komt door het placebo effect**

De effecten van nocebo's zijn minder intensief bestudeerd, maar zouden wel belangrijk kunnen zijn. Een nocebo zorgt er meestal voor dat de symptomen verergeren op basis van de overtuigingen van de patiënten.

Fielding e.a. (1983[96]) vermeldden haarverlies, misselijkheid en overgeven in de groep die de nocebo had gekregen. Een ander extreem voorbeeld van de effecten van nocebo's is "voodoosterfte". Slachtoffers geloofden zo sterk dat ze betoverd waren en snel zouden sterven dat ze ook daadwerkelijk stierven. Cannon (1942[97]; 1963[98]), die de fysiologie van voodoosterfte uitgebreid bestudeerde, concludeerde dat de dood van de slachtoffers eigenlijk was veroorzaakt door een langdurige blootstelling aan de onrust dat ze geloofden dat ze vervloekt waren. De fysiologische doodsoorzaak was een overactief zenuwstelsel, ontstaan door hun overtuiging dat ze dood zouden gaan.

4.5.2   Bewuste versus onbewuste overtuigingen

Cliënten zijn zich niet altijd bewust van hun overtuigingen. Sommige overtuigingen zijn bekend bij de cliënten, terwijl andere onbewust zijn. Soms spreken de onbewuste overtuigingen en de bewuste overtuigingen elkaar tegen. Zowel bewuste als onbewuste overtuigingen beïnvloeden gezondheid en welzijn.

L. W. Simmons nam de volgende anekdote op over een Hopi-indiaan in het westen van de Verenigde Staten. Dit verhaal beschrijft de kracht van (on)bewuste overtuigingen en de hardnekkigheid van zulke overtuigingen.

Voorbeeld:

De traditionele overtuiging in de stam was dat als een persoon op het spoor van een slang gaat staan, zijn enkels pijn gaan doen. De Hopi-indiaan moet dan naar een medicijnman om bepaalde genezingsrituelen uit te voeren, zodat de pijn zal verdwijnen. Een goed opgeleide moderne man verliet de Hopi-tradities en overtuigingen en verhuisde naar een andere cultuur. Voor hem had de medicijnman geen toegevoegde waarde vergeleken met een Westerse dokter. Desondanks kreeg de man zere enkels toen hij op een slangenspoor stapte. Alleen de medicijnman was in staat de symptomen te verlichten.

(Simmons 1947[99])

Ondanks alle bewuste moeite van de man om nieuwe overtuigingen aan te nemen, waren zijn oude overtuigingen nog steeds aanwezig en effectief.

De effecten van overtuigingen werden ook waargenomen door Simonton e.a. (1978[100]). Ze behandelden Japanse mannen van middelbare leeftijd met gestandaardiseerde stralingstherapie. De mannen begonnen te lijden aan onbekende bijwerkingen die niet verklaard konden worden. Na een gesprek met een Japanse burgemeester, merkten ze op dat de mannen allemaal verwachtingen hadden van straling die gebaseerd waren op verhalen over Hiroshima. Simonton e.a. concludeerden dat deze mannen overtuigingen hadden die de bijwerkingen veroorzaakten. Deze overtuigingen waren niet duidelijk tot ze met de patiënten zelf hadden gesproken.

> **Het nocebo effect veroorzaakt bijwerkingen**

Deze verhalen laten een belangrijke kwestie zien bij het werken met overtuigingssystemen. Het zijn niet de door de patiënten **uitgesproken** overtuigingen die van belang zijn, maar juist de op onbewust niveau aanwezige overtuigingen die het lichaam beïnvloeden. Daarom is het belangrijk om methodes te vinden die deze onbewuste overtuigingen aan het licht kunnen brengen en van daaruit te gaan werken.

"De grootste ontdekking van mijn generatie is dat mensen hun levens kunnen veranderen door hun instelling te veranderen."
- William James -

Cliënten kunnen zeggen dat ze echt toe zijn aan vakantie, maar er nooit aan toe komen dat ook te nemen. In veel gevallen is er een verschil tussen wat cliënten zeggen en hun werkelijke overtuigingen. Dit wordt ook duidelijk in het verhaal over de Hopi-indiaan. De man gelooft niet dat hij zere enkels krijgt wanneer hij op een slangenspoor stapt, maar toch gebeurt het wel. Het oude onbewuste overtuigingssysteem is nog steeds aanwezig en heeft invloed op zijn enkels.

Bij het behandelen van overtuigingen is het belangrijk om te praten over de onbewuste overtuigingen van de cliënten, niet alleen over wat ze beweren te geloven.

4.5.3   Positief denken

Er is een tendens om positief denken te benadrukken. Vooral in het geval van complementaire geneeskunde proberen therapeuten de cliënt vaak op een positieve manier te laten denken. Dit denken is gebaseerd op over gegeneraliseerde interpretaties van onderzoeken naar de effecten van positief denken. Er is een wijdverbreid idee dat men positief moet denken als we tegenover ziekte of dood staan. Het is cultureel bijna niet geaccepteerd om negatieve overtuigingen te uiten over de ziekte of het verloop.

Er is een verschil tussen het uiten van een positieve levensopvatting en er echt naar leven. Cliënten kunnen positieve overtuigingen uiten en tegelijkertijd negatieve overtuigingen hebben. Een positieve uiting kan een dekmantel zijn (bewust of onbewust) om te vermijden dat ze te veel medelijden of aandacht krijgen.

Onderzoek geeft aan dat een positieve levensopvatting in verband staat met een betere gezondheid, maar laat ook zien dat het verzwijgen van je ware gevoelens in verband staat met een slechtere gezondheid. Een positieve levensopvatting hebben, is gezond, maar alleen als die positieve levensopvatting uit de onbewuste overtuigingen voortkomt. Dit is dan ook een van de belangrijkste pijlers tijdens onze trainingen en begeleidingen, een positieve houding van binnenuit ontwikkelen.

4.6 Coping

Zodra de cliënten de gebeurtenis tijdens het beoordelingsproces hebben geïnterpreteerd, begint het coping proces om met de huidige situatie om te kunnen gaan.

Voorbeeld:

In het geval van de snel naderende auto is de emotionele reactie er waarschijnlijk een van angst, terwijl de cognitieve reactie iets is in de trant van "Ga verdorie aan de kant!" Vervolgens komt de gedragsreactie: wegspringen.

Coping is hoe mensen op de gebeurtenis reageren om de situatie te controleren, verwerpen, beperken of te accepteren. In dit gedeelte zal ik het coping proces bespreken, waarmee een persoon probeert om te gaan met verschillende situaties in het leven, dit in relatie tot de ziekte.

De definities van Oosterwijk (2004[101]) en Folkman (1997[102]) kunnen gecombineerd worden in de volgende definitie van coping:

"Coping is de gedragsinspanning, perceptie-inspanning of emotionele inspanning die maakt dat je de eisen van anderen, jezelf of de situatie kan controleren, verwerpen, beperken of accepteren."

4.6.1 Ontwikkeling van coping

Het huidige gedrag van de meeste mensen en de manier waarop ze op situaties reageren, zijn gewoontes. Ze hebben heel lang op dezelfde manier gereageerd en doen dat nog steeds zonder zich af te vragen hoe effectief hun gedrag is.

De meeste mensen hebben tijdens hun jeugd nieuw gedrag uitgeprobeerd. Als bepaald gedrag niet de resultaten gaf die ze wilden hebben, probeerden ze ander gedrag tot ze iets vonden dat de gewenste resultaten had. Op deze manier ontwikkelden de kinderen een gedragscombinatie waar ze op konden vertrouwen. Door de jaren heen hebben we de neiging om sommige soorten gedrag te verkiezen. Ander gedrag dat is aangeleerd, werd nooit meer toegepast, zoals huilen en schreeuwen als we geen snoep krijgen. Slechts een beperkte gedragscombinatie overleeft het tot de volwassenheid.

In sommige situaties hebben mensen een grote verscheidenheid aan soorten gedrag om uit te kiezen om ergens op te reageren. In andere situaties is maar een beperkt aantal soorten gedrag beschikbaar.

Voorbeeld:

Als we in onze vroege jeugd een koekje wilden, probeerden we vragen, schreeuwen, eisen, huilen en stelen tot we een methode vonden die voor ons werkte en waar we later niet voor gestraft werden.

Als huilen elke keer succesvol was, hadden we geen alternatieve reacties hoeven creëren, zoals vragen, waardoor we maar een beperkt aantal keuzes zouden hebben gehad. Als we later in het leven iets wilden en huilen geen optie was, zouden we geen alternatief hebben gehad en zouden we niet in staat zijn geweest om met die situatie om te gaan.

Stel je voor je hebt zin in een broodje en je begint te schreeuwen en huilen omdat je je portemonnee vergeten bent. Dat is oud gedrag wat nog niet verwerkt is.

4.6.2   Coping strategieën

Er zijn veel verschillende coping strategieën. Sommige mensen mediteren om de spanning te verlichten en anderen nemen medicijnen. De een rent weg van de gebeurtenis, fysiek of door ontkenning, of zien alleen de positieve kant, terwijl anderen steun zoeken bij geliefden.

In principe zijn er drie manieren om met een situatie om te gaan. Je kunt omgaan met de gebeurtenis zelf, je reactie daarop (Mechanic 1962[103]) of je interpretatie van de gebeurtenis (Folkman 1997[104]).

> *Probleemgerichte coping:* **Het uitschakelen of verminderen van de oorzaak van de stressor. Als deze coping strategie wordt toegepast, doen cliënten iets met de situatie zelf. Deze strategie bevat handelingen zoals het beëindigen van een relatie, ontslag nemen, naar een andere stad verhuizen, het overslaan van een examen en hulp krijgen van andere studenten. Deze strategie zal verder besproken worden in de gedeeltes over gebeurtenissen.**

> *Betekenisgerichte coping* **(Folkman 1997[105]): De interpretatie van de gebeurtenis veranderen. Voorbeelden van deze coping strategie zijn onder andere het zien van de positieve kant en betekenis aan de gebeurtenis zelf toekennen. Dit zal verder besproken worden in het gedeelte over beoordeling.**

> *Emotiegerichte coping*: **De stress zelf bijstellen. Dit type is gericht op het verminderen van de emoties. Voorbeelden van deze coping strategie zijn je aandacht afleiden van de situatie, ontspannen of het innemen van kalmeringsmiddelen. Deze coping strategie is de belangrijkste focus voor het gedeelte over coping.**

Voorbeeld:

Als je over 10 minuten een examen moet maken en gestrest bent, omdat dit het examen is dat je de laatste keer niet haalde, heb je verschillende opties om met dit examen om te gaan:

Je kunt wegrennen en het examen overslaan (probleemgerichte coping).

Je kunt jezelf eraan herinneren dat dit examen geen levensbedreigende kwestie is (betekenisgerichte coping).

Je kunt een moment nemen om te ontspannen (emotieg-erichte coping).

Welke coping strategie het effectiefst is, hangt af van de situatie. In sommige gevallen is probleemgerichte coping het efficiëntst. In andere gevallen zijn emotiegerichte of betekenisgerichte coping geschikter.

Voorbeeld:

Een man gaat naar het kantoor van een psycholoog en bes-chrijft zijn probleem: "Dokter, als ik in bed lig, ben ik ervan overtuigd dat er iemand onder mijn bed ligt. Kunt u me helpen?" De dokter antwoord: "Natuurlijk, als je je door mij laat analyseren, 2 jaar lang elke week voor $200 per sessie, zul je er overheen komen." "Ik zal erover nadenken," zegt de man en hij vertrekt.

Een paar weken later komt de man de psychoanalyticus tegen op straat. "Hoe gaat het met je fobie?" vraagt de dokter. "De barman heeft mijn probleem opgelost voor maar $50," zegt de man. "Hoe?" vraagt de analyticus. "Hij zei dat ik de poten van het bed af moest zagen."

4.6.3   Classificatie

De verschillende coping strategieën kunnen ook ingedeeld worden in een hiërarchische structuur. Menninger (1954[106]) geeft een coping classificatie en maakt een vergelijking met lichamelijke homeostase. Zijn classificaties volgen een continuüm waarin elke orde overlapt wordt door de volgende. Coping strategieën van de eerste orde zijn simpelweg "tel tot 10", "maak je geen zorgen" en ontkenningsprocedures. Coping strategieën van de vijfde orde zijn onder andere woede en gewelddadig gedrag. Hogere ordes komen overeen met destructiever gedrag.

De gekozen coping strategie hangt af van de intensiteit van de waargenomen bedreiging. Kleine stressors worden beantwoord met strategieën van de eerste of tweede orde. Grote stressors worden beantwoord met strategieën van de vijfde orde.

Als de gekozen coping strategie de stress niet verlicht, moet een andere strategie gekozen worden. Deze nieuwe strategie kan zelfs tot een hogere orde behoren. Uiteindelijk is de gekozen coping strategie de best beschikbare optie om de mentale homeostase te behouden met een minimum aan verlies (Menninger 1954).

"Ziekte kan gezien worden als een positieve uiting van overlevingsinspanningen van het organisme, hoe misplaatst en kostbaar die ook mogen zijn."
- Karl Menninger -

Als mensen maar een beperkt aantal soorten gedrag hebben om uit te kiezen, gaan ze sneller over op een hogere orde. Mensen met een groot aantal soorten gedrag nemen een andere strategie uit dezelfde orde en kiezen niet voor destructieve technieken. Degenen met een grotere collectie om uit te kiezen, kunnen gezonder met verschillende situaties omgaan dan degenen die maar een beperkt aantal coping strategieën tot hun beschikking hebben.

4.7 Emoties

Patiënten ervaren uiteindelijk een soort emotie als reactie op het resultaat van hun psychologische processen. Deze emoties verschillen per persoon en gebeurtenis. Afhankelijk van de voorafgaande processen zullen patiënten zwakke of sterke emoties hebben die ze wel of niet fijn vinden.

Sommige emoties staan direct in verband met de meegemaakte gebeurtenis, terwijl anderen tegelijkertijd eerdere gebeurtenissen naar boven halen.

Voorbeeld:

Als een auto met 100 km/h op me af komt, ervaar ik emoties van angst. Als iemand voordringt in de supermarkt, kan ik boos worden. Deze emoties staan in direct verband met de gebeurtenis.

Als iemand voordringt en ik woest word, is deze emotie verbonden met meer dan alleen de directe gebeurtenis. Waarschijnlijk heb ik eerdere emoties van boosheid ervaren die in de loop van de tijd zijn opgehoopt.

Emoties als boosheid, opwinding, eenzaamheid en uitzichtloosheid, beïnvloeden de gezondheid van patiënten. Verschillende onderzoekers hebben een verband gevonden tussen het ervaren van deze emoties en het vaker optreden van ziekte en kanker.

> **Plezier, lachen en liefde hebben een genezend effect**

De opeenstapeling van verontrustende emoties wordt door veel onderzoekers gezien als een factor in de ontwikkeling van ziektes en het belemmeren van genezing. Deze emoties zetten het immuunsysteem uit.

Onderzoekers hebben ook ontdekt dat gewenste emoties, zoals plezier, gelach, liefde en ondersteuning, een genezend effect hebben.

> **Blokkerende emoties blokkeren het immuun systeem**

4.8   Gedrag

Gedrag bleek de gezondheid op talloze manieren te beïnvloeden. Van gedrag zoals roken, overeten en overwerk is bewezen dat ze de kans op ziekte verhogen. Lichaamsbeweging en een gezond eetpatroon blijken de gezondheid te verbeteren. Zulk gezond gedrag ligt echter buiten het bereik van dit werk.

Wat zijn je inzichten tot nu toe?

Schrijf je grootste inzichten op die je tot nu toe hebt gehad

Wat gaan je acties zijn?

Inzichten alleen zijn niet voldoende. Schrijf de acties op die je vanaf vandaag gaat nemen op basis van bovenstaande inzichten?

5

De geest verandert kanker

In een eerder hoofdstuk besprak ik de surveillancetheorie. Deze theorie legt uit dat er altijd kankercellen in het lichaam aanwezig zijn. Het immuunsysteem zorgt ervoor dat deze kankercellen zich niet tot een tumor kunnen ontwikkelen. De aanwezigheid van kankercellen betekent niet dat er een kwaadaardige tumor aanwezig is of gevormd wordt. Dit maakt het minder dringend om erachter te komen wat ervoor zorgt dat normale cellen kankercellen worden. Wat het genezen van kanker betreft, moet de focus liggen op het helpen van het lichaam om de bestaande kankercellen te bevechten; het vertragen van de groeisnelheid of het stoppen van de celdelingen. Dit kan door een optimalisatie van het lichaamseigen zelf herstellend vermogen.

Veel biologische variabelen beïnvloeden de groeisnelheid van kanker, de celdeling en het vermogen van het lichaam om van kanker te genezen. Naast biologische factoren zijn ook psychologische factoren van invloed, zoals overtuigingen, coping strategieën en emoties.

De psychologische elementen, waarvan bewezen is dat ze het verloop of de remissie van kanker kunnen beïnvloeden, zijn het onderwerp van dit gedeelte. In dit gedeelte identificeren we deze psychologische factoren en vatten ze samen. Het volgende gedeelte richt zich op hoe deze elementen gebruikt kunnen worden in het therapeutische proces.

5.1 Gebeurtenissen

De ervaringen van mensen, en hoe ze in verband staan met de
ontwikkeling van kanker, zijn het
onderwerp geweest van veel
onderzoeken. Naar deze ervaringen
wordt verwezen met gebeurtenissen of,
in sommige gevallen,
levensgebeurtenissen.

"Levensrampen" houden verband met krijgen van kanker

Gendron (1701[107]) was waarschijnlijk een van de eersten die kanker
met levensgebeurtenissen verbond. Hij bracht de "levensrampen"
in verband met het krijgen van kanker. Een van zijn illustrerende
voorbeelden die nog steeds gebruikt worden, is de volgende:

Voorbeeld:

Een vrouw kreeg plotseling borstkanker na de dood van haar
dochter. Ze was altijd kerngezond geweest. Een andere vrouw
kreeg plotseling borstkanker toen haar man de gevangenis in
moest. Ze had nooit eerder problemen gehad met haar gezondheid.

(Simonton 1978[108])

Deze voorbeelden benadrukken de resultaten van recent onderzoek.
Het meeste onderzoek op het gebied
van levensgebeurtenissen en kanker, is
gericht op verlies. Deze heftige
verliezen gaan niet alleen over de dood
van een geliefde, maar ook over
scheiding en pensioen (het verlies van
een baan).

Heftige verliezen gaan ook over scheiding en pensioen

Ramirez e.a. (1989[109]) bestudeerden 50 vrouwen die in remissie
waren toen ze de eerste herhaling van borstkanker kregen. Ze vonden
een onderling verband tussen de terugkomst van de ziekte en de
gebeurtenissen die de vrouw had meegemaakt. De vrouwen die leden
aan terugkerende kanker hadden meer grote leven veranderende
gebeurtenissen meegemaakt.

"Deze resultaten suggereren een voorspellend verband tussen ernstige stressors en de terugkeer van borstkanker."
- A.J. Ramirez -

Geyer (1991[110]) vergeleek, met behulp van de schaal van Brown en Harris, de ervaringen van 39 vrouwen die aan borstkanker leden met die van 58 vrouwen die gediagnosticeerd waren met goedaardige afwijkingen. Hij ontdekte dat de vrouwen met borstkanker veel meer ernstige levensgebeurtenissen hadden meegemaakt in de acht jaar voor de diagnose dan de andere vrouwen.

Leven veranderende gebeurtenissen, emoties en psychologische kenmerken werden ook onderzocht door Forsen (1991[111]). Hij onderzocht 87 vrouwen met borstkanker en een controlegroep. Het aantal gebeurtenissen, en vooral die gerelateerd aan verlies,

> **Borstkanker patiënten hadden meer verlies gebeurtenissen dan gezonde vrouwen**

was veel hoger in de borstkankergroep. Deze gebeurtenissen, onder andere verbroken relaties of langdurige, continue stress in relaties, waren vooral van belang. Na acht jaar deed hij een vervolgonderzoek. Hij merkte op dat als cliënten grote leven veranderende gebeurtenissen meemaakten in de twaalf maanden voordat ze kanker kregen, hun overlevingskansen lager waren.

Cooper e.a. (1993[112]) onderzochten 2.163 vrouwen die het

> **Eén heftige gebeurtenis is schadelijker van vele kleine**

ziekenhuizen binnenkwamen voor een routineborstonderzoek. Ze merkten op dat de vrouwen die borstkanker gediagnosticeerd kregen, in de voorgaande twee jaar de meeste leven veranderende gebeurtenissen hadden meegemaakt. Ze zagen dat het meemaken van een enkele grote gebeurtenis schadelijker was dan regelmatige stress gerelateerde zaken. Hieruit concludeerden ze dat deze patiënten meer ervaring hadden met het omgaan met stressors en fysiek minder beïnvloed konden zijn door de gebeurtenis.

Voorafgaand aan een biopsie en diagnose, ondervroegen Chen e.a. (1995[113]) 119 vrouwen die niet gediagnosticeerde knobbels in hun borst hadden. Ze gebruikten het gestandaardiseerde levensgebeurtenissenschema (LEDS) om hun interviews te structureren.

> **Mensen die zich hopeloos voelen hebben grotere kans op kanker**

Vrouwen die in de afgelopen vijf jaar ernstige levensgebeurtenissen hadden meegemaakt, hadden een aanzienlijk grotere kans om gediagnosticeerd te worden met kanker dan de anderen.

Goodkin e.a. (1986[114]) namen een zichtbaar verband waartussen leven veranderende gebeurtenissen en het kankerverloop, vooral in die gevallen waar cliënten uitzichtloosheid vertoonden. Goodkin opperde dat cliënten die ernstige levensgebeurtenissen meemaken en die op zo'n manier interpreteren dat ze er hopeloos van worden, een hogere waarschijnlijkheid hebben dat ze kanker zullen ontwikkelen.

> **Emoties blijven lang doorwerken en kunnen later nog symptomen ontwikkelen**

Een metabespreking van Garssen (2001[115]) bij 5 onderzoeken naar de effecten van levensgebeurtenissen en ziektevrije interval, toonde inconsistente resultaten. Hij concludeerde dat de afwijkingen toegekend konden worden aan de verschillen in de duur van de vervolgonderzoeken. De onderzoeken die een samenhang lieten zien, voerden vervolgstudies uit voor zeven tot twintig jaar, terwijl de onderzoeken die geen verband lieten zien, vervolgstudies uitvoerden binnen een tijdsspanne van minder dan zes jaar.

Hieruit kunnen we concluderen dat de effecten lang doorwerken en voornamelijk op lange termijn merkbaar zijn.

5.1.1 Ervaren van verlies

Veel onderzoekers hebben tijd en moeite geïnvesteerd in het vinden van een verband tussen specifieke levensgebeurtenissen en het krijgen/verloop van kanker. Hoewel de specifieke levensgebeurtenissen nog niet zijn geïdentificeerd, zijn wel andere interessante verbanden gevonden. Van de levensgebeurtenissen die betrekking hebben op het verlies van een belangrijke verwantschap, is in meerdere onderzoeken bewezen dat ze enig verband hebben met de ontwikkeling van kanker.

Herbert Snow (1893[116]) merkte op dat een groot deel van de mensen met kanker een moeilijk leven had gehad en recentelijk een traumatische ervaring had gehad, vooral het verlies van een geliefde. De Jungiaanse psychoanalyticus Elida Evans (1926[117]) merkte in een groep van 100 patiënten op dat velen een belangrijke emotionele relatie (persoonlijk of werk gerelateerd) hadden verloren voorafgaand aan het krijgen van de ziekte.

Greene (1954[118]) nam een grote mate van samenhang waar tussen de mensen die net een belangrijk persoon of levensdoel hadden verloren en het ontstaan van een kwaadaardige tumor. Het verlies kon verbonden worden met een bepaalde persoon of levensdoel dat losgelaten moest worden. De ervaring leidde uiteindelijk tot depressieve emoties. Volgens Greene was het grootste verlies de dood (of dreiging van de dood) van een moeder of een moederfiguur zoals een echtgenote. Andere belangrijke gebeurtenissen die van invloed waren, zijn onder andere het verlies van een baan (inclusief pensioen) of verandering van huis.

> **Verlies kan een persoon zijn of een levensdoel**

LeShan (1956[119]; 1977[120]) onderzocht 400 patiënten met kanker. Hij merkte op dat 72% van hen vlak voor de diagnose een dierbare had verloren. Maar 10% van de controlegroep had eenzelfde soort verlies gehad. Zijn conclusie was dat het risico op kanker verhoogd werd door het verlies van een dierbare. Andere kenmerken zijn het onvermogen om vijandigheid uit te drukken, gevoelens van onwaardigheid en spanning in de relatie met een of beide ouders.

Vooral gevoelens van verlies door de dood van een partner door natuurlijke of onnatuurlijke oorzaken, werden bestudeerd. Er is ook bewijs beschikbaar dat kanker verbindt aan verlies van pensioen of scheiding. Scheiding verhoogt het risico op kanker zelfs meer dan de dood van een partner (Pennebaker e.a. 1988[121]; Holland 1990[122]).

LeShan (1989[123]) merkte, op basis van statistieken, op dat de piekperiode voor het ontstaan van kanker vlak na het pensioen lag.

> *"...Dit gold zelfs voor voormalige Nazi's die in 1946-1947 op 35- of 40-jarige leeftijd gedwongen werden zich terug te trekken uit de Duitse bureaucratische dienst."*
> *- Lawrence LeShan - (1989)*

Cooper e.a. (1993[124]) namen een verband waar tussen het ervaren van verlies of overlijden en de ontwikkeling van borstkanker.

Kiecolt-Glaser e.a. (1994[125]) merkten op dat de resultaten van verschillende onderzoeken met betrekking tot leven veranderende gebeurtenissen en kanker "opvallend consequent zijn" bij verschillende type mensen en culturen. Ook concludeerden ze dat de gebeurtenissen met de meeste invloed te maken hebben met het verlies van een belangrijke relatie door dood of scheiding.

Martikainen e.a. (1996[126]) merkten een onderling verband op tussen de dood van een partner en een daaropvolgende kanker. Dit verband was het sterkst in de eerste zes maanden na het overlijden van een partner. Ook merkten ze een verschil op tussen jongere en oudere mensen. Het verband dat werd waargenomen, was duidelijker in de jongere generatie. De onderzoekers suggereerden dat oudere mensen beter in staat waren

> **Niet kunnen aanpassen of een psychologische patstelling vergroot de kans op kanker**

om zulke gebeurtenissen te verwerken. De connectie tussen de dood van een partner en een daaropvolgende dood aan kanker werd niet geconstateerd in het geval van maag- of borstkanker.

Booth (1969[127]) leverde een psychologisch perspectief op deze verbanden. Hij verklaarde dat mensen met kanker gekenmerkt worden door een behoefte om controle uit te oefenen over gekozen objecten, personen of relaties. Zulke mensen zijn afhankelijk van hun kracht om hun relatie met het gekozen object te onderhouden. Dit maakt hen zo star dat als het object verloren is, ze niet in staat zijn het te vervangen met iets anders. Ze eindigen in een soort psychologische patstelling.

5.1.2 Discussie

De onderzoekers die het verband tussen leven veranderende gebeurtenissen en het ontstaan van kanker bestudeerden, gebruikten diverse technieken met verschillende classificaties. Sommigen gebruikten checklists die speciaal ontworpen waren voor hun onderzoek vorm (Greer e.a. 1975[128]), terwijl anderen een standaardschaal gebruikten, zoals Homes e.a. (1967[129]) en Brown e.a. (1979[130]). Hoewel beide methodes hun voor- en nadelen hebben, maakt dit het lastig om ze te vergelijken en conclusies te trekken.

Speciaal ontworpen checklists maken het lastiger om verschillende onderzoeken te vergelijken, maar makkelijker om een bepaalde onderzoeksvraag te beantwoorden. Gestandaardiseerde checklists maken het voor iedereen moeilijker om hun eigen meningen over een situatie op te nemen, maar vergelijkingen met andere onderzoeken zijn relatief gemakkelijk.

Als checklists gebruikt worden, worden individuele interpretaties van de gebeurtenissen genegeerd.

Iedereen die deelneemt aan een onderzoek, heeft zijn eigen interpretatie van de woorden op de checklist. De "zware levensgebeurtenis" van de een is niet de "zware levensgebeurtenis" van de ander.

Zulke persoonlijke verschillen gelden ook voor verlies. De werkelijke perceptie van de gebeurtenis is gebaseerd op de psychodynamiek van de persoon, niet op de gebeurtenis. Het verlies van een partner voor de ene persoon kan net zo heftig zijn als het verlies van een knuffelbeest voor een ander. Het gaat niet zo zeer om de feitelijke externe gebeurtenis, maar veel meer om hoe een persoon dit ervaart.

*"...het wees op het feit dat de specifieke
levensgebeurtenis misschien niet zo belangrijk is als de
reactie van de persoon op die gebeurtenis."
- David M. Kissen - (1967*[131]*)*

5.2   Beoordeling

Als een gebeurtenis is waargenomen, wordt het geïnterpreteerd
via het beoordelingsproces. Het beoordelingsproces is gebaseerd
op de overtuigingen die mensen hebben. Op basis van hun eigen
overtuigingen hebben mensen interpretaties van de situatie, zichzelf
en de prognose in het geval van ziekte.

Onderzoekers maken een onderscheid tussen een specifieke
interpretatie van een gebeurtenis en karakteristieke interpretaties.
Karakteristieke interpretaties zijn typisch voor een persoon **ongeacht**
de situatie. Deze karakteristieken of kenmerken worden apart
behandeld als persoonlijkheidskenmerken. Specifieke interpretaties
zijn gebaseerd op de soort gebeurtenis en de impact die het op een
persoon heeft. Deze worden verwerkt door de primaire en secundaire
beoordelingsfilters. Het primaire filter beoordeelt de impact van de
situatie op de doelen van de cliënten. Het secundaire filter, dat na
het primaire filter komt, beoordeelt of en hoe de cliënten de situatie
kunnen aanpakken.

In dit deel zal ik verschillende overtuigingen en
persoonlijkheidskenmerken bespreken waarvan bewezen is
dat die de prognose van kanker beïnvloeden. Een combinatie
van persoonlijkheidskenmerken en primaire en secundaire
beoordelingsfilters bepalen welke emoties aan de oppervlakte zullen
komen. Hoewel deze processen niet gescheiden kunnen worden, zal
ik ze omwille van de duidelijkheid apart bespreken.

5.2.1   Persoonlijkheidskenmerken

Als mensen, ongeacht de situatie, hetzelfde reageren, spreken
we van persoonlijkheidskenmerken. Van sommige van deze
persoonlijkheidskenmerken is met onderzoek aangetoond dat ze een
bepaald verband hebben met kankergroei.

Deze worden apart behandeld, aangezien elk verband andere therapeutische strategieën nodig kan hebben.

5.2.1.1   Zelfbeeld

LeShan e.a. (1956[132]) vonden een verband tussen het gebrek aan eigenwaarde en de aanwezigheid van kanker. In een onderzoek onder 250 mensen merkten ze op dat de belangrijkste kenmerken van mensen met kanker was dat ze gevoelens van onwaardigheid en zelfhaat vertoonden. De controlegroep had deze gevoelens niet.

> **Gebrek aan eigenwaarde, gevoelens van onwaardig en zelfhaat zijn destructief**

Dit werd later bevestigd door Simonton e.a. (1975[133]), die opmerkten dat mensen met kanker regelmatig een slecht zelfbeeld hadden. Dit gevoel kwam in deze groep veel vaker voor dan in de controlegroep.

5.2.1.2   Assertiviteit

Assertief zijn betekent, vertellen wat je wilt en zelfverzekerd zijn. Ook je mening zeggen en niet vertrouwen op sociaal geaccepteerde antwoorden hoort hierbij.

Blumberg e.a. (1954[134]) konden het krijgen van kanker voorspellen op basis van persoonlijkheidskenmerken. Ze namen snelgroeiende tumoren waar bij patiënten die altijd probeerden een goede indruk te maken en bij degenen die liefde afwezen, zelfs als ze die wel wilden. Ze concludeerden dat het extreme verlangen om een goede indruk te maken, de emotionele uitlaatkleppen van de patiënt blokkeerden en daardoor resulteerde in sneller groeiende tumoren.

In een onderzoek door Jansen e.a. (1984[135]) werden proefpersonen gevraagd zichzelf te beschrijven. De onderzoekers vergeleken de teksten van 69 vrouwen met borstkanker, 82 vrouwen met een goedaardige borstziekte en 71 gezonde vrouwen. Ze ontdekten dat de verschillende groepen verschillende formuleringen gebruikten in hun omschrijvingen van zichzelf. De borstkankergroep verschilde opvallend van de andere groepen en gebruikte woorden als timide, volgzaam, kalm, makkelijk in de omgang en inslikken van woede.

Stavraky e.a. (1988[136]) interviewden mensen met longkanker en classificeerden hun persoonlijkheden. De patiënten die beschreven werden als gereserveerd met een sterke behoefte aan sympathie, vertoonden een drievoudige stijging in hun risico op sterfte aan kanker.

Kune e.a. (1991[137]) bestudeerden de persoonlijkheden van 637 patiënten en 714 controle proefpersonen. Ze merkten op dat de neiging om sociaal geaccepteerde reacties te geven op gebeurtenissen, een van de verschillen was tussen de kankergroep en de controlegroep. Het vermijden van conflicten en een voorkeur voor sociaal geaccepteerde reacties, om het beledigen van anderen te voorkomen, werden beiden geassocieerd met slechte prognoses.

Petito (1993[138]) fokte timide en sociaal geremde muizen. Ze waren gefokt op het vermijden van conflicten. Deze muizen waren gevoeliger voor kanker en hadden een minder effectief immuunsysteem (natural killer cellen) dan de assertievere groep.

> **Conflict vermijdend is kanker verhogend**

5.2.1.3   Het behagen van anderen

Een aspect dat dichtbij assertiviteit ligt, is het concept van het behagen van anderen. Dit kan ook gezien worden als een combinatie van gebrek aan assertiviteit en een gebrek aan eigenwaarde. Degenen die geneigd zijn het anderen naar hun zin te maken, vinden anderen vaak belangrijker dan zichzelf. Dit type overtuiging is nauw verbonden met het verheffen van de andere persoon tot het belangrijkste doel in hun leven, waardoor ze zich mogelijk opmaken voor extreem verlies.

LeShan e.a. (1956[139]) merkten bij mensen met kanker het typische gedrag op dat ze anderen continu wilden behagen. Deze patiënten werden door hun vrienden beschreven als uitzonderlijk aardig, zorgzaam, geduldig en bijna "te goed om waar te zijn".

Brémond e.a. (1986[140]) merkten dat de mensen met kanker heel begaan waren met sociale normen. Ze voelden een sterke behoefte om gezien te worden als een "aardig" of "goed persoon".

In haar beschrijving van de Type C-persoonlijkheid bracht Temoshok (1987[141]) naar voren dat de mensen met kanker volledig toegewijd waren aan het behagen van anderen. Ze voelden zich bijna verplicht om hun partner, ouders, broers en zussen, collega's en zelfs volslagen vreemden te behagen. Ze zorgden vaak beter voor anderen dan voor zichzelf. Hun identiteit leek volledig gebaseerd

> ...toegewijd aan het behagen van anderen...

te zijn op anderen, het vermijden van conflict en het onderhouden van een verschijning van aardigheid en zelfopoffering. Temoshok merkte op dat de mensen met kanker onderscheidende persoonlijkheidskenmerken hadden: onverstoorbaarheid, aardigheid, vriendelijkheid en vormelijkheid.

Het behagen van anderen, kan de vorm aannemen van zich verantwoordelijk voelen voor de ander. Simonton e.a. (1978[142]) merkten op dat kankerpatiënten vaak de verantwoordelijkheid nemen voor de emoties en behoeften van anderen.

Mensen die zich bezighouden met het behagen van anderen, zullen hun eigen emoties of behoeften niet snel uiten. Volgens hun eigen overtuigingssysteem zijn hun emoties en behoeften niet relevant. Bahnson e.a. (1966[143]; 1969[144]), Temoshok (1987[145]) en LeShan (1989[146]) brachten naar voren dat mensen met kanker zich vaak niet meer bewust waren van hun eigen behoeften en wensen.

5.2.2   Primaire beoordeling

Het primaire beoordelingsfilter is gebaseerd op hoe belangrijk een gebeurtenis is voor de levensdoelen van mensen en hoe hun ego's daarbij betrokken zijn. Mensen reageren sterker en met meer emotie als de kwestie belangrijker is voor hen.

Veel onderzoekers merkten op dat het verlies van levensdoelen een duidelijk signaal was voor een slechte prognose. Dit signaal verscheen vaak als patiënten een belangrijke relatie verloren hadden die voor hen het belangrijkste doel in hun leven was.

> **Verlies van levensdoelen is een signaal voor een slechte prognose**

De Jungiaanse psychoanalyticus Evans (1926[147]) onderzocht 100 mensen met kanker. Ze merkte op dat ze voorafgaand aan het krijgen van kanker vaak een emotionele relatie hadden verloren. De patiënten identificeerden zichzelf sterk met deze relatie die persoonlijk of werk gerelateerd was. De connectie werd vooral duidelijk als patiënten maar een paar hulpmiddelen hadden om met het verlies om te gaan.

In zijn 15 jaar durende onderzoek merkte Greene (1954[148]) een verband op tussen leukemie- en lymfoompatiënten. Alle patiënten hadden een (waargenomen) scheiding van een belangrijke persoon meegemaakt of het verlies van een belangrijk doel.

LeShan (1977[149]; 1989[150]) merkte op dat uitzichtloosheid vaak naar boven kwam als patiënten hun belangrijkste manier om zichzelf uit te drukken en te verbinden verloren. Het verlies van een relatie kon komen door dood, scheiding, pensioen, een verhuizing of zelfs doordat een kind het huis uit ging. Patiënten verwezen vaak naar deze relatie als hun belangrijkste reden om te leven. Tijdens de 12 jaar die LeShan in het Revici-ziekenhuis werkte, merkte hij dat de meerderheid van deze patiënten de hoop verloren om het leven dat ze wilden te bereiken. Ze verloren hun hoop op een diep, bevredigend en betekenisvol leven en hun levenslust zelf. Dit gebrek aan hoop ontstond vaak na het verliezen van een belangrijke relatie, als ze niet in staat waren om een vervangend object te vinden om zichzelf aan te reflecteren of mee uit te drukken.

Bahnson e.a.(1966[151]; 1969[152]) en Newton (1982[153]) merkten op dat veel mensen met kanker gedrag vertoonden dat suggereerde dat ze dood wilden.

"Een groot deel van de kankerpatiënten bestaat uit
individuen van wie het gedrag sterk suggereert dat ze
echt niet willen leven. "
- Newton -

Voorbeeld:

Een patiënt annuleerde zijn sessie, omdat iemand zijn grasmaaier kwam kopen.

Deze patiënt liet duidelijk zien dat de sessie voor hem niet
belangrijk was. Dit gedrag suggereert dat de patiënt niet beter
wil worden.

Sommige patiënten kwamen maar een paar keer, omdat ze het gevoel
hadden dat ze geen controle hadden over de situatie. Hun leven had
zijn betekenis verloren; ze hadden niets om voor te leven. Als cliënten
zo denken, stijgt de bestaande pijn en
ongemakkelijkheid juist. Gedrag dat
traditiegetrouw geïnterpreteerd wordt
als verzet tegen behandeling of gebrek

... niets meer om
voor te leven ...

aan volgzaamheid, zou een doodswens als basis kunnen hebben.

De klinische observaties die LeShan (1989[154]) maakte, komen
overeen met de sterftecijferstatistieken. Zulke statistieken laten
zien dat weduwen met kinderen een lager sterftecijfer hebben dan
degenen zonder kinderen. Hij beredeneerde dat dit waarschijnlijk
verklaard kon worden doordat kinderen een deel zijn van hun
belangrijkste relatie. Uit verder onderzoek concludeerde hij dat als
deze patiënten een andere belangrijke relatie verloren, hun kinderen
die zouden vervangen.

Binnen relaties zetten veel mensen hun partner op een voetstuk
tot hun belangrijkste reden voor het leven. Door te zorgen voor
hun echtgenoot geven ze een betekenis aan hun eigen leven. Als de
partner wegvalt, door scheiding of dood, verliezen ze hun manier
om betekenis te geven aan hun eigen leven. Als deze relatie niet
vervangen wordt, stijgt het risico op kanker.

De waarneming die LeShan (1989[155]) heeft opgeschreven, dat kanker bij mannen vlak na het pensioen het meest voorkomt, kan verklaard worden. Deze waarneming was ook van toepassing op mannen die op 35- tot 40-jarige leeftijd met pensioen gingen. Hun werk is een onderdeel van hun levensdoel. Als het werk wegvalt, verdwijnt hun doel in het leven.

LeShan (1977[156]; 1989[157]) vermeldde drie elementen die met kankerontwikkeling geassocieerd worden:

> **Een gevoel van moedeloosheid: de overtuiging dat er geen positieve toekomst meer is.**

> **Het verliezen van een belangrijke manier om jezelf te kunnen reflecteren en uitdrukken.**

> **Afwezigheid van een vervanging voor de verloren relatie.**

5.2.3   Secundaire beoordeling

De uitkomsten van de secundaire beoordelingsfilters zijn gebaseerd op de overtuigingen over of iemand de situatie aankan en verwachtingen van processen en uitkomsten. Uit diverse onderzoeken kwam het verband naar voren tussen deze secundaire beoordelingsfilters en prognose. Coping potentieel en verwachtingen van uitkomsten werden het uitgebreidst onderzocht.

5.2.3.1   Coping potentieel

Coping potentieel is de overtuiging die patiënten hebben dat ze een situatie aankunnen. Deze overtuiging verschilt van hun eigenlijke manier van aanpassen of coping strategie. Dit hoofdstuk gaat over de overtuiging van patiënten dat ze met hun situatie om kunnen gaan. In een later hoofdstuk bespreek ik verschillende coping strategieën en hun effecten op de prognose.

De mensen die geloven dat ze hun wereld kunnen beïnvloeden, hebben een "interne beheersingsoriëntatie" . De bron van controle ligt binnenin de persoon. Mensen die geloven dat ze hun wereld niet kunnen beïnvloeden, hebben een "externe beheersingsoriëntatie". In dit geval ligt de controlebron buiten de persoon. Een interne beheersingsoriëntatie wordt ook wel "vechtlust" genoemd.

Visintainer (1982[158]) injecteerde een groep muizen met een oplossing die zou leiden tot de ontwikkeling van een tumor. Er waren drie groepen muizen: een die blootgesteld werd aan een onontkoombare schok, een die kon ontsnappen aan de schok en een groep die helemaal niet blootgesteld werd aan een schok.

De groep die niet aan de schok kon ontsnappen, ontwikkelde 36% meer tumoren dan de groep die dezelfde schok kreeg, maar ervan kon ontsnappen. Beide groepen kregen dezelfde hoeveelheden aan schokken. De laatste groep had echter controle over de schok.

Van de groep die geen controle had, kreeg 73% een tumor. In de groep die de schok kon controleren, kreeg maar 37% een tumor. Het enige verschil tussen deze groepen was dat de laatste geloofde dat ze de schok de baas waren; de hoeveelheid en intensiteit van de schok was hetzelfde bij beide groepen.

> **Door verlies van controle ontwikkelde 36% meer kanker**

Een jaar eerder schreven Sklar e.a. (1981[159]) over soortgelijke bevindingen. Ze merkten op dat de muizen die geen controle hadden over hun lot, sneller overleden aan kanker. Degenen die wel controle hadden, leefden langer.

Greer (1982[160]) analyseerde beweringen van patiënten woord voor woord en merkte op dat degenen die stoïcijnse acceptatie, hulpeloosheid of moedeloosheid toonden de ongunstigste uitkomsten kregen vergeleken met degenen met vechtlust. Temoshok (1987[161]) merkte zelfs op

> **Muizen zonder controle overleden sneller**

dat een gelaten acceptatie het mogelijk maakte om het verloop van de tumoren in de volgende 18 tot 29 maanden te kunnen voorspellen.

Een ander interessant experiment eindigde in de uitvinding van de term "aangeleerde hulpeloosheid" (Peterson e.a. 1987[162]). Een groep honden was onderworpen aan een onontkoombare elektrische schok in de vloer. De volgende dag werden de honden in een doos geplaatst met een kleine barrière in het midden. Ze konden met gemak aan de schok ontsnappen door over de barrière te springen. Dat deden ze niet. De honden ondergingen de schok passief. Een andere groep honden kon aan de schok ontsnappen door een hendel om te duwen. Deze honden sprongen de volgende dag wel over de barrière.

De eerste groep honden had geleerd dat ze hulpeloos waren. Ze hadden in eerste instantie geleerd dat ze niet aan de schok konden ontsnappen en toen een nieuwe situatie ontstond, geloofden ze dat ze de schok niet konden beïnvloeden. De andere honden geloofden dat ze hun situatie wel konden beïnvloeden en deden dat door over de barrière te springen.

Shavit (1990[163]) bestudeerde de effecten van het waargenomen controleniveau op de ontwikkeling van tumoren. Hij merkte op dat wanneer dieren het vermogen kregen gebeurtenissen te beheersen, hun immuunsysteem verbeterde en de kankerontwikkeling verminderde. Omgekeerd zorgde onvermogen om gebeurtenissen te controleren ervoor dat de immuun functie verminderde en kankerontwikkeling steeg.

> **Bij gevoel van controle verbetert het immuun systeem en vermindert de kanker**

Wiedenfeld e.a. (1990[164]) vermeldden een verhoogde immuun functie bij patiënten die dachten dat ze de situatie konden controleren. Ze zagen dat een snelle stijging in de waargenomen zelfwerkzaamheid een snelle verbetering van de immuun functie tot gevolg had. Blancy e.a. (1992[165]) merkten op dat de patiënten die het gevoel hadden hun leven onder controle te hebben een beter immuunsysteem hadden (T-celactiviteit).

Peterson e.a. (1993[166]) voerden een experiment uit waarin studenten werden blootgesteld aan veel lawaai. Eén groep werd verteld dat ze het geluid konden stoppen door een knop in te drukken, de andere groep werd niets verteld. De groep die geloofde dat ze de touwtjes in handen hadden, presteerden beter, ongeacht of ze de knop daadwerkelijk gebruikten of niet. Ze concludeerden dat de overtuiging dat ze de controle hadden, belangrijk was of die macht nou wel of niet gebruikt werd. Het gevoel van controle is dus erg belangrijk.

> *"...blootstelling aan ongecontroleerde schokken, maar niet aan gecontroleerde, kan de immuun functie onderdrukken en de gevoeligheid voor tumorgroei verhogen."*
> *- Peterson – (1993)*

Grossarth-Maticek e.a. (1995[167]) vroegen in 1973 deelnemers om hun niveau van "zelfregulering" te bepalen. Zelfregulering is gedefinieerd als het vermogen van mensen om de resultaten van hun gedrag waar te nemen en te corrigeren om hun doelen te bereiken. Zelfregulering kan per definitie alleen plaatsvinden als mensen een interne beheersingsoriëntatie hebben. Vijftien jaar na het eerste onderzoek, voerden ze een vervolgonderzoek uit om de gezondheidsstatus van de deelnemers te bepalen. Van degenen die laag hadden gescoord op de test, was nog maar 2% in leven. Van de deelnemers die hoger hadden gescoord, leefde nog 81%.

> **Mensen die actief naar oplossingen zoeken hebben gunstiger gezondheid uitkomsten**

De patiënten die actief naar oplossingen zochten, hadden gunstigere uitkomsten dan degenen die passief waren in hun coping (Goodkin e.a. 1993[168]; Visser e.a. 1998[169]).

De levenskwaliteit van vrouwen met borstkanker verbeterde en hun angst verminderde als ze in staat waren om mee te beslissen over de medische onderzoeken en behandelingen die ze zouden ondergaan (Anderson e.a. 1999[170]). Actief betrokken zijn bij het maken van beslissingen over de behandeling, verhoogde de levenskwaliteit van de patiënt. Paul Martin (1999[171]) concludeerde in zijn boek "Healing Mind":

> **Actief betrokken zijn bij de behandeling verhoogt de kwaliteit van leven**

"Tumoren ontwikkelen eerder, groeien sneller, worden groter en zijn vaker dodelijk bij dieren die onderworpen zijn aan oncontroleerbare stressors, in vergelijking met dieren die onderworpen zijn aan identieke hoeveelheden controleerbare stressors (of helemaal geen stressors)."

Voorbeeld:

Mensen zijn vaak minder bang in de auto wanneer ze zelf rijden, dan wanneer ze als passagier in de auto zitten, en dus geen controle hebben.

Cunningham e.a. (2000[172], 2000[173], en 2002[174]) ontdekten een belangrijk verband tussen de mate van betrokkenheid in psychologisch werk en overleving. De betrokkenheid van patiënten in hun psychotherapeutische processen werd geclassificeerd als hoog, gemiddeld of laag. Patiënten die gecategoriseerd waren als "zeer betrokken" besteedden dagelijks meerdere uren aan zelfhulpstrategieën, zoals relaxatie, mentale imaginatie, meditatie, cognitieve controle en het bijhouden van een dagboek.

> **Betrokken bij de behandeling verhoogt overleving**

Hun conclusie ondersteunt klinische waarnemingen dat degene die toegewijd zijn aan hun eigen therapeutische proces, langer leven dan degenen die dat niet zijn.

Er is redelijk wat bewijs dat suggereert dat de patiënten die geloven dat ze de situatie kunnen beheersen en actief op zoek zijn naar oplossingen, een veel betere prognose hebben dan degenen die dat niet doen.

5.2.3.2 Verwachtingen van processen en uitkomsten

"Iemand die niet in wonderen gelooft, is geen realist."
- David Ben-Gurion -

Verwachtingen kunnen grofweg verdeeld worden in twee verschillende groepen. Eén set verwachtingen beslaat de overtuigingen die mensen hebben over de uitkomst van iets. De andere set verwachtingen omvat wat mensen geloven over hoe het proces zal zijn tot die uitkomst bereikt is.

Voorbeeld:

Mijn uitkomstverwachtingen van mijn vakantie zijn dat ik tijd zal doorbrengen in de bergen en me ontspannen zal voelen.

Mijn verwachtingen van het proces zijn dat ik me zal vervelen tijdens de 10 uur durende rit naar de bergen toe.

Alle patiënten hebben ideeën over wat de uitkomst van hun ziekte zal zijn en of ze zullen genezen of niet. Ze hebben verwachtingen over het verloop van een mogelijke ziekte en hoe het sterfproces zal zijn. Iedereen heeft vooroordelen (bewuste of onbewuste) over deze kwesties. Enkele van deze verwachtingen worden geassocieerd met een goede prognose, andere met een slechte prognose.

"Of je nu gelooft dat je het wel kan of dat je het niet kan, je hebt in beide gevallen gelijk."
- Henry Ford -

Wat kanker betreft, gaan de meeste verhalen over de negatieve bijwerkingen en het niet overleven van de ziekte. Deze verhalen stimuleren het idee dat het een verschrikkelijke ziekte die niet genezen kan worden. De overtuigingen die deze verhalen ondersteunen, zijn wetenschappelijk onjuist en geen enkele arts zal ze volledig ondersteunen. Dit is echter maar één kant van het verhaal. De positieve verhalen van degene die het wel overleven, verschijnen maar zelden in de media. En dit zijn er echt meer dan genoeg!

De verhalen die de ronde doen, beïnvloeden de overtuigingen die mensen hebben.

Voorbeeld:

Als we tien mensen kennen die zijn overleden aan borst-kanker, kan het zijn dat we gaan geloven dat je dood gaat als je borstkanker krijgt. Maar als deze mensen het hebben overleefd, kunnen we gaan geloven dat de ziekte goed te genezen is.

Deze overtuigingen beïnvloeden het ziekteproces.

"Goed nieuws verspreidt zich snel; slecht nieuws verspreidt zich nog veel sneller."

Gelukkig vindt er een verandering plaats op dit gebied. De media schenkt veel meer aandacht aan de mogelijkheid van gezondheid en het feit dat genezing in veel gevallen mogelijk is.

Veel mensen hebben soortgelijke verwachtingen met betrekking tot hun ziekte. Ze beschouwen het als een sterke, dodelijke ziekte die moeilijk of bijna onmogelijk te bestrijden is. Deze mensen hebben ook een soortgelijke overtuiging die gebaseerd is op hun algemene verwachtingen.

Simonton e.a. (1978[175]) vatten enkele algemene overtuigingen uit de jaren zeventig samen:

> **Kanker is synoniem aan dood.**

> **Kanker is iets dat van buitenaf aanvalt en er is geen hoop dit te kunnen beheersen.**

> **De behandeling is drastisch en negatief en heeft vaak veel ongewenste bijwerkingen.**

> **Kanker is een sterke en krachtige vijand en is in staat het volledige lichaam te vernietigen.**

Het is niet bewezen dat deze overtuigingen over het proces en de uitkomst geassocieerd zijn met een slechte prognose van kanker. Maar, zoals je je kunt voorstellen, stimuleren ze zeker niet de gezondheid of het welzijn. Deze overtuigingen stimuleren hulpeloosheid en uitzichtloosheid. Ze zijn gebaseerd op de medische kennis uit die tijd (1978), maar zijn niet langer wetenschappelijk correct. Tegenwoordig herstellen bijvoorbeeld veel mensen van kanker en hebben ze een gelukkig leven. (Zie het gedeelte over kanker en overleving.)

Effecten van Verwachtingen

In hun onderzoek onder 152 patiënten aan de Travis Air Force Base, merkten Simonton e.a. (1978[176]) de effecten van positieve en negatieve verwachtingen van het ziekteproces op. De reactie van patiënten op de behandeling hing af van hun verwachtingen. Als patiënten een positieve houding aannamen ten opzichte van hun behandeling, was hun reactie positief. Als ze een negatieve houding aannamen, waren hun reacties op de behandeling negatief.

> **De medische effecten van de behandeling worden medebepaald door de verwachtingen**

De onderzoekers ontdekten dat de houding van patiënten als voorspeller voor de ziekteprognose diende. Een positieve houding hield verband met een goede reactie op de behandeling. In hun boek "Getting Well Again" vermeldden ze niet wat een positieve of negatieve houding precies inhield.

Patiënten met positieve overtuigingen en een zware prognose deden het beter en hadden minder bijwerkingen dan patiënten met negatieve overtuigingen en een minder zware prognose (Simonton).

Cunningham e.a. (2000[177]) vroegen patiënten om op een schaal van 1 tot 5 aan te geven hoe sterk ze geloofden dat psychologische behandelingen het verloop van hun ziekte zouden beïnvloeden. Er werd een sterk verband waargenomen tussen deze beoordeling het werkelijke genezingsproces.

> *"Niemand weet echt genoeg om een pessimist te kunnen zijn. "*
> *- Norman Cousins -*

Greer (1979[178]; 1990[179]) en Dean (1989[180]) concludeerden dat de overtuiging dat iemand de ziekte kan overwinnen, een positieve invloed heeft op de gezondheid en de overlevingstijd verhoogt. Het minimaliseren van de impact die de ziekte had, werd bij patiënten met metastatische melanomen (Butow 1999[181]) en metastatische borstkanker (Butow, 2000[182]) geassocieerd met langere overlevingstijden.

In haar proefschrift over de cognitieve strategieën van vrouwen met

Minder bijwerkingen door positieve verwachtingen

borstkanker, concludeerde Oosterwijk (2004[183]) dat de patiënten die de ernst van de ziekte minimaliseerden, beter af waren. Hoewel ze geen blijk gaf van een enkele connectie met de ziekteprognose, gaf ze wel aan dat zulke ontkenning de levenskwaliteit van de patiënten verhoogde.

Er moet vermeld worden dat het minimaliseren of ontkennen van de ernst van de ziekte niet hetzelfde is als het ontkennen van de ziekte zelf. Het minimaliseren of ontkennen van de ernst, betekent dat verwacht wordt dat de patiënt zal genezen en vervolgens een gelukkig leven zal leiden. Dit zijn voorbeelden van positieve uitkomstverwachtingen. Aan de andere kant is ontkenning van de ziekte een coping strategie van onderdrukking die geassocieerd wordt met een slechtere prognose. Dit wordt toegelicht door Cooper e.a. (1993[184]). Zij concludeerden dat mensen die ontkenning gebruikten als coping mechanisme, als ze geconfronteerd werden met grote stressvolle gebeurtenissen, meer risico hadden om borstkanker te krijgen.

> *"Ontken de diagnose niet. Probeer het vonnis het hoofd te bieden."*
> *- Norman Cousins -*

5.3   Coping

In een vorig hoofdstuk besprak ik de drie verschillende coping categorieën: probleemgerichte, betekenisgerichte en emotiegerichte coping. De probleemgerichte coping strategie is al besproken in het hoofdstuk over gebeurtenissen en betekenisgerichte coping is besproken in het hoofdstuk over beoordeling. In dit gedeelte ga ik de emotiegerichte coping apart bespreken.

Mensen gaan op verschillende manieren met hun emoties om. Sommige mensen laten hun emoties zien, terwijl anderen ze ontkennen of verdringen. Dit hoofdstuk legt de verschillende manieren uit waarop je met emoties om kunt gaan en hoe ze in verhouding staan met kanker. Een later hoofdstuk zal de emoties bespreken die echt geassocieerd worden met een slechte prognose.

5.3.1   Emotionele Verdringing

Een van de meest gevonden connecties tussen de ontwikkeling van

> **Verdringing en onderdrukking van emoties verhoogt hun giftigheid**

kanker en het omgaan met emoties is ontkenning. Dit kan plaatsvinden door onderdrukking en verdringing (Bleiker 1997[185]; Temoshok 1985[186]). Onderdrukking komt naar voren, wanneer cliënten de emoties waar ze zich bewust van zijn, tegenhouden.
Verdringing is een psychologisch verdedigingsmechanisme waarbij cliënten niet bewust weten welke emoties aanwezig zijn. Emoties zijn signalen; ze verdringen is hetzelfde als het negeren van de boodschap.

Voorbeeld:

Een struisvogel steekt zijn kop in het zand als een jager nadert. Op de een of andere manier denkt hij dat het gevaar dan weg zal gaan. Eigenlijk zal het gevaar alleen maar groter worden als de struisvogel het negeert, waardoor hij van zichzelf een gemakkelijke prooi maakt voor de jager.

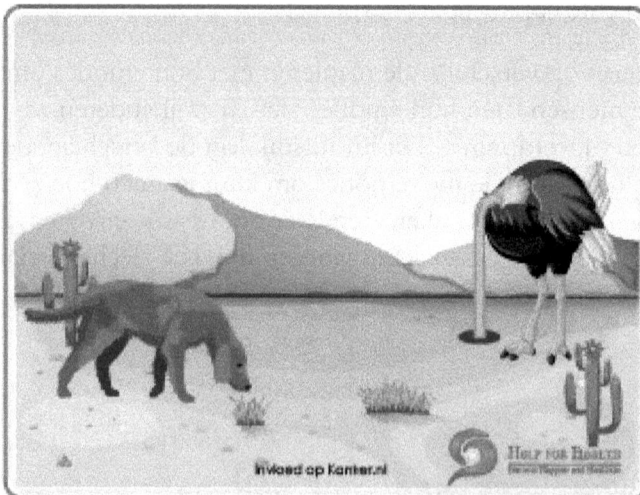

InvloedopKanker.nl   HELP FOR HEALTH

Het verdringen van emoties, zorgt er niet voor dat ze weg gaan; in tegendeel, hun giftigheid wordt versterkt. Pert (1997[187]) suggereert dat als emoties zijn verdrongen of onderdrukt, ze zich ons systeem verzwakken en gevaarlijk worden. Ze zegt dat alle emoties in het lichaam vertegenwoordigd worden door peptiden. Als we deze emoties verdringen of onderdrukken, houden

> **Emotionele rugzak is gevuld met onderdrukte emoties**

we de peptiden in ons lichaam. Zo ontstaat de emotionele rugzak gevuld met peptiden van onderdrukte emoties.

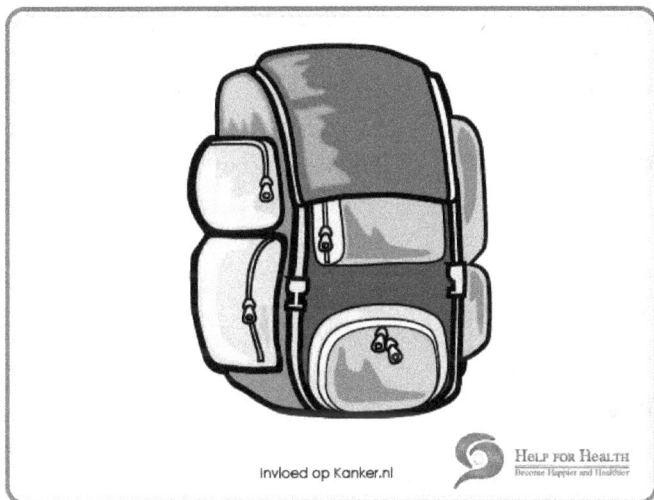

Invloed op Kanker.nl

HELP FOR HEALTH
Become Happier and Healthier

Pert vermeldt in Moyers (1993[188]) dat emoties een belangrijke rol spelen bij ziekte en dat emotionele onderdrukking zelfs de oorzaak van een ziekte kan zijn. Ze verbindt dit idee ook met de genezingspraktijken van inheemse culturen die onder andere een volledige bevrijding van emoties inhoudt. Positief denken, ondersteunt de genezing alleen als de persoon er echt in gelooft, in plaats van het alleen maar te doen. Anders zou het de emoties verbergen.

"Positief denken, kan de emoties verbergen en helpen ze te verdringen als het de waarheid ontkent."
- Candace B. Pert - (1993)

Temoshok (1985[189]) maakte een helder onderscheid tussen de geuite emoties (echt of nep) en de emoties die echt aanwezig waren.

Ze bestudeerde de invloed van coping strategieën op de prognose van kwaadaardige melanomen. Door de geuite angst te vergelijken met de fysieke, elektrische huidreactie, ontdekte ze een onderling verband. De melanoompatiënten onderdrukten hun angst meer dan de controlegroepen (hartpatiënten en gezonde mensen).

Ook ontdekte ze dat patiënten die boosheid en verdriet lieten zien, een hoger lymfocytenaantal hadden. (Anders gezegd, de tumor werd door meer lymfocyten aangevallen.) Degenen die de boosheid en het verdriet verdrongen, vertoonden een hogere kankergroei. Patiënten die hun emoties voor zich hielden, herstelden langzamer dan degenen die hun emoties meer lieten zien. Een hoger niveau van waargenomen stress en opwinding droeg bij aan melanoomvoortgang. Het uiten van deze emoties kan de progressieve effecten van de stress verminderen.

> **Expressie van emoties verbeter het immuun systeem**

Voorbeeld:

Een hoog niveau van bewust waargenomen stress die gevoelsmatig ervaren wordt als angst, spanning en/of depressieve emoties, draagt sterk bij aan de groei van het melanoom.

Het is mogelijk dat omgaan met deze stress door het uiten van de emoties de anders negatieve effecten tegenhoudt.

In 1940 legde Wilhelm Reich het model voor dat kanker het gevolg is van niet in staat zijn emoties te uiten, vooral seksuele emoties (Pert 1997[190]). Hij suggereerde dat mensen door ouderlijke of sociale straffen hadden geleerd hun emoties te verdringen.

Blumberg (1954[191]) merkte op dat patiënten met snelgroeiende tumoren harder probeerden een goede indruk op anderen te maken, vergeleken met degenen met langzaam groeiende tumoren. De patiënten met snelgroeiende tumoren hadden problemen met het uiten van hun emoties door hun (obsessieve) verlangen om een goede indruk te maken.

> *"Het leek erop dat de emotionele uitlaatkleppen geblokkeerd werden door een extreem verlangen om een goede indruk te maken."*
> *- E.M. Blumberg -*

LeShan (1956[192]; 1977[193]) concludeerde in zijn onderzoek dat een van de onderscheidende factoren tussen mensen met - en mensen zonder kanker het vermogen was om boosheid en vijandigheid uit te drukken. Deze emoties werden opgekropt door de patiënten. Goldfarb (1967[194]) vatte meerdere onderzoeken over psychologische testen op mensen met kanker samen. Hij concludeerde dat een van de belangrijkste kenmerken van patiënten met kwaadaardige tumoren was dat ze niet in staat waren vijandigheid uit te drukken. Dit bevestigde de resultaten die LeShan had verkregen.

Mensen met kanker onderdrukken emoties meer dan mensen zonder

Kissen (1966[195]), van de Universiteit van Glasgow, merkte op dat rokers met longkanker "slechtere uitlaatkleppen voor emotionele ontlading" hadden dan degenen die geen longkanker hadden gekregen. Rokers die normale uitlaatkleppen hadden voor emotionele ontlading, hadden minder kans op het krijgen van de ziekte.

Dattore (1980[196]) onderzocht ongeveer 3000 mannelijke veteranen en meldde dat degenen met kanker een duidelijk hoger emotioneel onderdrukkingsniveau hadden (gemeten met de Byrnes Repression-Sensitizationschaal) dan de niet-kankergroep.

Watson (1984[197]) merkte op dat onder de 57 onderzochte patiënten, de groep met kanker sterker de neiging had om emotionele reacties te controleren en emoties te onderdrukken . Dit was vooral het geval bij emoties als boosheid en vijandigheid.

Greer e.a. (1975[198]; 1978[199]) vonden een onderling verband tussen de onderdrukking van emoties (vooral boosheid) tijdens het volwassen leven van de patiënt en de diagnose van borstkanker. Hun conclusies werden later bevestigd door Bagley (1979[200]). Greer e.a. merkten op dat vrouwen met borstkanker nooit hun humeur verloren. Om het uiten van boosheid en andere gevoelens te meten, ontwikkelden ze een gestructureerd interview dat ze uitvoerden onder 160 vrouwen.

> **Emotionele onderdrukking verergert de kanker**

Verbanden tussen slechte emotionele uitdrukking en kankerontwikkeling werden gevonden door Tarlau (1951[201]), Reznikoff (1955[202]), Schonfield (1975[203]) en Brémond (1986[204]). Connecties met de ontwikkeling van borstkanker werden ontdekt door Weihs (2000[205]). Verbanden met longkanker werden gevonden door Ganz (1991[206]), Thomas (1974[207]), Bieliauskas (1982[208]), Jensen (1987[209]) en Weihs (1996[210]; 2000[211]).

Gross (1989[212]) besprak 18 onderzoeken over de effecten van emotioneel uiten op de ontwikkeling van kanker. Hoewel er enkele verschillen zijn in de definities van emotionele expressie, is de consensus dat het niet uiten van emoties "misschien wel direct betrokken is bij de groei en voortgang van kanker".

Cooper (1993[213]) merkte op dat vrouwen die met borstkanker gediagnosticeerd zijn de neiging hebben hun emoties op te kroppen. Degenen die een stressvolle gebeurtenis meemaakten en niet in staat waren zichzelf uit te drukken, liepen het meeste risico. Het vermogen om boosheid te uiten, leek het risico op kanker te verlagen.

Een meta-analyse van Garssen (2000[214]) concludeerde dat de patiënten die hun emoties niet uiten (zogenaamde "onderdrukkers") een negatieve kankerontwikkeling vertoonden. Hoewel negatieve emoties ongezond kunnen zijn, is het uiten van die gevoelens gezonder dan het niet uiten. Garssen (2001[215]), Reynolds (2000[216]) en Hislop (1987[217]) lieten zien dat het meer uiten en minder onderdrukken van emoties leidde tot langere overlevingstijden.

Pert (1997[218]) leverde theoretische achtergrondinformatie over waarom de onderdrukking van emoties het effect kan hebben dat veel onderzoekers hadden waargenomen. Ze verklaarde dat emoties altijd verbonden zijn met een bepaalde stroom peptiden (moleculen). Het onderdrukken van deze emoties, onderdrukt de peptiden waardoor ze in het lichaam worden opgeslagen (of "opgekropt"). Uiteindelijk worden peptiden opgeslagen in de emotionele rugzak en verstoren de natuurlijke genezingsprocessen van het lichaam.

In situaties waarin mensen gediagnosticeerd zijn met kanker, zullen veel emoties naar de oppervlakte komen, waaronder emoties als angst en depressie. Het uiten van deze emoties zou eerder heel toepasselijk zijn dan een symbool van hulpeloosheid (Garssen 2002[219]).

> **Emotionele rugzak verstoort het natuurlijk genezingsproces**

5.3.2   Anti-emotionaliteit

Anti-emotionaliteit (of rationaliteit), zoals gedefinieerd door Bleiker (1995[220]), is "een afwezigheid van emotioneel gedrag of een gebrek aan vertrouwen in je eigen gevoelens". Kenmerkend voor mensen met kanker is dat ze de neiging hebben om hun emoties te rationaliseren (Wirsching 1985[221]) of hun emotionele reacties te beheersen (Watson 1984[222]). Emotionele onderdrukking heeft te maken met het niet laten zien van emotionele reacties, het wegduwen van emoties. Anti-emotionaliteit is het niet herkennen van je eigen emoties en je niet laten leiden door je eigen emoties. Hierdoor gaan emoties vast zitten en het immuunsysteem belemmeren.

Voorbeeld:

Bij het maken van beslissingen hebben veel mensen een instinctief gevoel over wat ze moeten kiezen. Anti-emotionaliteit is wanneer ze fundamentele, rationele redenen nodig hebben voor hun keuzes en hun gevoelens negeren.

Grossarth-Maticek (1985[223]) voerde een prospectief onderzoek uit over persoonlijkheid en kanker onder meer dan 1300 mensen. Hij merkte op dat degenen die hoog scoorden op anti-emotionaliteit en rationaliteit het hoogste risico liepen om later kanker te krijgen. Hij ontdekte ook dat een bepaalde soort gedragstherapie, gericht op het veranderen van deze anti-emotionaliteitshouding, resulteerde in een vermindering van het risico.

Temoshok (1992[224]) nam een gemeenschappelijk kenmerk waar bij mensen met kanker. Ze vertoonden een hoog niveau van zelfontkenning en ze waren zich niet bewust van hun eigen emotionele behoeftes. Deze patiënten hadden grotere tumoren en zwakkere immuunsystemen vergeleken met andere patiënten.

> **Zelfontkenning en onbewust van emotionele behoeftes**

In een grootschalig, gecontroleerd onderzoek waar meer dan 9000 deelnemers bij betrokken waren, merkte Bleiker (1996[225]) een kleine stijging op in de aantallen kanker bij vrouwen van wie het gedrag het minst beïnvloed werd door emoties en die de neiging hadden hun emoties te wantrouwen. Vrouwen die hoog scoorden op anti-emotionaliteit, hadden een grotere kans op het krijgen van kanker later in hun leven. Hun emotionaliteitsniveau werd gemeten door te vragen of ze hun emoties vertrouwden, emotioneel reageerden op mensen en of hun gedrag werd beïnvloed door emoties.

5.3.3 Maatschappelijke ondersteuning

Hislop (1987[226]) en Waxler-Morrison (1991[227]) onderzochten maatschappelijke ondersteuningskwesties bij mensen met kanker. Ze concludeerden dat expressieve sociale activiteiten met maatschappelijke ondersteuning, geassocieerd werden met langere overlevingstijden. De belangrijkste variabele was niet alleen het maatschappelijke ondersteuningsnetwerk, maar hoe

> **Expressieve sociale activiteiten verlengen overlevingstijden**

patiënten met hun contacten communiceerden. Deze sociale interacties creëerden situaties waarin patiënten in staat waren hun emoties te uiten en tegelijkertijd nieuwe manieren te leren waarop ze met hun gevoelens om kunnen gaan.

Reynolds (1990[228]) demonstreerde dat vrouwen met weinig relaties, vooral weinig vrienden, en degenen die in een sociaal isolement leefden een grotere kans hadden op het krijgen van kanker.

Maunsell (1995[229]) volgde 224 vrouwen met borstkanker voor een periode van zeven jaar. Hij concludeerde dat de vrouwen die op z'n minst één betrouwbare persoon hadden, iemand waarmee ze vertrouwelijk hun problemen konden

> **Kunnen praten over problemen verlengt het leven**

bespreken, een hogere overlevingskans hadden dan degenen die dat niet hadden. Van de vrouwen die een steunpersoon hadden, was 72% nog steeds in leven, vergeleken met 56% van degenen die gebrek hadden aan zo'n persoon. Dit geeft aan dat kunnen praten over problemen in verband staat met een langer leven.

5.4 Emoties

Zoals al in het psychosomatische model besproken was, leidde het beoordelingsproces tot coping strategieën die emoties triggeren en uiteindelijk resulteren in gedrag. Deze emoties zijn vaak een aanwijzing voor hoe de beoordelings- en coping mechanismes gewerkt hebben en voor de onderliggende overtuigingen achter deze processen. Onderzoek heeft uitgewezen dat bepaalde emoties verband houden met slechtere gezondheidsuitkomsten. Deze paragraaf gaat over die emoties.

Enkele van de besproken emoties zijn verbonden met het nieuws van de diagnose. Andere emoties waren al aanwezig in het leven van de patiënten. Sommige emoties waren al aanwezig en verergerden door de diagnose.

Alle emoties oefenen, met behulp van peptiden, directe invloed uit op het immuunsysteem (Pert 1997[230]). Emoties zorgen ervoor dat

Soortgelijke emoties klonteren samen in de rugzak

bepaalde peptiden door het lichaam stromen. Deze peptiden kunnen gezien worden als de chemische reacties van deze emoties. Het immuunsysteem ontvangt de peptiden (de emoties) en verandert zijn werking.

In deze paragraaf zal ik onderzoeken bespreken naar de afzonderlijke emoties en emotionele rugzakken. Enkelvoudige emoties zijn emoties die in direct verband staan met de gebeurtenis of de situatie. Een emotionele rugzak begint meestal in de jeugd. Tijdens het leven van een patiënt komen soortgelijk emoties samen in de rugzak en klonteren ze samen.

5.4.1 Emoties

5.4.1.1 Angst

Veel mensen interpreteren de diagnose kanker als een doodvonnis waar geen hoop meer voor is. Deze interpretatie klopte vroeger wel, maar nu niet meer. Veel mensen zijn genezen van kanker en leiden een gezond, actief en productief leven.

Hoewel de kans op overleving statistisch gezien hoger is dan de kans om te overlijden aan kanker, worden veel mensen bang als ze de diagnose te horen krijgen. Deze angst is meestal heel hardnekkig. Zelfs nadat patiënten genezen zijn, kan de angst voor terugkeer standhouden. Uit onderzoek

Hoe meer angst hoe slechter de prognoses

is gebleken dat hoge angstniveaus geassocieerd worden met slechtere prognoses.

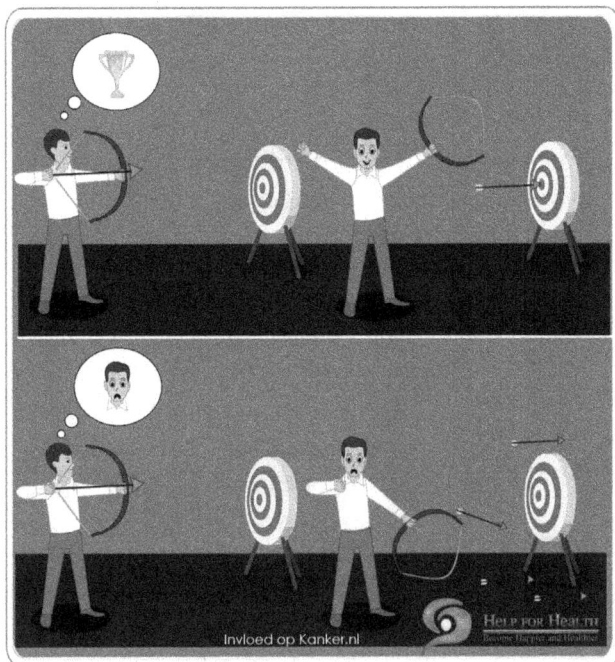

Gilbar (1996[231]) interviewde 40 vrouwen met borstkanker. Na acht jaar waren acht van de patiënten aan kanker overleden. Deze patiënten hadden in het eerste interview ook een veel hoger angstniveau dan degenen die het overleefden. Gilbar concludeerde dat verhoogde angstniveaus in het eerste interview de overlevingstijden zouden kunnen voorspellen.

Weihs (2000[232]) merkte op dat patiënten met lage angstniveaus ook een lager sterftecijfer hadden. Maar mensen met een laag angstniveau en een hoog niveau van emotionele onderdrukking hadden weer een hoger sterftecijfer. Hoge angstniveaus werden in verband gebracht met hogere sterfte, ongeacht de emotionele expressie. Hij concludeerde dat de beperking van emoties een van de elementen was die het sterftecijfer van borstkanker voorspelde. Dit is vooral het geval als het gecombineerd is met angst.

> **Lagere angst resulteert in een lager sterftecijfer**

5.4.1.2   Boosheid en vijandigheid

Bij het vergelijken van patiënten met kanker met niet-patiënten, merkte LeShan (1956[233]; 1977[234]) op dat een van de belangrijkste verschillen het vermogen was om emoties van boosheid en vijandigheid te uiten. Patiënten hadden de neiging deze emoties op te kroppen, terwijl niet-patiënten deze emoties niet zo sterk voelden.

Goldfarb (1967[235]) besprak meerdere onderzoeken naar het psychologisch testen van mensen met kanker. Hij concludeerde dat het onvermogen om vijandigheid te uiten een van de kenmerken was van mensen met kanker. Dit werd opnieuw bevestigd door Greer e.a. (1975[236], 1978[237]) die dit kenmerk onder 160 vrouwen hadden bestudeerd. De vrouwen werden ondervraagd over hoe ze met het leven omgingen. De vrouwen met kanker hadden hun hele leven de neiging om hun boosheid te onderdrukken, terwijl de anderen die neiging niet hadden. Deze bevindingen werden ook bevestigd in een onderzoek van Scherg (1981[238]), onder 2026 vrouwen en Watson (1984[239]), Jansen (1984[240]) en Brémond (1986[241]).

> **Vrouwen met borstkanker onderdrukte hun boosheid al hun hele leven**

Simonton (1975[242]) stelde dat de neiging om wrok te koesteren en het onvermogen om te vergeven , kenmerken van mensen met kanker waren. Cooper (1993[243]) merkte op dat het vermogen om boosheid te uiten, het risico op kanker verminderde. Garssen (2002[244]) concludeerde dat mensen met kanker gekarakteriseerd konden worden door het niet uiten van emoties en dan met name de emotie boosheid.

> **...onvermogen om te vergeven...**

Deze onderzoeken laten zien dat er een verhoogd risico op kanker is als mensen hun boosheid onderdrukken.

5.4.1.3   Uitzichtloosheid en hulpeloosheid

De kwesties van uitzichtloosheid en hulpeloosheid zijn kort besproken in het hoofdstuk over overtuigingen. Uitzichtloosheid is vaak een emotionele uiting van de overtuiging: "De toekomst zal erger zijn - of niet beter worden." Hulpeloosheid is vaak een emotionele uiting van de overtuiging: "Ik kan er niets aan doen." Uitzichtloosheid en hulpeloosheid wijzen vaak op een neiging tot negatieve uitingen en resultaten; daarom wordt er vaak naar verwezen met "pessimisme" (Garssen 2004[245]).

Schmale (1971[246]) merkte op dat vrouwen met kanker vaak gevoelens van uitzichtloosheid uitten met betrekking tot een trauma of emotioneel conflict. Ze zagen geen oplossing voor het conflict en vertoonden gedrag dat wees op "opgeven". Het conflict had vaak zes maanden voor de diagnose van baarmoederhalskanker plaatsgevonden. Op basis van het hulpeloosheidsniveau dat patiënten vertoonden, was Schmale in staat te voorspellen, met 73,6% nauwkeurigheid, wie kanker zouden krijgen en wie niet.

Temoshok (1987[247]) merkte op dat hulpeloosheid of uitzichtloosheid bij mannen voorspellende factoren waren voor melanomen. Toestanden van hulpeloosheid of uitzichtloosheid werden bij mannen vaak 18-29 maanden voor de eigenlijke diagnose waargenomen. Ze ontdekte soortgelijke patronen voor baarmoederhals- of

> **Hulpeloos en uitzichtloos zijn voorspellende factoren voor melanomen**

baarmoederkanker en voor kanker in het algemeen bij mannen. Deze patronen werden ook waargenomen door andere onderzoekers, zoals Goldfarb (1967[248]), Thomas (1974[249]), Bahnson (1980[250]), Jensen (1987[251]), Everson (1996[252]), Schulz (1996[253]), Molassiotis (1997[254]), Watson (1998[255]) en Garssen (2000[256]; 2001[257]).

Voorbeeld:

De Type C-persoon kan gezien worden als chronisch uitzichtloos en hulpeloos, zelfs als dit niet bewust zo gezien wordt,
in de zin dat de persoon in principe gelooft dat het nutteloos
is om zijn behoeftes uit te spreken: de behoeftes kunnen, of
zullen, niet vervuld worden door de omgeving.

(Temoshok 1987)

Watson (1999[258]) onderzocht de psychologische reacties van 578
vrouwen met borstkanker. In een vervolgstudie, 5 jaar na het
oorspronkelijke interview, werd een verband waargenomen tussen
uitzichtloosheid of hulpeloosheid en een verhoogd risico op
terugkeer of overlijden aan kanker.

Greer (1979[259]; 1982[260]; 1991[261]) onderzocht de psychologische
reactie op borstkanker gedurende 3 maanden na de operatie. Een
vervolgstudie die 5 jaar later uitgevoerd werd, gaf aan dat degenen
met de slechtste prognose, uitzichtloosheid en hulpeloosheid hadden
geuit vlak voor of vlak na de operatie. Deze bevindingen werden
bevestigd in een vervolgstudie na 10 jaar en 15 jaar (Greer 1990[262]).

Everson e.a. (1996[263]) onderzochten onder 2428 deelnemers het
verband tussen uitzichtloosheid en de ontwikkeling van kanker.
In hun vervolgstudie na 6 jaar, merkten ze op dat degenen
die gemiddelde of hoge scores hadden behaald op de initiële
uitzichtloosheidsschaal een drie keer zo hoog sterftecijfer hadden
als degenen met lage scores of degenen in de controlegroep. Ook
merkten ze op dat uitzichtloosheid het risico op het krijgen van
kanker verhoogde. Grossarth-Maticek (1985[264]) concludeerde dat
langdurige uitzichtloosheid in verband stond met een hoog risico op
het krijgen van kanker.

5.4.1.4   Overlijden en verdriet

Een onderzoek van Barthrop (1977[265]) was gericht op 26 mensen die
net hun partner hadden verloren. Deze groep nabestaanden lieten
een behoorlijke daling zien in de immuun functie vergeleken met de
controlegroep die, in de twee jaar voorafgaand aan het onderzoek,

geen dierbaren hadden verloren. De lymfocytenfunctie (die een belangrijke rol speelt in de natuurlijke genezingsreactie op kanker) van de nabestaanden was aanmerkelijk gedaald. Deze daling van immuun functie duurde een lange tijd en was zelfs meerdere weken na het overlijden van de partner meetbaar. Na het overlijden van mijn eigen partner bv lag ik zelf weken ziek op de bank.

Jasmin e.a. (1990[266]) voerden een dubbelblind experiment uit waarin 77 vrouwen geïnterviewd werden voordat ze een borstbiopsie kregen. Patiënten en interviewers waren nog niet bekend met de diagnose. Ze concludeerden dat vrouwen met onverwerkt recent verdriet meer kans hadden op het krijgen van borstkanker.

> **Onverwerkt verdriet... meer kans op borstkanker**

Cooper e.a. (1993[267]) concludeerden dat de combinatie van rouw en emotionele onderdrukking het risico op borstkanker verhogen.

5.4.1.5   Eenzaamheid

Er zijn veel artikelen geschreven over eenzaamheid, isolatie en de ontwikkeling van kanker. Eenzaamheid is de persoonlijke ervaring van het alleen zijn. Sommige mensen kunnen zich alleen voelen in een groep mensen, terwijl anderen op zichzelf wonen en nooit naar buiten gaan, maar nooit het gevoel hebben dat ze eenzaam zijn.

Glaser e.a. (1985[268]) ontdekten dat studenten die hoog scoorden op de UCLA-eenzaamheidsschaal ook een slechter immuunsysteem hadden dan degenen die normaal scoorden op de eenzaamheidsschaal . Volgens Kieholt-Glaser (1984[269]) hadden de studenten die zich alleen voelden meer moeite

> **Eenzaamheid verlaagt het immuunsysteem**

met het produceren van plasmacellen. Deze zijn nodig om antilichamen aan te maken voor het genezingsproces.

Reynolds e.a. (1990[270]) analyseerden de gegevens die Berkman
e.a. (1979[271]) gepresenteerd hadden opnieuw en bevestigden de
originele conclusie dat degenen die zich sociaal geïsoleerd voelden
een aanzienlijk groter risico hadden op overlijden aan kanker. Ze
analyseerden 6928 volwassen. Degenen met weinig sociale contacten
die zich geïsoleerd voelden, hadden twee keer zoveel kans om aan
kanker dood te gaan dan degenen die zich niet geïsoleerd voelden.

Ell e.a. (1992[272]) associeerden emotionele ondersteuning met langere
overlevingstijden van mensen met borst-, darm- en longkanker.
Hierbij moet vermeld worden dat mensen zich zelfs met emotionele
ondersteuning eenzaam en geïsoleerd kunnen voelen.

*"Vooral van expressief-sociale activiteiten en
maatschappelijke ondersteuning ontdekt dat ze verband
houden met een langere overlevingstijd."
- David Spiegel -(1997[273])*

In een vervolgstudie na zeven jaar, merkte Maunsell (1995[274]) op dat
vrouwen die geen vertrouwenspersonen hadden tijdens de eerste paar
maanden na de operatie, een sterftecijfer hadden dat bijna twee keer
zo hoog lag als bij degenen die wel een vertrouwenspersoon hadden.
De vertrouwenspersoon kon ook een arts of een verpleegkundige
zijn.

Hislop (1991[275]) ontdekte elementen van sociale relaties die
aanzienlijk verband hielden met langere overleving.

Deze elementen waren:

> ⊙ **Huwelijkse staat**

> ⊙ **Steun van vrienden**

> ⊙ **Contact met vrienden**

> ⊙ **Totale steun van vrienden**

> ⊙ **Familie en buren**

> ⊙ **Werkstatus**

> ⊙ **Grootte van sociaal netwerk**

5.4.2 Emotionele rugzak

Als soortgelijke emoties zich opstapelen in de rugzak, klonteren ze samen. Meestal leidt een trauma dat deze emoties samen kunnen klonteren. Gelijksoortige onverwerkte emoties worden met het oorspronkelijke trauma verbonden en hierdoor wordt het cluster vergroot. Verschillende onderzoekers ontdekten een verband tussen de aanwezigheid van zo'n emotionele cluster en de latere ontwikkeling van kanker. Een trauma zou kunnen leiden tot een emotionele cluster en de cluster vergroot het risico op kanker.

Sommige onderzoekers hebben een patroon van emotionele trauma's opgemerkt in groepen mensen met kanker dat niet aanwezig was bij de controlegroepen. LeShan (1989[276]) besprak de literatuur uit 1800 tot 1900 en concludeerde dat bijna alle onderzoeken de emotionele levensgeschiedenissen van de patiënten vermeldden. De aanwezigheid van trauma's was belangrijk bij het beoordelen van het risico op kanker en de mogelijkheid van een slechte prognose. In zijn onderzoek onder 250 patiënten die gediagnosticeerd waren met een kwaadaardige tumor, merkte LeShan (1956[277]) op dat een jeugdtrauma bij 62% van de mensen met kanker aanwezig was. Dit in tegenstelling tot slechts 10% van de controlegroep. Hij concludeerde dat een vroeg emotioneel trauma het risico op kanker later in het leven verhoogde. Zo'n trauma zou vermoedelijk leiden tot een stijging in spanning met een of beide ouders. Later voegde LeShan de aanwezigheid van een jeugdtrauma toe aan de psychologische aanwijzingen voor het voorspellen van kankerontwikkeling.

> **Mensen met kanker hebben onverwerkte jeugd trauma's**

Later bevestigde LeShan (1977[278]) zijn oorspronkelijke bevindingen opnieuw. Hij bestudeerde de levensgeschiedenis van 500 patiënten. Een van de kenmerkende patronen die geïdentificeerd werden, was jeugdtrauma. Bij zo'n trauma hoorde gevoelens van isolatie, verwaarlozing, moeite, gevaarlijke of intense interpersoonlijke relaties, scheiding van ouders en koelheid. Wat hij opmerkte was dat 76% van de mensen met kanker zulke patronen in hun verleden lieten zien en ook recentelijk een emotioneel verlies hadden geleden. Traumatische patronen werden opnieuw beleefd door het recentelijke emotionele verlies, wat de kankergroei beïnvloedde.

"Het resultaat was wanhoop, alsof de "blauwe plek" die uit de jeugd was overgebleven opnieuw pijnlijk geraakt werd... De groeiende wanhoop van deze mensen lijkt sterk verbonden te zijn met het verlies dat ze allemaal geleden hadden in hun jeugd."
- Lawrence LeShan - (1977)

Kissen (1967[279]) bestudeerde 366 mannelijke patiënten met longkanker. De patiënten werden gekenmerkt door een "jeugdtrauma afkomstig van de dood of afwezigheid van ouders of een chronische breuk tussen hen". Kune (1991[280]) merkte op dat mensen met kanker vaker een ongelukkige jeugd hebben gehad dan degenen zonder kanker.

Thomas (1974[281]) voerde een prospectief onderzoek uit onder 1337 geneeskundestudenten. Geneeskundestudenten die afgestudeerd waren tussen 1948 en 1964 werden geïnterviewd en tijdens hun leven gevolgd. De studenten die kanker kregen, hadden tijdens het eerste interview ook het laagst gescoord op de schaal van hoe goed de relatie met de ouders was. Het gebrek aan een goede relatie met een of beide ouders werd gezien als een factor voor het

... nooit geleerd om met emotionele pijn om te gaan

krijgen van kanker later in het leven. Gebrek aan een goede relatie met een ouder en emotionele ontbering, waren vooral aanwezig met betrekking tot de relatie met de moeder. Shaffer e.a. (1982[282]) voorspelden later de waarde van een warme relatie met de vader (voor kanker bij mannen). Ze volgden mensen 16-32 jaar lang. Degenen die later kanker ontwikkelden, hadden tijdens het eerste interview een lagere score behaald dan de controlegroep op de schaal van hoe goed de relatie was met de vader.

Bahnson (1980[283]) beweerde dat de belangrijkste psychologische verschillen tussen patiënten en gezonde mensen het verlies, de wanhoop en de teleurstelling waren die ze tijdens hun jeugd hadden gevoeld met betrekking tot hun ouders. Bij mensen met kanker was de relatie met hun ouders afhankelijk en conflicterend

Afhankelijke en conflicterende relaties met ouders

van aard. De relatie was niet bevredigend, zeker niet met de moeder.

Het kostte de kinderen heel veel moeite om deze relatie in stand te houden. Als zulke patiënten later in het leven te maken kregen met verlating, ervoeren ze een sterk gevoel van verlies. Ze zouden er dan alles aan doen om die relatie met een andere te vervangen of met een bewonderingsobject (persoon, werk, enz.). Zulke patiënten moesten hun aangeleerde wantrouwen en vijandigheid ten opzichte van de nieuwe relatie overwinnen. Als de relatie eenmaal opgebouwd was, lagen de jeugdverliezen weer buiten het gezichtsveld. Als de relatie verbroken werd, kwam de originele jeugdwanhoop versterkt terug. Het emotionele cluster in de rugzak werd weer geactiveerd. De patiënten hadden nooit echt geleerd om met hun emotionele pijn om te gaan, maar hadden die verborgen onder nieuwe relaties. Dit versterkte hun wantrouwen en vijandigheid elke keer als ze een soortgelijke emotionele verlating meemaakten. Dit kan er uiteindelijk toe leiden dat de patiënten alle hoop opgeven om ooit nog een waardevolle relatie te kunnen krijgen.

> **Activatie van emotionele clusters**

Voorbeeld:

Als een kind op jonge leeftijd door een hond wordt gebeten, kan een (klein) trauma ontstaan. Als dezelfde persoon later met een hond wordt geconfronteerd, is hij voorzichtig bij de interactie. Als ze hard werken om de hond te vertrouwen, kunnen ze de angst en het wantrouwen overwinnen. Ze kunnen zelfs een betekenisvolle relatie met de hond krijgen. Maar als de hond hen bijt, nadat ze hun angst hebben overwonnen, wordt het aanwezige trauma opnieuw geactiveerd en versterkt. Dit is een normale leerreactie.

Bahnson testte deze ideeën en kwam tot de conclusie dat mensen met kanker "hun ouders eerder herinnerden als nalatig en koud" dan de controlegroep. Dit jeugdtrauma was volgens Bahnson de reden voor hun remming van emotionele uiting.

Lerner (1994[284]) vermeldde zijn waarnemingen bij vrouwelijke patiënten met kanker in het voortplantingssysteem. Hij merkte op dat veel patiënten met kanker ook seksueel misbruikt waren in hun jeugd. Hij vermoedde een verband tussen deze kankersoorten en het misbruik. Veel van deze vrouwen schreven hun kanker ook toe aan het misbruikt zijn.

> **Specifieke psychologische trauma's staan in verband met specifieke kankers**

Hij meldde dat bepaalde psychologische trauma's een specifiek en direct verband kunnen hebben met de locatie van de kanker. Dit idee wordt ondersteund door Hamer (1999[285]; 1999[286]), maar is wetenschappelijke nog steeds heel omstreden.

5.4.3 Depressie

Vanuit een historisch oogpunt: Galen observeerde al in 130 na Chr. dat borstkanker het meest voorkwam bij melancholische vrouwen (Lerner 1994[287]). Gendron (1759[288]) vermeldde dat depressieve vrouwen met hoge angstniveaus een grotere kans hebben op het krijgen van kanker.

> **Depressieve vrouwen met veel angst hebben grotere kans op kanker**

Veel mensen hebben de invloed van depressie aangewezen. Maar de definitie die gebruikt wordt, varieert behoorlijk. Sommige onderzoeken beschrijven het als vergelijkbaar met eenzaamheid, terwijl anderen het dichter bij uitzichtloosheid plaatsen. Depressie is een combinatie van verschillende emoties die al apart behandeld zijn.

In een Zweeds onderzoek onder 2500 deelnemers merkte Thomas (1973[289]) op dat vrouwen met kanker neigden naar depressie voordat ze de diagnose kenden. Deze neiging naar depressie was afwezig bij deelnemers die geen kanker hadden. In een ander voorspellend onderzoek onder meer dan 2000 werknemers van Western Electric, ontdekten Persky e.a. (1987[290]) een opmerkelijk verband tussen de scores op de depressieschaal (Minnesota Multiphasic Personality Inventory) en de latere ontwikkeling van kanker.

Wat zijn je inzichten tot nu toe?

Schrijf je grootste inzichten op die je tot nu toe hebt gehad

Wat gaan je acties zijn?

Inzichten alleen zijn niet voldoende. Schrijf de acties op die je vanaf vandaag gaat nemen op basis van bovenstaande inzichten?

6

Bestaande programma's

Bij mensen met kanker worden veel psychologische therapieën gebruikt. Veel van deze programma's zijn uiteengezet in boeken, artikelen of websites. De meeste bestaan uit een combinatie van verschillende behandelingen die geassocieerd worden met een betere gezondheid. Er moet nog onderzoek uitgevoerd worden dat zich richt op specifieke behandelingen of de effecten van complete programma's. Beschrijvingen van volledige behandelprogramma's zijn zeldzaam. Alleen Simonton en Spiegel beschrijven hun programma's in meer detail.

In dit hoofdstuk richt ik me op de belangrijkste therapeutische programma's voor mensen met kanker. Ik beschrijf twee programma's in detail en zal andere programma's benadrukken door hun hoofdelementen te beschrijven. De behandelingen worden in het volgende hoofdstuk behandeld.

6.1 Simonton programma

Het programma dat door Carl Simonton en zijn vrouw, Stephanie Simonton-Matthews, is ontwikkeld (1978[291]), is waarschijnlijk een van de bekendste op het gebied van psychologie therapieën voor mensen met kanker. Het stel begon aan het **Cancer Counceling and Research Center** in Dallas en richtte later het Simonton Kankercentrum op in Californië.

Hun benadering van de hele persoon bij kanker is gericht op het verbeteren van het immuunsysteem van de patiënt met behulp van

Psychotherapie verbetert het immuun systeem

psychologische behandelingen en het ontwikkelen van opbouwende overtuigingen. Het verbeterde immuunsysteem is actiever betrokken bij het bestrijden van de kanker en opbouwende overtuigingen ondersteunen de activiteit van het immuunsysteem. Door zich in te beelden dat hun immuunsysteem actief is, raken patiënten zelf meer betrokken en dragen ze actiever bij hun genezingsproces.

De Simontons merkten op dat een spontane remissie vaak voor kwam bij patiënten die een positief zelfbeeld hadden en zichzelf inbeeldden dat ze gezond waren. Door imaginatie-therapie te gebruiken, merkten ze dat de angst en stress van de patiënten verminderde, depressie af nam en dat er een waarneembare daling was in uiting van uitzichtloosheid en hulpeloosheid.

Imaginatie verhoogt zelfbeeld, vermindert depressie en verbetert immuun systeem

Fysiologisch gezien merkten ze na de imaginatie oefeningen een stijging op in het functioneren van het immuunsysteem (Simonton 1978[292]).

6.1.1 Resultaten

In hun onderzoek concludeerden Simonton e.a. (1980[293]) dat patiënten met vergevorderde kanker twee keer zo lang leefden als ze ook behandeld werden met psychologische therapieën. Ze bestudeerden 159 patiënten met medisch ongeneeslijke kwaadaardige tumoren. De geschatte overlevingstijd voor deze patiënten was, gebaseerd op nationale statistieken, 12 maanden vanaf de diagnose. Met complementaire psychologische therapie steeg de gemiddelde overlevingstijd naar 24,4 maanden. Meer dan verdubbeld.

In een vervolgstudie, vier jaar na het eerste onderzoek, waren nog 63 patiënten (van de originele 159) in leven. Deze patiënten overleefden de statistieken minstens 4 keer! Bij 43 van deze patiënten was de kanker stabiel, daalde hij of was hij volledig verdwenen.

Voorbeeld:

De patiënten uit ons onderzoek die nog steeds leven, hebben gemiddeld twee keer zo lang geleefd als patiënten die alleen medische behandelingen ondergingen. Zelfs de patiënten in het onderzoek die zijn overleden, leefden anderhalf keer langer dan de controlegroep.

Simonton (1978)

6.1.2 Doelen

Het doel van psychologische behandeling, zoals voorgesteld door Simonton, is om de algemene levenskwaliteit van de patiënt te verbeteren, de immuun werking te verhogen en patiënten te stimuleren actieve deelnemers te worden aan hun genezingsproces.

De belangrijkste focus ligt op het verhogen van de levenskwaliteit, maar suggesties dat iemand het verloop van zijn ziekte kan veranderen om de fysieke gezondheid te verbeteren, worden ook gegeven.

Verhogen van levenskwaliteit door suggesties van verbeterde gezondheid

Therapeuten proberen dit te bereiken door het gebruik van

> ⊙ **Imaginatie**

> ⊙ **Overtuiging veranderende therapie**

> ⊙ **Vermindering van emotionele stress (boosheid, angst, verwijt en schuld)**

> ⊙ **Lees- en leeropdrachten.**

Naast al deze therapieën wordt patiënten ook gevraagd zich te richten op activiteiten die belangrijk voor hen zijn, die hen plezier en voldoening schenken. Patiënten helpen meer tijd te besteden aan bevredigende activiteiten, verhoogt hun levenskwaliteit en de werking van hun immuunsysteem.

6.1.3 Therapieën

De belangrijkste therapie die gebruikt wordt, is een vechtende en agressieve imaginatie. Patiënten krijgen instructies om zich drie keer per dag in te beelden dat hun immuunsysteem de kankercellen bestrijdt.

Elk imaginatieproces begint met relaxatie. Tijdens die relaxatie wordt imaginatiepatiënten gevraagd om zich de tumor voor te stellen als een zwak, zacht en verward organisme.

Traditionele imaginatie is heel krachtig en effectief en je stelt jezelf hierbij in staat om de tumor met gemak te laten krimpen. Het immuunsysteem wordt verbeeld als iets dat heel sterk is en samenwerkt met de reguliere therapie om de tumor te bestrijden en te vernietigen. Witte bloedcellen worden voorgesteld als een groot leger dat de tumor overweldigd en vernietigd en tegelijkertijd gemakkelijk de dode cellen verwijderd. Uiteindelijk krijgen de patiënten de opdracht om zichzelf te verbeelden als gezond en energiek.

> **Acceptatie van dood doet leven**

Therapeuten maken ook gebruik van cognitieve herstructurering. Ze richten zich vooral op het herkennen van ongezonde overtuigingen om die te veranderen in gezonde overtuigingen.

De volgende gebieden worden onderzocht op ongezonde overtuigingen:

- ⊘ **De natuur van ons universum**

- ⊘ **Onze natuur**

- ⊘ **Leven**

- ⊘ **Dood**

- ⊘ **Gezondheid**

- ⊘ **Ziekte**

- ⊘ **Pijn en lijden**

- ⊘ **Doel en lot.**

Patiënten leren ook om zelf belemmerende overtuigingen te herkennen en te veranderen, zonder de hulp van de therapeut. Dit geeft patiënten meer controle over hun eigen leven.

Tijdens dit programma wordt patiënten ook algemene stimulerende overtuigingen over gezondheid en kanker geleerd. Deze overtuigingen zijn onder andere:

- ⊘ **Mensen zijn van nature gezond.**

- ⊘ **Ziekte is een blokkade van de natuurlijke genezingskrachten van het lichaam.**

- ⊘ **Kankercellen worden al sinds onze geboorte door ons lichaam vernietigd. Het is een natuurlijk proces.**

- ⊘ **Mensen doen wat ze kunnen met de hulpmiddelen die ze op dat moment hebben.**

Hoop is niet alleen gericht op gezondheid. Patiënten worden er ook op gewezen om de dood als mogelijkheid te accepteren. Hoop op gezondheid wordt niet afgedwongen. Patiënten wordt geleerd om op het betere te hopen en tegelijkertijd te accepteren dat dingen erger kunnen worden.

> **"Ik wil leven en ben klaar om te sterven"**

Typische beweringen zijn: "Ik wil beter worden en het is acceptabel dat het verergert," en "Ik wil leven en ik ben klaar om te sterven."

In de loop van de behandeling maken therapeuten ook gebruik van opdrachten die patiënten thuis kunnen doen. Deze opdrachten zorgen ervoor dat de patiënten sterker het gevoel hebben dat ze de controle hebben.

6.1.4 Belangrijkste elementen van de benadering

Het programma bevat de volgende componenten:

Doelen:

⊙ Verhogen van de levenskwaliteit van de patiënt.

Elementen:

⊙ Lichaam-geest educatie

⊙ Hoop vermeerderen

⊙ Ziektewinst

⊙ Emoties verwerken (schuld, onvermogen, angst, boosheid)

⊙ Verminderen van onrust

⊙ Actieve patiënt

⊙ Patiëntparticipatie

⊙ Pijnbeheersing

⊙ Verbeteren plezierige activiteiten

⊙ Betekenis van het leven

⊙ Communicatievaardigheden

⊙ Dood accepteren.

Therapieën:

- ⟩ **Imaginatie**

- ⟩ **Relaxatie**

- ⟩ **Suggesties**

- ⟩ **Cognitieve therapie: Rationele Emotieve Therapie (RET)**

- ⟩ **Stellen van doelen**

- ⟩ **Leesopdrachten.**

6.1.5 Programma

De Simontons hebben een protocol van 6 weken ontworpen om patiënten te helpen bij het verbeteren van hun gezondheid en levenskwaliteit.

6.1.5.1 Week 1: Actief worden

De eerste week is gericht op het verhogen van de patiëntparticipatie met behulp van leesopdrachten en ontspanningsoefeningen.

Lezen

Patiënten moeten actief zijn in hun eigen proces. Ze krijgen leesopdrachten die ze thuis kunnen doen. Deze opdrachten verhogen langzaam maar zeker hun hoop en verklaren de lichaam-geest connectie, en hoe gezond denken het proces van kanker kan beïnvloeden. Patiënten leren psychologisch werk te waarderen, krijgen inzicht in hoe hun geest hun gezondheid beïnvloedt en leren technieken die ze zelf kunnen doen. In het werkboek van "Invloed op kanker" vind je deze en andere opdrachten terug.

Relaxatie en Imaginatie

Patiënten leren ontspanningstechnieken en krijgen de opdracht deze drie keer per dag te oefenen met behulp van audio-bestanden. Zo leren patiënten hoe deze imaginatietechnieken werken en hoe ze deze imaginatie oefeningen zelf kunnen doen. Ze leren hoe ze kunnen ontspannen.

Patiënten worden gemotiveerd om deze ontspanningsoefeningen tijdens het gehele programma te blijven gebruiken (en liefst ook nog daarna). Tijdens het programma moeten de patiënten het gebruik van de audio hulpmiddelen verminderen en steeds meer gaan vertrouwen op hun eigen imaginatievormen. Elke week wordt het gebruik van audio gehalveerd. Als hun stressniveau stijgt en imaginatie moeilijk wordt, kunnen de patiënten zo nu en dan weer terugvallen op de audio hulpmiddelen.

Activiteiten

Tijdens de eerste week worden de patiënten gestimuleerd om activiteiten te zoeken die ze leuk vinden. Ze maken een lijst van ten minste vijf dingen of activiteiten die een sterke toegevoegde waarde geven aan hun leven. Ze schrijven activiteiten op waar ze plezier in hebben en die hen voldoening geven. In de loop der weken zou deze lijst moeten groeien. Patiënten krijgen de opdracht om de activiteiten op hun lijsten te gaan uitvoeren.

6.1.5.2   Week 2: Leren van stressors

De dagelijkse relaxatieoefeningen worden vervolgd in de tweede week. Daarnaast wordt patiënten gevraagd een vragenlijst in te vullen waarin ze de belangrijkste stressors in hun leven in de 6-18 maanden voor de diagnose van de ziekte aangeven. Deze lijst met stressvolle gebeurtenissen dient als startpunt voor het onderzoek naar de coping strategieën en participatie van de patiënt. Patiënten worden geholpen om hun participatie in deze stressvolle gebeurtenissen te herkennen.

Een van de belangrijkste behandelingen tijdens deze week is het helpen van patiënten bij het herkennen van de ziektewinst, de 'voordelen' van hun ziekte. Patiënten leren herkennen wat de voordelen zijn die ze door hun ziekte hebben en hoe ze deze voordelen kunnen behouden als ze gezond zijn.

6.1.5.3   Week 3: Psychotherapie

Deze week helpt de psychotherapie de patiënten met het uiten van hun emoties en het bespreken van de problemen die ze tegenkomen. Patiënten wordt gevraagd hun problemen te bespreken met hun vrienden en familie. Dit blijft de rest van het programma het thema van de psychotherapie.

6.1.5.4   Week 4: Dood en wrok

De bestaande imaginatie wordt uitgebreid met sterfte- en doodimaginatie. Door het gebruiken van deze imaginatie, onderzoeken patiënten hun overtuigingen over de dood. Dit helpt hen met het accepteren van de dood en het onder ogen komen van hun gevoelens over sterven.

De andere kwestie die behandeld wordt, is het overwinnen van wrok. Met behulp van een andere imaginatie oefening leren patiënten andere mensen te vergeven. Deze imaginatie vermindert wrokgevoelens en steunt patiënten bij het verkrijgen van inzicht in hun eigen mentale processen.

6.1.5.5   Week 5: Doelen stellen

Patiënten leren doelen te stellen en krijgen de opdracht om doelen voor 3, 6 en 12 maanden op te stellen. Deze doelen worden dan opgenomen in hun imaginatie oefeningen, zodat ze zichzelf kunnen zien nadat ze obstakels hebben overwonnen en hun doelen hebben bereikt.

Ze worden ook geholpen bij het samenstellen van een 2-jarig gezondheidsplan. Dit plan bevat onder andere plezierige activiteiten, voortzetting van de imaginatie oefeningen en het vinden van manieren om de voordelen van de ziekte, die tijdens week 2 zijn ontdekt, te behouden.

6.1.5.6 Week 6: Innerlijke gids

Deze laatste therapieweek wordt gebruikt om het onbewuste te helpen de patiënt te ondersteunen bij het gezond worden.

Er wordt een nieuwe oefening toegevoegd aan de lijst van imaginatie oefeningen: "de innerlijke gids". Deze imaginatie is bedoeld om patiënten te helpen bij het luisteren naar hun onbewuste en naar de signalen van hun lichaam. Tijdens de imaginatieopdracht wordt een communicatiekanaal gelegd tussen de patiënten en hun onbewuste. De informatie en acties die tijdens deze communicatie gepresenteerd worden, leiden de patiënten naar gezondheid.

6.1.5.7 Na 6 weken

Een van de doelen van het programma is om de patiënten te helpen actiever deel te nemen aan hun gezondheidsprocessen. Aan het eind van het programma hebben de patiënten alles geleerd wat ze moeten weten om zelf verder te gaan.

Na deze 6 weken worden veel van de oefeningen geïntegreerd in het dagelijks leven en zou het voor de patiënten heel makkelijk moeten zijn om ze voor onbepaalde tijd toe te blijven passen.

6.2 Expressieve groepstherapie

Spiegel (1991[294]; 1993[295]) ontwikkelde "Ondersteunend-expressieve groepstherapie", wat gebaseerd is op het uiten van emoties naar anderen toe. Dit programma is de enige groepstherapie dat ik behandel, omdat het heel goed is beschreven. Het programma is gericht op de huidige problemen die spontaan naar boven komen in de groep. Er vinden geen geplande en gestructureerde therapieën plaats.

Het programma is ontworpen als groepstherapie, hoewel de meeste groepskwesties verbonden zijn aan persoonlijke kwesties. Ze gebruiken de groepen als "speelplaats" waarop de patiënten hun emoties kunnen uiten. Spiegel gebruikt de groep om gevoelens van eenzaamheid te verminderen, verschillende opties (tijdens een discussie) te genereren en om emoties te uiten. De handboeken (1991[296]; 1993[297]) zijn gemaakt voor vrouwen met borstkanker, maar de technieken kunnen ook voor andere mensen met kanker gebruikt worden.

> **Groep als speelplaats voor emotionele expressie**

6.2.1 Resultaten

Het is bewezen dat deelname aan groepstherapie de overlevingstijd kan verlengen met 17,7 maanden (Spiegel 1983[298]; 1991[299]; 1991[300]). De controlegroep (36 deelnemers) had een gemiddelde overlevingstijd van 18,9 maanden, waar de ingreepgroep (50 deelnemers) een gemiddelde overlevingstijd had van 36,6 maanden. De overlevingstijd van de ingreepgroep was bijna verdubbeld. Het verschil in overlevingstijden werd pas na 20 maanden waargenomen (Vries 1997[301]). Dit zou de tijd kunnen aangeven die het lichaam nodig heeft om te herstellen.

Ze vormden groepen van 7 tot 10 personen, waar ze een jaar lang mee werkten. De groepen waren samengesteld om ondersteunend te zijn. Hierbij was zelfopenbaring en het delen van gemeenschappelijke angsten en zorgen van belang. Groepen werden alleen gevormd uit vrouwen met borstkanker om de gemeenschappelijkheid te verhogen en daarmee de band van de groep. Een hechte groep deelt ondersteuning makkelijker en suggesties van anderen worden gemakkelijker geaccepteerd. Homogene groepen zorgen ervoor dat isolatiegevoel verminderd wordt en leveren bevestiging voor de persoonlijke ervaringen van de patiënt. Patiënten kregen de kans om zo lang te blijven als ze wilden, maar voor onderzoeksdoeleinden stopte de therapie na een jaar. Na dit jaar werd een stijging in overlevingstijd opgemerkt (Spiegel e.a. 1989[302]).

6.2.2 Doelen

Het belangrijkste doel is het verbeteren van de levenskwaliteit van
de patiënt. Dit wordt bereikt door ook de volgende subdoelen na te
streven:

- ⟩ **Verhogen van openheid en emotionele
  uitdrukkingskracht, zowel binnen als buiten de groep**

- ⟩ **Verbeteren van sociale steun en steun vanuit de familie**

- ⟩ **Accepteren van veranderingen in het lichaam en het
  zelfbeeld van de patiënt**

- ⟩ **Verbeteren van coping vaardigheden**

- ⟩ **Verbeteren van de dokter-patiëntrelatie**

- ⟩ **Ontgiften van gevoelens over dood en sterven**

- ⟩ **Ontwikkelen van een levensproject**

Het bereiken van deze doelen, verbetert de door de patiënt
waargenomen levenskwaliteit. Als deze doelen zijn bereikt, heeft de
patiënt een bevredigend sociaal netwerk waarin hij/zij hun emoties
kunnen uiten en hebben ze effectievere coping vaardigheden ontdekt
voor het omgaan met situaties. Ook voelen ze zich minder geïsoleerd
en hebben ze een verhoogd gevoel van controle over hun leven en
het behalen van hun persoonlijke doelen. De angsten van patiënten
(ook bestaansangsten) zijn verminderd.

6.2.3 Therapeutisch overzicht

Een van de belangrijkste pijlers waar Spiegel zijn benadering op heeft
gebaseerd, was het gebied van de existentiële psychotherapie. Dit type
therapie behandelt de basiskwesties van de bron van de problemen.
Deze kwesties zijn voor alle mensen hetzelfde en omvatten onder
andere kwesties als dood, vrijheid, eenzaamheid en betekenisloosheid.
Patiënten leren de spanning te verminderen die verbonden is met
deze kwesties.

Existentiële psychotherapie richt zich op het hier en nu om zelfkennis en bewustzijn, persoonlijke verantwoordelijkheid en keuzes te verhogen en angst te leren tolereren (Edgerton 1994). Er is geen zoektocht naar de waarheid, maar de visies van de patiënten worden geaccepteerd zoals ze zijn. Binnen de existentiële psychotherapie wordt op verschillende

> **Erkennen en uiten van emoties is erg waardevol**

dingen nadruk gelegd. Deurzen (1990[303]) legt de nadruk op wat het betekent om te leven, terwijl Frankl (1959[304]) zich richt op wat voor patiënten het meest betekent in het leven. Anderen richten zich op de dood.

Dit is het tegenovergestelde van de beweging van het positief denken, waar men alleen positieve emoties zou moeten uiten. In de existentiële psychotherapie is het erkennen en uiten van negatieve emoties waardevol. Sterker nog, het belangrijkste gedeelte is het accepteren en uiten van je ware gevoelens. Het uiten van vijandigheid en depressieve emoties worden geïnterpreteerd als levenssignalen. Op basis van het idee dat emotionele expressie van deze emoties het moeilijkst is, wordt de bereidheid en het vermogen ze te uiten, gezien als een goed teken.

Deze fundamentele kwesties van de existentiële psychotherapie zijn in Spiegels hele benadering terug te vinden (1981[305]). Het therapieprogramma legt de grootste nadruk op het heden. Soms werpt het een blik op het verleden en de toekomst, maar het focust altijd op het hier en nu. Patiënten worden gesteund bij het volledig accepteren van de huidige situatie van lichaam en geest, zonder onderdrukking of ontkenning.

> **Volledige acceptatie van de huidige situatie**

Patiënten worden gestimuleerd om het leven zo te leven als ze het voor zichzelf willen en niet hoe anderen verwachten dat hun leven eruitziet. Ze worden gesteund bij het accepteren van de negatieve kanten van de huidige situatie, terwijl ze hun emoties en levensdoelen uiten.

De therapie bestaat uit één groepssessie per week van 1,5 uur.
Tijdens deze sessie vinden groepsdiscussies plaats en worden
hypnotische procedures aangeleerd om angst en pijn te verminderen.
Discussieonderwerpen zijn:

> Angsten

> Reacties op slecht nieuws

> Familieproblemen

> Beperkingen

> Communicatie met artsen

> Sterfte

> Verliezen

> Levensprioriteiten

> Relaties.

Tijdens de bijeenkomsten maakt de therapeut emotionele expressie
en discussies, over problemen waar ze op dat moment tegenaan
lopen, makkelijker voor de groepsleden. Als bepaalde kwesties niet
spontaan naar boven komen tijdens de sessie, zorgt de therapeut
ervoor dat deze kwesties worden besproken. Op grond van het
volledig accepteren van de huidige toestand van de groep en hun
huidige kwesties, is er geen geplande structuur mogelijk voor de
sessies.

Dit gebrek aan structuur betekent niet dat de therapeut geen verantwoordelijkheden heeft. De taak van de therapeut is om:

⊘ Openheid naar gevoelens en gedachten te versterken en emotionele uitingen te bemoedigen door ervoor te zorgen dat alles kan en zal worden besproken.

⊘ Een accepterende atmosfeer te creëren en directe confrontatie te voorkomen.

⊘ Een coherente, respectvolle en gemeenschappelijke steungroep op te bouwen, waarin leden naar eigen goeddunken kunnen bijdragen.

⊘ Nadruk te leggen op de toekomst in plaats van op problemen uit het verleden.

⊘ De ontwikkeling van relaties buiten de groep en acceptatie van relaties binnen de groep te bevorderen.

⊘ Bestaanskwesties over dood en overlijden aan te pakken als de groep er klaar voor is om daarover na te denken.

⊘ Omgaan met de ziekte te bespreken in plaats van te proberen langdurige problemen te verhelpen of persoonlijkheden te veranderen.

⊘ Persoonlijke kwesties alleen aan te pakken als ze groepsprocessen in de weg staan.

6.2.4 Belangrijkste elementen van de benadering

Doelen:

⊙ Verhogen van de levenskwaliteit

Elementen:

⊙ Focus op het heden

⊙ Emotionele uiting

⊙ Pijnbeheersing

⊙ Verminderen van stress (vooral angst)

⊙ Acceptatie van de huidige toestand van lichaam en geest

⊙ Acceptatie en vermindering van de angst voor de dood

⊙ Betekenis van het leven

⊙ Patiëntparticipatie

⊙ Assertiviteit.

Behandelingen:

⊙ Groepsondersteuning

⊙ Cognitieve therapie

⊙ Groepsdiscussies

⊙ Emotioneel testen binnen de groep

6.2.5 "Testend" gedrag binnen de groep

Dit type therapie kan niet gestructureerd worden op de manier zoals anderen dat zijn. Elke groep is anders. Vanwege de volledige acceptatie van de huidige kwesties waar de groep mee te maken heeft en het aanpakken van die kwesties als ze naar voren komen. Het programma is samengesteld uit elementen die besproken moeten worden. Alleen als een bepaald onderwerp door de groep structureel genegeerd wordt, zal de therapeut die kwestie behandelen.

De volgende elementen zijn tijdens het hele programma aanwezig:

⊙ **Bespreking van angst en boosheid over dood en overlijden. Patiënten leren zich neer te leggen bij hun eigen sterfelijkheid.**

⊙ **Bespreking van hoe patiënten de rest van hun leven zo volledig mogelijk kunnen gebruiken. Nieuwe betekenis geven aan levensdoelen en prioriteiten opnieuw ordenen.**

> Levensdoelen opnieuw prioriteren

⊙ **Vermindering van isolatie door het maken van nieuwe vrienden en het gevoel krijgen erbij te horen. Dit wordt gedeeltelijk bereikt door het gebruik van coherente groepen, waarbij de ziekte de "bijhoor"-factor is. Groepen worden ook gestimuleerd om betekenisvolle relaties aan te gaan, zowel binnen als buiten de groep.**

⊙ **Bespreken van tegenstrijdige gevoelens met betrekking tot vrienden, familie en medische teams van de patiënt.**

6.3   Autonomie training

Grossarth-Maticek (1982[306]; 1984[307]; 1991[308]) stelde een soort cognitieve gedragstherapie samen die in eerste instantie "Creative Novation Behaviour Therapy" genoemd werd. Later wijzigde hij de naam naar "Autonomietraining" om het belangrijkste doel van het programma te reflecteren: het verhogen van de autonomie van patiënten.

Verhogen van autonomie

Hij bestudeerde de verschillen tussen gezonde mensen en mensen met een ziekte. Mensen met kanker vertoonden onderscheidende patronen. Ze hadden de neiging hun emoties (vooral boosheid en angst) te onderdrukken en voelden uitzichtloosheid en hulpeloosheid. Dit leidde uiteindelijk tot besluiteloosheid bij hun acties. Hij concludeerde dat zulke patiënten een gebrek aan zelfvertrouwen en een hoog niveau van emotionele afhankelijkheid vertoonden. Mensen met kanker waren afhankelijk van hun relaties met mensen, banen, objecten of situaties (objectrelaties) en waren passief ten opzichte van hun eigen behoeften. De behoeften van een ander stellen ze boven hun eigen behoeften. Grossarth-Maticek baseerde dit programma op deze punten.

Besluiteloosheid versterkt symptomen

6.3.1   Resultaten

Grossarth-Maticek (1985[309]; 1995[310]) ontwikkelde een test om te meten in hoeverre mensen ervaringen onder controle hebben om maximaal plezier uit hun leven te halen. Hij selecteerde een groep van 1200 mensen met kanker die laag scoorden op deze test, wat betekende dat ze niet het gevoel hadden controle te hebben over hun leven. Deze patiënten werden willekeurig in twee groepen verdeeld, waarvan er een groep psychotherapie zou krijgen, terwijl de andere groep als controlegroep diende. De groep die psychotherapie kreeg, overleefde gemiddeld 18,6 maanden, tegenover 12,6 maanden van de controlegroep.

Deze onderzoeken werden later herhaald door Grossarth-Maticek (in Simonton 1992[311]), die opmerkte dat een psychotherapieprogramma van zes uur al voldoende was om waarneembare effecten te hebben op de gezondheidsuitkomsten. Dit programma werd later beoordeeld door Eysenck (1991[312]) die concludeerde dat het programma effectief was bij het voorkomen van de ziekte en bij het verlengen van het leven.

6.3.2   Doelen

Het autonomie trainingsprogramma is gericht op het verminderen van afhankelijk gedrag, expressie van emotie, vermindering van uitzichtloosheid en het verminderen van stressopwekkende gedachten en negatieve zelfinterpretatie.

> *"Het doel van autonomietraining is niet een volledig onafhankelijk persoon te worden, maar iemand die in staat is de mogelijke voorwaarden te creëren die zorgen voor plezier en tevredenheid."*
> *- Thomas R. Blakeslee - (1997)*

6.3.3   Belangrijkste elementen van de benadering

Doelen:

⊙ **Vermindering van afhankelijkheid van relaties**

Elementen:

> Het gevoel in controle te zijn

> Emotionele uiting

> Besluitvaardigheid verhogen

> Eigen behoeften vooropstellen

> Hoop vermeerderen

> Verlagen van stresswaarnemingen

> Verminderen van negatieve zelfinterpretatie

> Assertiviteit, actief achter je eigen behoeften aan gaan

> Actieve rol van de patiënten

> Verhogen interne lotsbepaling

> Vermindering van afhankelijkheden

> Ziektewinst verhelderen

Therapie:

> Relaxatie

> Imaginatie

> Hypnose

> Doelstellingen maken

> Suggesties

> Cognitieve therapie

> Veranderen van overtuigingen.

6.3.4 Programma

Tijdens het programma worden patiënten ondersteund bij het
onafhankelijk maken van beslissingen
en worden ze gestimuleerd om vooruit
te kijken naar de positieve effecten van
hun nieuwe gedrag. Ze leren dit nieuwe
gedrag te ontwikkelen met behulp van
zelfobservatie.

Stimulatie om beslissingen te nemen

Patiënten analyseren hun eigen gedrag en worden gemotiveerd om op
zoek te gaan naar de consequenties. Ze bepalen of de resultaten van
hun gedrag wenselijk of onwenselijk zijn (voor henzelf). Patiënten
onderzoeken ook de ziektewinst van hun huidige gedrag.

Nadat ze hun huidige gedrag hebben geanalyseerd, gaan de patiënten
hun gewenste gedrag bepalen. Gewenst gedrag wordt gedefinieerd
als gedrag dat op de lange termijn de meeste gewenste resultaten
geeft voor zichzelf, zelfs als dit negatieve consequenties op de korte
termijn tot gevolg heeft. Het gewenste gedrag en wanneer en in welke
situatie die zou moeten plaatsvinden, wordt opgeschreven. Dit vel
papier wordt op verschillende momenten opnieuw gelezen om de
doelen in het geheugen op te slaan.

Gewenst gedrag wordt in een hypnotische trance geoefend met
behulp van suggesties en imaginatie. Deze imaginatie helpt patiënten
met het ontdekken van de positieve resultaten en versterkt de
overtuiging dat de patiënt het nieuwe gedrag kan uitoefenen.

Tijdens het programma wordt psychotherapie gebruikt om
zelfanalyse te ondersteunen en angst voor het ontwikkelen van nieuw
gedrag te verminderen. Er wordt speciale aandacht geschonken aan
patiënten die de oorzaak van hun gedrag buiten zichzelf plaatsen.
Als ze het gevoel hebben dat ze hun gedrag niet kunnen controleren,
worden ze beperkt bij het veranderen van dit gedrag. Het verhogen
van de interne lotsbepaling is dus een belangrijk punt in dit
programma.

6.4 Kanker als keerpunt

Het onderzoek van LeShan richt zich voornamelijk op persoonlijkheidsfactoren, levensgebeurtenissen en het krijgen/ verloop van kanker. Hij probeerde vast te stellen welk persoonlijkheidstype gevoelig is voor het krijgen van kanker.

Hij concludeerde dat de combinatie van bepaalde persoonlijkheidskenmerken en het meemaken van beangstigende gebeurtenissen, het immuunsysteem onderdrukken. Met een onderdrukt immuunsysteem had kanker de kans om te groeien (LeShan 1977[313]; 1989[314]).

6.4.1 Resultaten

LeShan beweerde dat, gedurende de 20 jaar dat hij deze benadering gebruikte, de helft van zijn terminale patiënten in remissie ging en nog steeds in leven was. Bijna alle patiënten hadden het gevoel dat hun levenskwaliteit verbeterd was en leefden enthousiaster.

6.4.2 Doelen

Het belangrijkste doel, van het door LeShan (1989[315]) ontwikkelde psychotherapeutische programma, was het bevrijden van de levensenergie. Het programma is gericht op het identificeren van het creatieve potentieel van patiënten en het aftasten van hun zelf genezende bronnen. Op deze manier wilde LeShan het volgende ontwikkelen:

"De perceptie en expressie van het speciale levenslied van het individu."
- Lawrence LeShan - (1989) -

Patiënten worden aangemoedigd meer tijd voor zichzelf te nemen en meer moeite te steken in het behalen van hun persoonlijke doelen, zonder te letten op anderen. Om het leven voluit te kunnen leven, vergroten ze hun egoïsme, doen ze meer met de dingen die ze leuk vinden en verminderen ze de dingen die ze niet

> **Voluit leven door te doen wat jij belangrijk vindt**

leuk vinden. Het programma richt zich op het verhogen van het plezier in het leven en niet op de oorzaken van het gebrek aan plezier. Tegelijkertijd richt het zich op gezondheid in plaats van afwezigheid van ziekte.

6.4.3 Belangrijkste elementen van de benadering

Doelen:

⊙ Verhogen van de levenskwaliteit

Elementen:

⊙ Betekenis van het leven

⊙ Emotionele expressie

⊙ Verhogen van plezier

⊙ Assertiviteit

⊙ Zelfwaarde

Therapie:

⊙ Doelen stellen

6.4.4 Programma

Tijdens het programma worden patiënten gestimuleerd om hun ziekte te gaan zien als een "keerpunt" in hun leven. Dit keerpunt zou de kans moeten zijn om hun leven opnieuw te onderzoeken en nieuwe keuzes te maken om hun dromen te vervullen.

LeShan startte met de focus op wat er goed gaat bij een persoon. Dit wordt het best geïllustreerd aan de hand van de volgende vragen, die gebruikt worden in het programma.

Voorbeeld:

> Wat gaat er goed bij deze persoon?

> Wat zijn speciale en unieke manieren van zijn, verbanden leggen

> Wat zijn eigen natuurlijke manieren van leven?

> Etc.

LeShan (1989[316])

6.5   Type C transformatie

Temoshok (1992[317]; 1993[318]) ontwikkelde een programma dat ze "Type C transformatie" noemde. Ze kon kankergevoelig gedrag identificeren, wat ze "Type C" noemde. Dit gedragspatroon bevat: onderdrukking, anti-emotionaliteit, bescheidenheid, extreem meegaand gedrag en buitensporige bezorgdheid om de behoeftes van anderen en tegelijkertijd het onderdrukken van de eigen behoeftes.

Haar programma leidt patiënten door het proces van het veranderen van deze patronen in gezonder gedrag. Het programma is gericht op het uiten van emoties en het assertiever worden in relaties.

6.5.1   Doelen

Het algemene doel van het programma is het verhogen van de levenskwaliteit. Het programma legt de nadruk op het assertief zijn van patiënten en het maken van zelfstandige beslissingen . Mensen met kanker lijken extreem aardig te zijn tegen andere mensen, alsof andere mensen belangrijker zijn dan zijzelf. Dit was zelfs zo nadat ze de diagnose kanker hadden gekregen. Het veranderen van dit gedrag is een van de pijlers van de Type C transformatie.

> **Zelfstandig beslissingen nemen**

6.5.2 Belangrijkste elementen van de benadering

Doelen:

⊘ Verhogen van de levenskwaliteit

Elementen:

⊘ Assertiviteit

⊘ Emotionele expressie

⊘ Bewust zijn van gedachten en emoties

⊘ Ziektewinst

⊘ Het gevoel de controle te hebben

⊘ Vermindering van boosheid

⊘ Patiëntparticipatie

⊘ Hoop

⊘ Communicatievaardigheden

⊘ Plezier en lachen

Therapie:

⊘ Relaxatie

⊘ Imaginatie

⊘ Cognitieve therapie

6.5.3 Programma

Tijdens dit programma werden patiënten bewust gemaakt van hun eigen behoeftes en wat hun persoonlijke grenzen zijn. Op bepaalde momenten zouden ze misschien de aandacht van vrienden of de aanwezigheid van andere vrienden nodig hebben. Andere behoeftes kunnen op mentaal, emotioneel, spiritueel of fysiek niveau liggen.

Als patiënten zich bewust worden van hun behoeftes, gaat het programma verder door hen deze behoeftes assertief na te laten streven. Dit betekent ook het vertonen van assertief gedrag ten opzichte van vrienden, familie en vooral ten opzichte van het medische of therapeutische team.

> **Eigen behoeften nastreven**

Voorbeeld:

Een duidelijk voorbeeld van deze assertiviteit was een cliënt die de verpleegkundige vroeg of de injectie een uur later plaats zou kunnen vinden, omdat de cliënt in gesprek was en niet gestoord wilde worden. Tot grote opluchting van de patiënt was dit geen probleem voor de verpleegkundige.

Om deze assertiviteit te ontwikkelen en patiënten te helpen bij het uiten van hun emoties, maken therapeuten gebruik van cognitieve therapie.

Temoshok betoogt dat emoties bij Type C gedrag in zulke mate worden onderdrukt dat patiënten zich niet eens bewust zijn van welke emoties er op een bepaald moment aanwezig zijn. Het programma leert patiënten zich bewust te worden van hun emoties, ze te herkennen en ze te uiten.

6.6 Andere programma's

Over de volgende programma's is minder informatie beschikbaar. Toch lijken ze belangrijk te zijn en bieden ze veel interessante mogelijkheden. Daarom behandelen we in deze paragraaf kort deze programma's.

6.6.1 Wellness community

"The Wellness Community" werd in 1982 opgericht door Harold Benjamin. Het is een algemeen bekend centrum dat psychosociale ondersteuning biedt aan mensen met kanker en hun families. Het centrum moedigt de patiënten en hun familie aan om actief te zijn in hun rol tegen kanker. Het doel is om de levenskwaliteit van de patiënt te verbeteren en hun leven zo lang mogelijk te verlengen.

Het centrum maakt gebruik van steungroepen en leert zelfhulptechnieken aan zoals imaginatie. In het programma staat het idee centraal dat positieve emoties en mentale activiteiten de kansen van de patiënten op het herstellen van kanker kan vergroten. Groepsactiviteiten richten zich erop een (glim)lach in het leven van patiënten te brengen (Melia 1987[319]).

> **Een glimlach brengen in het leven van patiënten**

Een van de belangrijkste kwesties is het "Patiënt-actief concept" dat door Benjamin is bedacht. Hij beweert dat:

"Mensen met kanker die vechten voor een herstel van deze ziekte, kunnen hun levenskwaliteit verhogen en hun kans op herstel vergroten."
- Harold Benjamin -

Patiënten worden aangemoedigd om kleine stappen te nemen om de controle over hun leven te vergroten. Ze zijn actief betrokken bij de behandelingsbeslissingen die een actieve houding en hoop bevorderen.

6.6.2 Wonderbaarlijke kankerpatiënten

Het programma "wonderbaarlijke kankerpatiënten" (Exceptional Cancer Patients Program of ECaP[320]) werd in 1978 door Bernie Siegel (1989[321]) opgezet. Dit programma is gebaseerd op het idee van voorzichtige confrontatie wat hij "carefrontation" noemde (combinatie van careful en confrontation). Door patiënten therapeutische feedback te geven in een liefhebbende en veilige omgeving, helpen ze patiënten een "wonderbaarlijke kankerpatiënt" te worden (patiënten die onverwachts beter worden). Naast de individuele therapie bevat dit programma ook groepszelfhulpsessies.

Het programma is ontworpen om patiënten te helpen bij het verminderen van stress, het verhogen van hun controleniveau en het vergroten van hun persoonlijke kijk op het leven. Patiënten worden bijgestaan bij het ontdekken van een nieuw doel en het geven van een nieuwe betekenis aan het leven. Verder zijn ze actief betrokken bij hun behandelingsbeslissingen.

Nieuwe betekenis geven aan het leven

Patiënten wordt geleerd om zichzelf en anderen te accepteren zoals ze zijn. Een van de belangrijkste doelen is het verwijderen van psychologische blokkades.

6.6.3   Commonweal kankerhulp

Het "Commonweal kankerhulpprogramma" (CCHP[322]) werd in 1976 door Michael Lerner opgezet in Bolinas, Californië. Het algemene doel was het verbeteren van de levenskwaliteit van patiënten. Dit is het enige programma dat wordt neergezet als een educatief programma, in plaats van een behandeling voor mensen met kanker.

Het programma bestaat uit groepen patiënten die een week lang bij elkaar komen. Tijdens de verschillende sessies wordt patiënten geleerd stress te verminderen en angsten en fobieën op te lossen (vooral voor pijn, ziekte en de dood). Naast deze lessen werken patiënten actief aan het onderzoeken van emotionele en spirituele kwesties waar ze tegenaan lopen. Met behulp van imaginatie, diepe relaxatie, meditatie en creatieve middelen voor persoonlijke expressie, werken patiënten aan hun problemen.

"Ons doel is deelnemers te helpen beter en, waar mogelijk, langer te leven."
- Commonweal - (2005[323])

6.6.4 Mind/body Medical Institute (MBMI)

Het "Mind/body Medical Institute" werd in 1988 opgericht door Herbert Benson en collega's van de Harvard Medical School. Hun onderzoek naar de ontspanningsreactie vormde de basis voor hun lichaam-geest programma.

De ontspanningsreactie wordt door Benson (1975[324]) beschreven als:

"Een serie gecoördineerde fysiologische veranderingen die opgewekt worden als een persoon vasthoudt aan herhalende woorden, geluiden, zinnen of gebeden en opdringerige gedachten passief negeert."
- Herbert Benson -

Het doel van hun 10 weken durende lichaam-geest programma voor mensen met kanker is het beheersen of verminderen van fysieke symptomen, het omgaan met stress, patiënten leren beter voor zichzelf te zorgen en hoop te behouden.

Therapie[325]:

- ⊘ Stressbeheersing
- ⊘ Doelen stellen en betekenis geven
- ⊘ Cognitieve herstructurering
- ⊘ Dagboek schrijven
- ⊘ Relaxatie- en imaginatietraining
- ⊘ Humortherapie
- ⊘ Ondersteuningsgroepen voor patiënten en hun families

6.6.5 Psychosociale groepstherapie

Het Fawzy's (1993[326])psychosociale groepstherapie programma, resulteerde in psychologische en immunologische verbeteringen. Fawzy (1990[327]; 1990[328]; 1993[329]) bestudeerde de effecten van een kort, gestructureerd ingreepprogramma. Hij werkte met melanoompatiënten die een goede prognose hadden (terwijl Spiegel patiënten met een slechte prognose bestudeerde). De groepen bestonden uit 7-10 personen die 90 minuten per week, 6 weken lang bij elkaar kwamen.

6.6.5.1   Resultaten

Anders dan bij veel andere programma's zijn de resultaten van dit programma gepubliceerd. In een vervolgstudie die 5 tot 6 jaar later werd uitgevoerd, ontdekte Fawzy een verband tussen sterftecijfers en patiënten die het psychotherapieprogramma hadden gevolgd. Na 6 maanden werden in de therapeutische groep aanzienlijke veranderingen waargenomen. De behandelde groep vertoonde een vermindering in psychologische onrust, een groter gebruik van actieve coping vaardigheden en een aanzienlijke stijging in immuun werking.

> **Actieve coping verbetert het immuun systeem**

De therapeutische groep had ook een lager terugkeercijfer en een lager sterftecijfer in vergelijking tot de controlegroep. Het verschil in overlevingscijfers werd 15 maanden na deelname aan het programma duidelijk (Vries 1997[330]). Zelfs na een vervolgstudie na tien jaar bleef de deelname aan de ingreepgroep ondersteunend geweest te zijn voor overleving (Fawzy 2003[331]).

6.6.5.2   Programma

Het therapieprogramma bevatte onder andere: verbetering van de probleemoplossende vaardigheden, stressbeheersing via relaxatie, psychologische steun en les over de ziekte. Een cognitieve therapie werd gebruikt om een actieve probleemgerichte coping strategie te ontwikkelen.

7

Psychologische kanker behandeling

In Sectie B werden de psychologische elementen besproken die geassocieerd worden met de ontwikkeling van kanker. Sectie C beschreef enkele huidige psychologische behandelingsprogramma's. Deze sectie behandelt de soorten psychologische behandelingen die gebruikt kunnen worden van kanker. Deze behandelingen beïnvloeden de mindset, gedachten en emoties van de patiënt, waardoor het psychologische welzijn wordt beïnvloed. De volgende sectie beschrijft psychologische behandelingen die directe invloed hebben op de fysiologie zonder een bemiddelende mentale toestand.

Voorgaande hoofdstukken waren min of meer medisch van aard. Dit hoofdstuk zal, net als de volgende hoofdstukken, meer psychologisch van aard zijn. In dit hoofdstuk en in komende hoofdstukken zal ik het woord "cliënt" gebruiken omdat dit de psychologische oriëntatie weerspiegelt. Dit zal in paragraaf 8.1.2.2: Cliënt, Patiënt of Student, uitgebreid verklaard worden.

Anders dan bij medische behandelingen, zijn psychologische behandelingen hoofdzakelijk gebaseerd op de relatie tussen de therapeut en de cliënt. Deze relatie is van het grootste belang bij elke psychologische therapie, vooral als er gewerkt wordt met cliënten met kanker. Deze relatie wordt gedeeltelijk gedefinieerd door de persoonlijkheid van de therapeut. Daarom is er een apart hoofdstuk over de therapeut, zijn overtuigingen en zijn methodes.

7.1   Psychologische therapie

Chirurgie, radiotherapie, chemotherapie en andere therapieën zijn geaccepteerde behandelingen van kanker. Ze zijn gebaseerd op wetenschappelijk bewijs, onder andere door experimenten op dieren en mensen.

Andere behandelsoorten hebben vaak niet zo'n wetenschappelijke basis. Elke paar jaar wordt de media gechoqueerd door een nieuwe "wondertherapie". De exacte formule is vaak onbekend. Kennisneming van de behandeling gaat meestal via mond-tot-mondreclame of populaire tijdschriften die in de supermarkt worden verkocht. Deze "behandelingen" worden niet ondersteund door diepgaand onderzoek of vermeld in de wetenschappelijke literatuur. Toch hebben ze grote aantrekkingskracht op mensen met kanker en hun familie. Wanneer de reguliere geneeskunde de kanker niet kan genezen, of de bijwerkingen van de medische behandeling zo heftig zijn, zijn mensen bereid om onbewezen behandelingen te onderzoeken.

Het publiek moet beschermd worden tegen valse beweringen. Tegelijkertijd moeten nieuwe paradigma's getest worden en moet er mee geëxperimenteerd worden. Nieuwe (en onbewezen) methodes zouden onderzocht moeten worden om hun waarde te bepalen. Zonder deze beweringen te testen, wordt de wetenschap nieuwe inzichten onthouden. Veel doorsnee behandelingen komen voort tradities. Vroeger waren ze onbewezen en controversieel, maar op de een of andere manier brachten ze toch de gewenste resultaten voort. Na zorgvuldig wetenschappelijk onderzoek waren wetenschappers in staat om deze interventies te bewijzen. Voordat de bewijzen er waren, waren de resultaten wel al zichtbaar.

Onbewezen methodes zijn niet per definitie ineffectief; ze kunnen simpelweg op een manier werken die we nog niet begrijpen. In het geval van radicaal nieuwe ideeën kan het zijn dat het paradigma zo controversieel is dat mensen niet kunnen of willen geloven dat het mogelijk kan zijn.

Voorbeeld:

Copernicus zei dat de aarde om de zon draaide. Dit was zo controversieel dat Nicholas Copernicus zijn essay anoniem publiceerde. Hij was bang om vervolgd te worden. Zijn ideeën waren alleen belachelijk, omdat ze niet overeenkwamen met de denkwijzen van die tijd.

Te zijner tijd werd bewezen dat hij gelijk had. Uiteindelijk veranderde zijn revolutionaire denkwijze ons wereldbeeld.

Het feit dat het werk van Copernicus in eerste instantie verboden was, betekende niet dat de aarde niet om de zon draaide. Het betekende dat mensen er nog niet klaar voor waren om de waarheid te begrijpen en niet in staat waren te bewijzen dat zijn paradigma fout was.

Verschillende onderzoeken hebben aangetoond dat psychologische behandelingen het immuunsysteem helpen bij het overwinnen van ziektes. Psychologische therapie belemmert de reguliere geneeskunde niet. Hoewel sommige **alternatieve** therapeuten het daar niet mee eens zijn, werken complementaire benaderingen altijd samen met de reguliere geneeskunde. Er is bewezen dat medische behandelingen in veel gevallen succesvol zijn. Met het gebruik van complementaire psychologische therapieën kunnen cliënten nog beter geholpen worden bij hun genezingsprocessen.

"Een geest die door een nieuw idee is uitgerekt, krijgt nooit meer zijn originele dimensie terug."
- Oliver Wendell Holmes -

7.1.1 Valse hoop

In hun zoektocht naar gezondheid hopen cliënten op een wonderbaarlijke genezing en zijn ze bereid om alles te proberen. Ze redeneren vaak dat ze het net zo goed kunnen proberen, omdat ze "niets te verliezen" hebben. Helaas is er **wel** iets te verliezen. Cliënten kunnen valse hoop krijgen. Ze zouden hun interesse in de reguliere geneeskunde of complementaire benaderingen kunnen verliezen. Uiteindelijk kunnen ze zelfs waardevolle tijd kwijtraken door een onbevredigende therapie te volgen.

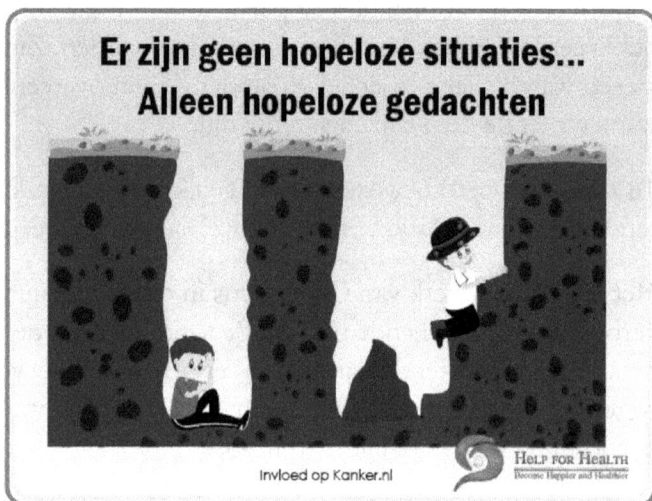

Complementaire psychologische therapie wordt vaak aangevallen op kwesties als valse hoop. Mensen denken dat, zo lang ze het ergste verwachten, ze niet teleurgesteld zullen worden. Dit is een vorm van valse hopeloosheid. Zulke mensen noemen zichzelf graag realisten, maar zijn eigenlijk pessimisten.

Veel mensen leggen de echte waarde van een optimistische, pessimistische of realistische kijk op het leven verkeerd uit.

Pessimistische mensen zien de wereld als een donkere plaats waar alleen misère is en alles uitzichtloos is. Ze ontkennen de positieve kant van dingen.

Optimistische mensen zien de wereld als een vrolijke speelplaats waar overal blijdschap is. Ze ontkennen de negatieve kant van het leven. Realistische mensen weten dat er positieve en negatieve aspecten zijn aan alles in het leven. Ze accepteren beide kanten volledig.

"Niemand weet echt genoeg om een pessimist te zijn."
- Norman Cousins -

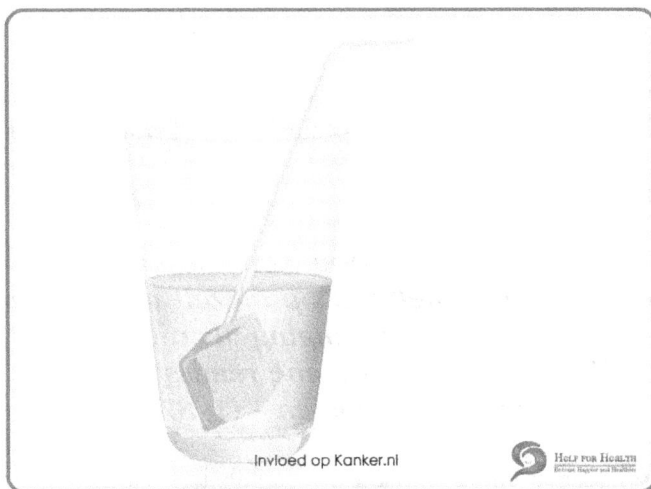

Pessimist: "Mijn glas is half leeg."

Optimist: "Mijn glas is half vol."

Realist: "Mijn glas is voor de helft gevuld met water en voor de helft met lucht."

Als therapeuten met de psychologische kwesties werken die in dit werk zijn beschreven, geven ze geen valse hoop, maar helpen ze cliënten realistischer te worden. Realistische hoop is wat in deze therapeutische benadering wordt overgebracht. Daarbij hebben de psychologische benaderingen een groot effect op kwaliteit van leven en vaak ook op herstel.

De aanwezigheid van hoop bij cliënten wordt vaak in verband gebracht met een betere gezondheid en uitzichtloosheid is vaak een voorbode van slechte uitkomsten. Hoop hebben, is echter geen garantie, maar het helpt wel bij het genezingsproces.

Voorbeeld:

Als mensen trouwen, is er geen garantie dat ze gelukkig zullen zijn. Ze hopen dat ze dat zullen zijn. Dit kan door een pessimist worden opgevat als valse hoop.

Toch is verwachten dat een huwelijk binnen een paar jaar eindigt, een garantie dat dat ook zal gebeuren.

Hopen op geluk is geen garantie, maar het helpt zeker.

Hoopgevoelens stimuleren het placebo-effect. De mogelijke effecten op herstel van een placebo kunnen niet ontkend worden, zelfs niet bij kanker.

"Iedereen weet dat je dood gaat aan kanker, maar ik wist niet zeker of ik het ook op mezelf moest toepassen. Ik zag die overtuiging als onzin."
Citaat van een spontane remissiepatiënt
- Daan van Baalen - (1987[332]*)*

Valse hoop bestaat en kan gezien worden als iets dat zich alleen richt op onrealistische en onbereikbare resultaten, terwijl de huidige waarheid wordt ontkend. Zulke onrealistische verwachtingen leiden tot teleurstelling of schuldgevoelens. Hoop op genezing is een realistische hoop. Realistische of weloverwogen hoop betekent dat je je huidige gevoelens, gedachten, relaties en mogelijkheden op verbetering accepteert. Je alleen richten op uitzichtloosheid en zelfmedelijden is net zo onrealistisch als alleen een positieve en rooskleurige toekomst zien.

Valse hoop

⊘ **"Ik richt me alleen op het positieve."**

⊘ **"Ik kan alles doen wat ik wil."**

⊘ **"Ik heb alles in mijn macht."**

Valse hopeloosheid

⊘ "Ik wentel me in wanhoop."

⊘ "Ik heb niets in mijn macht."

⊘ "Alles maakt me bang en de ziekte en emoties hebben me in hun macht."

Realistische hoop

⊘ "Soms voel ik me verschrikkelijk en op andere momenten voel ik me meer verbonden met het leven en anderen dan ooit tevoren."

⊘ "Er zijn dingen die buiten mijn macht liggen. Toch zijn er ook veel dingen waar ik wel invloed op heb."

⊘ "Ik kies ervoor om nu zo voluit mogelijk te leven. De kwaliteit van mijn leven mag dan wel verbonden zijn met mijn fysieke gezondheid, maar hoe lang ik ook nog mag leven, ik ben van plan dat met al mijn kunnen te doen."

Hoop zorgt voor actie en stimuleert het welzijn. Zonder hoop nemen mensen geen actie voor hun welzijn. Hoop is zowel een ondersteunende emotie als een geleider om positieve acties in gang te zetten voor een verbeterde zelfbeheersing.

Solano e.a. (1993[333]) bestudeerden de relatie tussen psychosociale situaties en de waarschijnlijkheid van symptoomontwikkeling. Ze concludeerden: "De beste houding ten opzichte van prognose blijkt een volledige erkenning te zijn van de situatie en een resolute bereidheid om er iets aan te doen." Deze conclusie wordt gesteund door veel andere onderzoekers. Uitzichtloosheid zorgt voor passiviteit en het laten gebeuren van dingen. Hoop zorgt ervoor dat de resolute bereidheid in actie komt.

> **Resolute bereidheid om er iets aan te doen**

"Geloof in God en zet je fiets op slot."
- Arabisch gezegde -

7.1.2 Voordelen van psychologische therapie

Psychologische therapie kost veel tijd; veel technieken vereisen intensieve oefening en verzekeringsmaatschappijen vergoeden de kosten voor de cliënten niet altijd. Cliënten moeten actief betrokken zijn en er zijn geen garanties (net zomin als er garanties zijn bij de reguliere behandeling). Psychologische therapie heeft echter ook geen nadelige bijwerkingen.

Karl Menninger, de oprichter van de Menningerkliniek, merkte de reacties op van mensen met kanker die betrokken waren bij complementaire psychologische therapie. Cliënten meldden vaak dat ze zich veel beter en sterker voelden dan voor de ziekte. Ze voelden zich "beter dan beter". Soortgelijk commentaar kwam van cliënten die kanker overwonnen. Die meldden dat ze na de therapeutische behandelingen een sterkere psychologische gezondheid, een positief zelfconcept en een gevoel van controle over hun leven hadden.

Positief zelfconcept en gevoel van controle

Voorbeeld:

Het is zoals een botbreuk waarbij het bot sterker wordt als het genezen is.

Bij een bespreking van onderzoeken naar de effecten van psychotherapie op de fysieke werking, concludeerde Eells (2000[334]) dat "psychotherapeutische behandelingen van grote waarde zijn bij het stimuleren van fysieke gezondheid".

Onderzoek geeft aan dat complementaire psychologische therapie effectief is bij het verbeteren van de algemene levenskwaliteit van cliënten. Als cliënten psychologisch sterk zijn, worden de effecten van de reguliere geneeskunde vergroot en slaan ze vaak beter aan. Sommige mensen kennen wonderbaarlijke genezingen toe aan psychologische veranderingen in cliënten.

Andere voordelen van psychologische behandelingen worden hieronder beschreven.

> ⊙ **De benaderingen zijn subtiel en veilig.**

> ⊙ **De technieken kunnen zonder de aanwezigheid van een therapeut uitgevoerd worden. Dit zorgt ervoor dat ze actief betrokken kunnen zijn bij hun eigen genezingsproces.**

> ⊙ **De technieken gaan levenslang mee. Ze kunnen door cliënten ook onafhankelijk gebruikt worden om andere ongemakken (psychologisch en fysiologisch) te verlichten.**

> ⊙ **Er zijn bijna geen contra-indicaties. Dus iedereen kan direct de vruchten plukken.**

Wat zijn je inzichten tot nu toe?

Schrijf je grootste inzichten op die je tot
nu toe hebt gehad

Wat gaan je acties zijn?

Inzichten alleen zijn niet voldoende. Schrijf de
acties op die je vanaf vandaag gaat nemen op
basis van bovenstaande inzichten?

8

Kern elementen van behandeling

Deze therapie is ontworpen voor cliënten die hun reguliere kankerbehandelingen willen aanvullen met psychologische behandelingen. Mensen met kanker beginnen meestal niet met scherpomlijnde doelen, zoals andere type cliënten. "Gewone" cliënten komen binnen met een specifiek doel of een specifiek probleem om aan te werken. Als mensen binnen komen voor complementaire kankertherapie hebben ze maar 1 doel: "beter worden". Door de brede opzet van behandelingen om deze cliënten te kunnen helpen, kan complementaire therapie vergeleken worden met het "herstructureren van je leven". Tijdens de therapie worden veel suggesties gedaan voor veranderingen aan overtuigingssystemen en gedrag. Als cliënten bepaalde psychologische of psychiatrische problemen hebben, moeten deze behandeld worden voordat de complementaire kankertherapie kan beginnen. Hoewel dit model speciaal ontworpen is voor mensen met kanker, kan het ook bij veel andere therapeutische situaties ingezet worden.

Het algemene doel van deze therapie is het activeren van de interne

> **Activeren van het zelf herstellend vermogen**

genezingsbronnen van de cliënt en het verwijderen van blokkades. Bij het werken aan deze doelen, worden ook de fysieke, mentale en emotionele aspecten in balans gebracht, waardoor de levenskwaliteit wordt verbeterd.

Kankerbehandeling is multidimensionaal (Carter 1976[335]). Eén aanpak is het verminderen van het aantal kankercellen met behulp van medische middelen. Een andere aanpak omvat het verbeteren van het immuunsysteem; dit kan gedaan worden door middel van medische ingrepen, maar ook door andere methodes. Daarbij, en dat wordt vaak vergeten in de reguliere behandeling, het vergroten van de kwaliteit van leven.

Dit werk gaat over de psychologische behandelingen die het natuurlijke genezingsvermogen van het lichaam versterken. Elke behandeling die zorgt voor de versterking van het immuunsysteem, is bevorderlijk zijn voor de algemene behandeling van kanker.

Ik benadruk het nogmaals dat het belangrijk is om mét de reguliere geneeskunde samen te werken, niet ertegen. Vanuit psychologisch standpunt gezien, is dit ook belangrijk. De therapeut zou het pad dat de cliënten hebben gekozen, moeten accepteren. Zowel de therapeut als de cliënten moeten geloven in de genezende werking van de huidige behandelingen, zowel medisch als complementair (Simonton 1978[336]).

In eerdere secties werd de basis voor dit therapeutische model gelegd. Op basis van het psychosomatische model zal ik alle elementen één voor één bespreken en beschrijven. Ik zal bekende technieken combineren met inzichten van verschillende disciplines.

8.1 Het proces

8.1.1 Cliënt, patiënt of student?

Zoals we hebben besproken, ligt de voornaamste focus op het verbeteren van de levenskwaliteit en vragen die gericht zijn op vreugde. Daarom hebben we een andere terminologie nodig voor de persoon die in therapie komt. Sommige onderzoekers, vooral degenen die medisch georiënteerd zijn, gebruiken de term "patiënt" voor de persoon waarmee ze werken. "Patiënt" impliceert medische zorg en behandeling en zou alleen door artsen gebruikt moeten worden.

"Patiënt: Een individu die in afwachting is van medische zorg en behandeling of het ondergaat."
- Merriam-Webster -

De meeste psychologisch georiënteerde onderzoekers gebruiken de term "cliënt". Het woord "cliënt" impliceert een afhankelijke relatie tussen de persoon en de therapeut. De therapeut leidt de persoon in de gunstigste richting. Bovendien impliceert het een vast tijdsbestek waarin de persoon onder de bescherming van de therapeut valt. Na de therapie zijn de cliënten op zichzelf aangewezen.

"Cliënt: Iemand die onder de bescherming van een ander staat, een persoon die van het advies of de diensten van een ander gebruikmaakt."
- Merriam-Webster -

Het Huaxia Zhineng Chi Kung Centrum in China gebruikt de term "student". Ze verwijzen altijd naar de persoon als een student, nooit als een cliënt of een patiënt, hoe ziek ze ook zijn. Ze beredeneren dat de studenten leren hoe ze hun persoonlijke genezende hulpmiddelen kunnen beïnvloeden. Ze vertrouwen niet alleen op dokters. Ze leren hoe ze moeten genezen in plaats van

> **Student van het leven**

hoe ze behandeld moeten worden. Hoewel dit niet expliciet wordt gemaakt, maken Simonton e.a. (1992[337]) ook gebruik van de studentmetafoor. Ze verwijzen naar het proces als zijnde een "Student van het leven".

> *"Student: Leerling, iemand die bestudeert: een oplettende en systematische waarnemer."*
> *-- Merriam-Webster --*

Meerdere lichaam-geest klinieken gebruiken dezelfde metafoor. Een student is actiever en neemt meer verantwoordelijkheid voor zijn proces dan de cliënt of de patiënt. Tegelijkertijd neemt hij ook meer verantwoordelijkheid voor de tijd waarin er geen interactie is met de therapeut en vertrouwt hij op zijn eigen oordeel.

De term "student" is verreweg de beste keuze. De term die tegenwoordig in psychotherapie wordt gebruikt, is echter "cliënt". Om het duidelijk en gemakkelijk leesbaar te houden, zal ik in dit boek "cliënt" blijven gebruiken.

8.1.2 Timing

Een belangrijk aspect van de behandeling is het bepalen van het moment waarop psychologische therapie opgenomen moet worden in het algemene gezondheidsprogramma.

Vlak na de diagnose of de ontdekking dat kanker na lange tijd weer teruggekeerd is, zijn mensen in shock en reageren ze vaak met ontkenning en andere verdedigende coping strategieën. In deze periode is een cliënt misschien niet klaar voor psychologische oplossingen of diepgaande psychologische behandelingen. Geruststelling, acceptatie, koestering en simpele relaxatie zouden tijdens deze beginfase beter van toepassing kunnen zijn. Volgens Brody (in Simonton 1992[338]) duurt de schok van een eerste diagnose 3 tot 6 maanden. De schok van teruggekeerde kanker duurt ongeveer 2 tot 4 weken. Als de cliënt in deze periode psychologische behandeling krijgt opgedrongen, zag Brody dat cliënten naar uitzichtloosheid gingen neigen. Tijdens deze shockperiode zijn cliënten niet klaar voor psychologische behandeling. Toch kan de therapeut nog steeds relaxatie oefeningen en pijnbestrijdingstechnieken aanbieden. Deze behandelingen worden makkelijk geaccepteerd door cliënten. Dan kan de therapeut langzaam maar zeker andere onderdelen gaan introduceren om aan te gaan werken.

Hoewel cliënten er klaar voor moeten zijn, suggereert Peynovska (2005[339]) dat therapie zo snel mogelijk na de diagnose zou moeten beginnen. In het begin zijn cliënten energieker en kunnen ze technieken leren om verdere onrust te voorkomen.

8.1.3 Therapeutisch doel

Er zijn veel discussies geweest over doelen van complementaire psychologische kankerbehandeling. Sommige alternatieve therapeuten promoten het verlengen van het leven, terwijl anderen, conservatievere, therapeuten het omgaan met kanker promoten. Het ultieme doel zou het verlengen van leven zijn; de therapeut wil de cliënten echter niet confronteren met een mogelijke mislukking of ze valse hoop geven. Tegelijkertijd kan men zich afvragen wat de waarde is van levensverlenging als de kwaliteit van het leven sterk verminderd is. De focus op kwaliteit van leven is vaak daarom nog belangrijker dan verlenging van leven.

Newton e.a. (1982[340]) begonnen met levensverlenging als hun belangrijkste doel. Tijdens hun onderzoek verschoof hun doel naar het verhogen van de levenskwaliteit. Ze merkten dat als de kwaliteit van het leven niet verbeterd werd, de cliënten niet volledig met de therapeut meewerkten, bijna alsof ze zichzelf tegenhielden.

"De patiënt lijdt zo erg door de symptomen en bijwerkingen van de medische behandeling dat hij al het grootste deel van zijn verlangen om te leven en de energie om verder te gaan, kwijt is."
- Bernhauer W. Newton - (1982)

Hoewel ze bleven geloven dat ze het verloop van de ziekte konden terugdraaien, maakten ze alleen het doel van het verbeteren van de levenskwaliteit bekend. Simonton e.a. (1978[341]) gebruikten dit principe al. Terwijl ze alleen meldden dat het hun doel was om de levenskwaliteit te verbeteren, gebruikten Simonton, Newton e.a. behandelingen die levensverlenging suggereerden (verborgen doel).

Deze openlijke en verborgen doelen voorkwamen dat het medische personeel en andere mensen bezwaar konden maken tegen de therapeutische aanpak, aangezien het "alleen" maar ging om het verbeteren van de levenskwaliteit. Tegelijkertijd maakte het verborgen doel het mogelijk om het onbewuste van de cliënt op gezondheid te richten.

De algemene consensus in wetenschappelijk onderzoek is dat men zou moeten streven naar verbetering van de levenskwaliteit (LaBaw 1975[342]; Dempster 1976[343]; Simonton 1978[344]; Grosz 1979[345]).

> **Streven naar verbetering van levenskwaliteit**

Levenskwaliteit kan verbeterd worden door cliënten gezonde gewoontes aan te leren (eten, niet roken, bewegen, ontspanning); vergeten interesses te ontwikkelen (hobby's, muziek en andere talenten); levensdoelen opnieuw te definiëren en na te streven en relaties te verbeteren en onafgemaakte zaken met vrienden en familie te voltooien (Grosz 1979[346]). Als de therapeut zich richt op het verbeteren van de levenskwaliteit, hebben de cliënten ook meer gebieden waar ze aan moeten werken. Onderzoek wijst uit dat de focus op het verbeteren van de levenskwaliteit ook geassocieerd wordt met langere overlevingstijden (Coates e.a. 1992[347]).

> *"De ongelukkige persoon is het mikpunt van elke ziekte."*
> *- B. Larson -*

8.1.3.1   Oplossingsgericht

Bij de meeste psychologische behandelingen ligt de focus op de problemen van de cliënt en het verlichten van hun symptomen. Dit is gebaseerd op de veronderstelling dat het vinden en oplossen van de oorzaak ook de symptomen zal oplossen. Basisvragen bij deze benadering zijn:

> **Wat is er mis met deze persoon?**

> **Hoe is hij zo geworden?**

> **Wat kan hieraan gedaan worden?**

In zijn boek "Cancer as a Turning Point" geeft LeShan (1989[348]) een sterk argument waarom deze benadering niet gunstig is voor mensen met kanker.

"Therapie die gebaseerd is op deze vragen, kan geweldig en effectief zijn voor hulp bij een brede variatie aan emotionele of cognitieve problemen. Het is echter niet effectief voor kankerpatiënten. Het stimuleert simpelweg de zelf genezende mogelijkheden van de persoon niet, waardoor ze het medische programma niet kunnen bijstaan. We hebben nu genoeg ervaring opgedaan in veel verschillende landen om dit als een feit neer te leggen."
- Lawrence LeShan - (1989)

Hij stelt dat deze vragen de genezende bronnen in de cliënt niet mobiliseren. Hij merkt op dat dit niet langer een speculatie is, maar een begrip, gebaseerd op ervaring, feiten en harde bewijzen.

LeShan stelt een andere aanpak voor. Zijn aanpak is gericht op wat er *goed* is aan de persoon en hoe cliënten hun vreugde en voldoening in het leven kunnen vergroten. Deze aanpak wordt ook besproken in de sectie over behandelingsprogramma's. In plaats van te focussen op problemen en obstakels, richt hij zich op vreugde en voldoening door gewoon andere vragen te stellen.

Vragen die hij onder andere gebruikt:

(>) Wat gaat er goed bij de persoon?

(>) Wat zijn speciale en unieke manieren van zijn, verbinden en creëren die zijn eigen, natuurlijke manieren van leven zijn?

(>) Wat is zijn unieke lied dat maakt dat als hij het zingt hij blij is om uit bed te komen in de ochtend en naar bed te gaan in de avond?

(>) Welke levensstijl geeft hem pit, enthousiasme en betrokkenheid?

(>) Hoe kunnen we samenwerken om deze manieren van zijn, verbinden en creëren te vinden?

(>) Wat voor soort leven zou hij hebben gehad als hij de wereld aan hem had aangepast in plaats van zichzelf aan de wereld aan te passen?

(>) Hoe kunnen we samenwerken, zodat hij meer en meer in die richting beweegt, tot hij zo'n vol en pittig leven lijdt dat hij geen tijd of energie meer heeft voor psychotherapie?

Bewerking van LeShan (1989[349])

De richting naar wat goed is, is vaak nieuw voor cliënten en de therapeut moet dit duidelijk uitleggen. Cliënten richten zich meestal op wat er mis is en gerepareerd moet worden.

Op deze manier werken, sluit geen benaderingen uit die zijn gericht op de oorzaak. Het voornaamste doel is om meer plezier en geluk in het leven te brengen en te verwerken wat hen dwars zit. Deze benadering is door veel therapeuten overgenomen die met mensen met kankerwerken, maar ook door therapeuten die met andere cliënten werken (Berland 1995[350]).

Als cliënten binnenkomen, richten ze zich meestal op hun problemen en hebben ze het gevoel dat ze alles wat er in hun leven is gebeurd, moeten uitleggen. Ze geloven dat de oorzaak gevonden moet worden, voordat er een oplossing kan komen.

Door zich te verdiepen in deze vragen, moeten de cliënten hun aandacht verschuiven van probleemgerichte naar oplossingsgerichte benaderingen. Ze beginnen het gevoel te krijgen dat ze meer controle hebben over hun leven en hun persoonlijke doelen. Dit vergroot hun vechtlust en hoop.

8.1.4 Vooronderstellingen

Iedereen die met cliënten werkt, heeft bepaalde therapeutische vooronderstellingen, werkhypotheses, gunstige of professionele overtuigingssystemen. Hieronder vind je de vooronderstellingen die het geschiktst zijn voor het werken met mensen met kanker. Deze komen uit verschillende complementaire kankerbehandelingen en uit het veld van NLP (Neuro Linguïstisch Programmeren) en Hypnotherapie. Deze vooronderstellingen zullen de therapeuten in deze richting helpen. Het bespreken, doorwerken en er verschillende oefeningen mee doen zal hun cliënten ondersteunen bij hun genezingsprocessen. Dit is dan ook een essentieel onderdeel in onze trainingen en behandelingen.

Vooronderstellingen:

⊘ Genezing is een natuurlijke lichaamsfunctie die al vele jaren werkt.

⊘ Verbeterde levenskwaliteit heeft invloed op de gezondheid.

⊘ Fysiologische processen, waaronder immuunsysteemwerking en hormonale activiteit, kunnen door de cliënten zelf beïnvloed worden.

⊘ Overtuigingen en emoties beïnvloeden gezondheid en herstel aanmerkelijk.

⊘ Cliënten zijn de baas over hun denken, overtuigingen en emoties en kunnen die veranderen.

⊘ Het veranderen van overtuigingen en emoties kan gemakkelijk geleerd worden.

⊘ Gezondheid is de harmonie tussen de fysieke, mentale, emotionele en spirituele/filosofische aspecten van zijn.

⊘ Het huidige behandelingsprogramma zal cliënten helpen bij hun genezingsproces.

8.1.5 Omgaan met terugkeer

Als cliënten hersteld zijn van kanker, maar de kanker later terugkeert, is al met veel van deze therapeutische elementen gewerkt. Er zou nog steeds behoefte kunnen zijn aan extra psychologische therapie. Cliënten ervaren dezelfde soortgelijke emoties en soortgelijke thema's zijn van toepassing. Sommige overtuigingen kunnen teruggeschoven zijn naar hun originele staat en gevoelens van uitzichtloosheid kunnen sterker zijn dan eerst. Ook is er een nieuw thema waar aandacht aan besteed moet worden: de boodschap van de terugkeer.

Simonton (1978[351]) identificeerde de psychologische thema's van terugkeer:

1. **Cliënten kunnen te hard hun best doen en te veel veranderingen tegelijkertijd maken, waardoor ze hun stressniveau verhogen.**

2. **Er kunnen emotionele conflicten zijn die nog steeds opgelost moeten worden of die door de cliënten in eerdere sessies weggeduwd zijn.**

> Oplossen van emotionele conflicten

3. **De ziektewinst van de ziekte is misschien niet op een complete manier behandeld. Er moeten nieuwe manieren gevonden worden**

4. **Cliënten kunnen gestopt zijn met hun oefeningen toen ze herstelden of zijn teruggevallen in hun oude gedragspatronen.**

Natuurlijk zijn er veel andere mogelijkheden. De therapeut moet cliënten helpen bij het vinden van de betekenis van de terugkeer van de kanker. Hierbij moeten cliënten hun bewustzijn en onbewuste actief onderzoeken.

De therapeut zou zich kunnen richten op de tijd voor de terugkeer. Door die periode te onderzoeken op stressors, gedachten, gedragspatronen, emoties en activiteiten, zou een therapeutische richting duidelijk kunnen worden.

8.2 De therapeut

Het therapeutische proces is een zeer individueel proces dat plaatsvindt tussen de cliënt en de therapeut. In tegenstelling tot vele andere beroepen heeft de persoonlijkheid van de therapeut een grote invloed op de servicekwaliteit. Een therapeutisch proces kan niet simpelweg gezien worden als het uitvoeren van enkele behandelingen bij cliënten. Het therapeutische proces is een intense relatie waarin de therapeut zichzelf en zijn behandelingen gebruikt om zijn cliënten te helpen. Als de therapeut een slechte dag heeft, beïnvloedt dit de therapie.

De persoonlijkheid en houding van de therapeut speelt een heel belangrijke rol in de complementaire psychologische kankerbehandeling (CPCT). De psychologische processen van de therapeut zijn normaal gesproken een integraal deel van zijn professionele opleiding. Een therapeutische opleiding omvat onder andere het leren van therapie om met persoonlijke kwesties te werken en begeleiding om feedback te krijgen op het therapeutische proces.

Er is al veel geschreven over de tussenkomst van de persoonlijkheidskwesties van de therapeut in het therapeutische proces. Deze paragraaf zal alleen aanvullende kwesties bespreken die specifiek betrekking hebben op het werken met levensbedreigende ziektes en dan met name kanker.

8.2.1   De overtuigingen van de therapeut

Rosenthal (1966[352]; 1968[353]) voerde een onderzoek uit naar de effecten die de overtuigingen van de onderzoeker hebben op de proefpersoon. Hij voerde een test uit waarin alle kinderen een non-verbale intelligentietest kregen. Deze test moest voorspellen of een kind qua leren op het punt stond "tot bloei te komen" of niet. De test werd overeenkomstig "The Harvard Test for Inflected Acquisition" genoemd. De docenten werd verteld dat deze test voor de komende 8 maanden verbazingwekkende sprongen in competentie van de kinderen zou voorspellen. De groep kinderen werd willekeurig verdeeld over de docenten. De docent van de experimentele groep werd verteld dat hij een intelligente groep les gaf en de andere docent werd medegedeeld dat hij een gemiddelde groep les gaf.

Na 8 maanden, aan het eind van het schooljaar, werden de kinderen opnieuw getest met dezelfde toets. Rosenthal merkte verschillen op in competenties in de groepen. De groep waarbij de docent verwachtte dat de kinderen tot volle bloei zouden komen, vertoonde inderdaad een verrassende stijging in competentie ten opzichte van de controlegroepen. Op basis van dit experiment concludeerde Rosenthal dat de Pygmalion theorie klopte. De overtuigingen van de experimentator beïnvloeden de resultaten.

Rosenthal ontdekte ook iets eigenaardigs: de kinderen die in de controlegroep (en in tegenstelling tot de verwachting) een stijging in intellectuele groei vertoonden werden ongunstig beoordeeld door de docenten.

> **Overtuigingen van de leraar beïnvloeden de resultaten van de studenten**

Deze Pygmalion theorie wordt al heel lang erkend door hypnotherapeuten. Als therapeuten bepaalde hypnotische fenomenen niet geloofden, konden cliënten ze niet uitvoeren.

"De cliënt zal ALLEEN datgene realiseren waar de therapeut in gelooft!"
- Algemeen geuit in hypnoseliteratuur -

LeShan (1989[354]) schreef over een experiment waarin werd gekozen voor een bewuste open communicatie door de experimentator. De deelnemers werd verteld dat het een experiment over vrije associatie (direct zeggen wat in je opkomt) was.

De experimentatoren hadden een speciale categorie reacties in gedachten (natuurobjecten, meervoud, bewegingen enz.). Als de proefpersoon reageerde met een reactie die in de categorie viel die de experimentator in gedachten had, bevestigde hij die bewust met een minimale reactie. De bevestiging kon een "hm" zijn, een kleine beweging van het hoofd of een tik met een potlood op het schrijfblok. Deze minimale reacties werden zelden bewust opgemerkt door de proefpersoon. De proefpersonen begonnen steeds vaker te reageren met de categorie die de experimentator in gedachten had, zonder zich er bewust van te zijn.

"Het is voor een therapeut niet mogelijk om zijn aannames en doelen verborgen te houden. Alle aannames vallen onder communicatie."
- Lawrence LeShan - (1989)

Als we de principes van Rosenthal, LeShan en het algemeen bekende in het veld van hypnose toepassen, wordt duidelijk dat de overtuigingen en verwachtingen van de therapeut de cliënten beïnvloedt, zelfs als deze overtuigingen niet bewust overgebracht worden.

LeShan (1989[355]) beweert ook dat therapeuten geen overtuiging of verwachting kunnen veinzen. Cliënten hebben door dat de therapeut doet alsof en de overtuigingen als onwaar beschouwt. Doen alsof, heeft een averechts effect.

Frank (1973[356]) publiceerde een onderzoek dat aangaf dat jonge, onervaren therapeuten resultaten leken te behalen die meer ervaren therapeuten niet konden behalen. Hij concludeerde dat de onervaren therapeuten andere overtuigingen hadden over wat mogelijk was.

Je realiseren dat de overtuigingen van de therapeut de cliënten beïnvloedt, is bij hypnose zelfs nog belangrijker. Hypnose is een heel intensieve toestand waarin de cliënt bewuste en onbewuste signalen van de therapeut opvangt en erdoor beïnvloed wordt. De hypnotische trance versterkt deze signalen. Alleen therapeuten met constructieve overtuigingen zouden met cliënten moeten werken, anders belemmert dit het proces en zou het de cliënten zelfs kunnen schaden Dit geldt ook voor alle psychotherapeutische programma's.

In de speciale uitgave over kanker van de American Journal of Clinical Hypnotherapy, bracht Newton (1982[357]) dit onder de aandacht van de lezers.

"Als we hypnose gebruiken, moeten we rekening houden met de versterking van de relatie tussen de mensen die betrokken zijn bij de hypnotische ervaring … De vraag wie het onderzoek doet, wat zijn motieven zijn, wat zijn overtuigingen zijn, wat de structuur van zijn personaliteit is en wat zijn verwachtingen zijn, zijn in hele grote mate net zo belangrijk als het experimentele ontwerp, de selectie van proefpersonen, de hypnotiseerbaarheid van proefpersonen en de statistische methodes die gebruikt worden bij de analyse van de gegevens."
- Bernhauer W. Newton - (1982)

Tijdens het therapeutische proces zou de therapeut kunnen merken dat enkele van zijn eigen onverwerkte problemen naar boven komen. Dit kunnen angsten zijn voor zijn eigen sterfelijkheid, schuldgevoelens over zijn verleden, twijfel over het werk dat hij doet, etc. Als de therapeut deze problemen opmerkt, zou hij zelf ook hulp moeten zoeken om ze op te lossen.

8.2.2   Relatie met cliënten

Simonton (1978[358]) doet een duidelijke uitspraak over de relatie met cliënten. De relatie zou persoonlijk, gepassioneerd en ongehecht moeten zijn. Er is een verschil tussen gehechtheid, afstandelijkheid en ongehechtheid. Als de therapeut gehecht is aan de uitkomst, zal dit problemen veroorzaken voor zowel de therapeut als de cliënt. Cliënten zullen zich niet vrij voelen om bepaalde terugvallen te bespreken en overtuigingen over opgeven, uit te spreken. De therapeut zou zich schuldig kunnen voelen over een terugval en het gevoel kunnen krijgen dat hij gefaald heeft. Het tegenovergestelde van gehechtheid is afstandelijkheid, een onpersoonlijke aanpak. Dit veroorzaakt ook problemen voor cliënten, in dat opzicht dat ze zich niet verbonden voelen met de therapeut en niet het gevoel hebben dat er in de therapie om ze gegeven wordt.

Ongehechtheid betekent, geven om en houden van cliënten en tegelijkertijd respecteren dat de uitkomst onzeker is. Door een ongehechte relatie te hebben met cliënten, blijven de cliënten verantwoordelijk voor hun eigen proces. Een overtuiging die Simonton voorstelt voor het ondersteunen van deze ongehechtheid, is: "Ik wil dat deze persoon beter wordt; ik accepteer dat hij achteruit kan gaan en kan sterven. "

8.2.3 Dood

Omgaan met dood en sterfte is een speciale kwestie die aanwezig is bij het werken met terminale ziekten als kanker. Cliënten leren hoe ze om moeten gaan met dood en overlijden, is regelmatig terug te vinden in psychologisch werk (Simonton 1978[359]; LeShan 1989[360]; Spiegel 1991[361]).

Therapeuten hebben geleerd om te luisteren en niet gerust te stellen. Ze moeten echt luisteren naar wat de cliënt bedoelt en naar wat ze hebben meegemaakt. LeShan merkt op dat het nutteloos is en een averechts effect heeft om een depressieve cliënt te vertellen dat ze veel hebben om voor te leven. Dit is algemene kennis; dit lijkt echter vergeten te worden als de persoon stervende is. De angsten van de therapeut kunnen versterkt worden als ze oog in oog staan met hun eigen sterfelijkheid, waardoor ze de dood van de cliënt ontkennen door te proberen hem gerust te stellen. Het is belangrijk om de dood te accepteren als een integraal deel van het leven, zowel voor de therapeut als voor de cliënt.

Naast het leren van cliënten hoe ze met deze kwesties om moeten gaan, wordt de therapeut ook enkele beperkingen opgelegd. Het onderwerp dood zal waarschijnlijk de eigen emoties van de therapeut naar voren brengen. Dit is heel normaal; sterker nog, niets voelen zou een reden zijn tot zorg. De therapeut moet in staat zijn openlijk over de dood te praten en de cliënten niet gerust te stellen op basis van zijn eigen angsten. Hiervoor moet de therapeut comfortabel zijn met zijn eigen sterfelijkheid, percepties en emoties die met de dood te maken hebben.

Wat zijn je inzichten tot nu toe?

Schrijf je grootste inzichten op die je tot nu toe hebt gehad

Wat gaan je acties zijn?

Inzichten alleen zijn niet voldoende. Schrijf de acties op die je vanaf vandaag gaat nemen op basis van bovenstaande inzichten?

9

Veranderen van gebeurtenissen

Gebeurtenissen die plaatsvinden in het leven van cliënten beïnvloeden hun denken en hun gezondheid. Gebeurtenissen kunnen een keten van psychologische processen in gang zetten die uiteindelijk kunnen leiden tot gezondheidsuitkomsten. Simpel gezegd: als er geen gebeurtenis was, zou de stressreactie uitgebannen zijn. Cliënten hebben geen controle over de gebeurtenissen die in hun leven plaatsvinden, dus is het belangrijk om te onderzoeken wat de therapeutische processen kunnen doen om de effecten van deze gebeurtenissen te verminderen.

Bij het werken met cliënten is het belangrijk om hun psychologische natuur te kennen. In het geval van mensen met kanker is dat zelfs nog belangrijker, aangezien de therapeut hun gezondheidstoestand probeert te beïnvloeden door gezond om te gaan met denken en emoties.

De gedachtes en gevoelens worden beïnvloed door de stressors die cliënten tijdens hun leven te verduren krijgen. Als de therapeut de stressors kent die cliënten hebben meegemaakt, kan hij bepalen op welke gebieden behandelingen nodig zijn.

Een lijst met stressors kan gebruikt worden als hulpmiddel bij het bespreken van de belemmerende overtuigingen of om onverwerkte emoties te ontdekken (volgende hoofdstukken).

9.1 Diagnose

Bepalen welke problemen cliënten hebben gehad, is niet echt een diagnostisch hulpmiddel, maar werkt meer als een baken voor de therapeut.

Weten welke stressors aanwezig zijn geweest, kan de therapeuten helpen bij:

1. **Het bepalen van de kwesties die verder onderzocht kunnen worden (d.w.z. door te vragen "Hoe heb je die situatie aangepakt?")**

2. **Het oplossen van emoties waar de cliënten zich mogelijk niet van bewust waren.**

3. **Het bepalen welke toekomstige gebeurtenissen zullen dienen als stressors.**

Het ontdekken bestaat normaal gesproken uit een vragenlijst die cliënten hun stressors binnen een bepaalde tijdsperiode laat onderzoeken. Er is discussie over wat de beste periode is om te gebruiken. Sommige onderzoekers gebruiken een periode van 3 maanden voor de diagnose, terwijl anderen tot 12 jaar voor de diagnose gebruiken. De meeste onderzoekers zijn het erover eens dat de beste uitgangspositie een periode betreft van 6 tot 24 maanden voor de diagnose van de ziekte.

Deze lijst met stressors zal als hulpmiddel gebruikt worden voor verdere bespreking. Vraag cliënten om zo mogelijk alle stressors die ze zich kunnen herinneren, die impact hebben gehad op hun leven, op te noemen. Deze lijst zal later gebruikt worden voor aanvullend onderzoek naar de overtuigingen, emoties en coping strategieën van de cliënt. Het gebeurt namelijk ook regelmatig dat een stressor uit de vroege kind-tijd stamt, en daarna blijft doorwerken maar onbewust blijft. Deze zal de cliënt dus niet herkennen in de periode vlak voor de diagnose.

Zoals we in eerdere secties gezien hebben, hebben gebeurtenissen die met verlies te maken hebben een enorme impact op het leven van cliënten. Statistisch gezien, hebben ze ook impact op de prognose van kanker. Bij het interpreteren van de resultaten van een stressortest moet speciale aandacht worden besteed aan zulke gebeurtenissen (dood, scheiding, pensioen etc.).

Andere kwesties waarover nagedacht moet worden, zijn de belangrijkste relaties en aan werk gerelateerde veranderingen.

9.1.1 Vragenlijst

Er zijn verschillende vragenlijsten ontwikkeld om inzicht te krijgen in de gebeurtenissen die cliënten hebben meegemaakt. Deze vragenlijsten kunnen door de cliënten in hun vrije tijd worden ingevuld. Dit stimuleert een actieve rol voor de cliënt.

Cliënten een lijst van gebeurtenissen laten maken, zal een lijst van vooral bewuste stressors opleveren. Het gebruik van vragenlijsten, helpt cliënten om ook gebeurtenissen te noemen die ze zijn vergeten. De gedetailleerdste informatie kan verkregen worden door de cliënten te vragen eerst hun eigen lijst te maken en dan pas de vragenlijst te gebruiken.

Behandeling:

1. **Laat cliënten een lijst maken met gebeurtenissen die ze hebben meegemaakt, inclusief datums.**

2. **Groepeer deze gebeurtenissen in periodes: 6 en 24 maanden voor de diagnose.**

9.1.2 Creatieve inventarisering

Een andere manier om cliënten hun stressors te laten inventariseren is een creatievere, onbewustere methode.

Behandeling:

1. **Leid de cliënt door zijn leven met behulp van imaginatie.**

2. **Laat hem een tekening maken door de kleuren van zijn leven te gebruiken.**

3. **Bespreek de tekenen en de metaforische betekenis van de gebeurtenissen.**

4. **Vraag de cliënt welke stressors hij kan identificeren.**

Creatief inventariseren, kan ook gebruikt worden als "opwarming" voor de vragenlijsten. Het zal cliënten helpen de gebeurtenissen in hun leven te herkennen.

9.2 Therapie

Gebeurtenissen "overkomen" cliënten en kunnen wel of niet waargenomen worden. De enige echte "therapie" is het vermijden van alle levenssituaties. Maar door koppig te proberen alle stressors te ontwijken, wordt een nieuwe stressor veroorzaakt, waardoor ontwijken onmogelijk is. De andere therapie is te weigeren gebeurtenissen waar te nemen door je zintuigen af te sluiten van alle input. Ook dit is onrealistisch.

Echte behandelingen kunnen niet uitgevoerd worden op stressors. De behandelingen die hier besproken worden, zijn dus semi-gebeurtenis behandelingen. Stressors gebeuren, maar cliënten kunnen de effecten die ze op hun leven hebben verminderen.

9.2.1 Ontwijking

Sommige mensen hebben meer stressors in hun leven dan anderen. De lijst met stressors kan dan aangeven dat cliënten er een enorm aantal van hebben. In dit geval is het aan te raden om het aantal stressors te verminderen door hun levensstijl te veranderen.

De therapeut kan cliënten helpen bij het bepalen van de activiteiten in hun dagelijks leven die stressreacties teweegbrengen en deze zo veel mogelijk beperken. Je zou bijvoorbeeld kunnen denken aan de stressors die horen bij een voetbalwedstrijd, een veeleisende baan of het bezoeken van familie. Als deze gebeurtenissen een te grote stressreactie opwekken, kan de cliënt overwegen deze gebeurtenissen op te geven.

Door het werkelijke aantal stressors te verminderen, krijgen cliënten minder te maken met stress. Deze simpele maar effectieve behandeling lijkt overduidelijk, maar wordt als strategie voor het helpen van cliënten vaak over het hoofd gezien.

Behandeling:

1. **Vraag de cliënt welke activiteiten een stressreactie oproepen.**

2. **Werk met de cliënt aan het beperken van deze activiteiten in zijn leven of het op zo'n manier aanpassen van deze activiteiten dat ze niet langer een stressreactie veroorzaken.**

9.2.2 Ongevoelig maken

Onzekerheden over gebeurtenissen verhoogt de stressreactie. Ervaring verandert de onzekerheid van de gebeurtenis. Als iemand een eerdere ervaring heeft gehad met een gebeurtenis, is de onzekerheid sterk verminderd.
Richardson (1990[362]) bestudeerde de effecten van een educatief programma op overeenkomsten met medische behandelingen. Het educatieve programma bestond uit meerdere uren speciale instructie over medicatie en zelfverzorging. Deze cliënten overleefden aanzienlijk langer dan de controlegroep die geen educatief programma volgde. Educatie vermindert onzekerheid, wat de stressreactie weer vermindert.

> **Informatie over het proces van ziekte verlaagt de stress**

Spiegel (1995[363]) merkte hetzelfde fenomeen op: wanneer cliënten geïnformeerd worden over het verloop van hun ziekte, de prognose en mogelijke behandelingen, hun stressreactie aanzienlijk verminderd is. In een educatief onderzoek demonstreerde Helgeson (1999[364]) dat degenen die extra educatie kregen, minder onrustig waren dan de controlegroep. Op tijd informatie krijgen (niet te vroeg en niet te laat) over een gebeurtenis, vermindert de stressreactie ook (Fritz e.a. 1954[365]; Elliott 1966[366]). Door cliënten informatie te geven over hun medische situatie, behandelingsmogelijkheden en prognose, wordt de onzekerheid verminderd, net als de stressreactie.

Elliott (1966[367]) demonstreerde dat eerdere ervaring met shock de stressreactie verminderde. De dreiging van de shock werd als minder dreigend gezien na de soortgelijke eerdere ervaring. De verrassende effecten van de shock werden minder. Dit geldt ook voor trainingsprogramma's voor extreme situaties, zoals militair personeel of rampmedewerkers die krijgen. Zulke mensen krijgen als deel van hun training met zulke situaties te maken. De stressreactie zal verminderd zijn tegen de tijd dat ze echt in het veld gaan werken. Zulke trainingen of educatieve programma's worden ook sterk aangeraden bij het verminderen van stressreacties van mensen met kanker (Fritz e.a. 1954[368]; Malmo 1956[369]; Rohrer 1959[370]; Vingerhoets e.a.1994[371]; Rice 1999[372]). Door middel van training of educatie wordt de onzekerheid verminderd en overtuigingen over de komende situatie veranderd. Overtuigingen zoals "Ik kan en zal overleven" en "Ik weet hoe ik de situatie aan moet pakken" kunnen spontaan gevormd worden.

> **"Ik kan en zal de situatie overleven"**

Naast training en educatie kan het eerder succesvol omgaan met de situatie de stressreactie verminderen. Succesvolle ervaring met de taken zal de prestatieniveaus verhogen (Hill e.a. 1962[373]; Feather 1965[374]). Een andere manier om prestatieniveaus te verhogen, is door communicatiepatronen te gebruiken die impliceren dat de taak gemakkelijk zal zijn (Postman e.a. 1952[375]; Feather 1966[376]).

Eerdere mislukking bij het omgaan met de ervaring verhoogt de stressreactie. Mislukking is van zichzelf een stressor omdat mensen willen presteren. Hoe hoger de norm of groepsdruk, hoe hoger het stressniveau zal zijn in het geval van mislukking. Mislukking of mogelijke mislukking leidt tot lagere prestatieniveaus en tot een daling in de uitvoeringseffectiviteit, zoals leren, redeneren en psychomotorisch vermogen (Kalish e.a. 1958[377]; Harleston 1962[378]; Feather 1965[379]). De therapeut zou alle situaties waarin cliënten het gevoel kunnen krijgen gefaald te hebben, moeten vermijden.

Een eerdere ervaring hoeft geen echte ervaring te zijn; een verbeelde ervaring werkt net zo goed (meer hierover in het gedeelte over imaginatie).

Cliënten kunnen zich bijvoorbeeld verbeelden dat ze een taak met gemak uitvoeren en de situatie succesvol voltooien. Dit verhoogt het competentieniveau dat de cliënt waarneemt en vermindert hun stressreactie.

Wat zijn je inzichten tot nu toe?

Schrijf je grootste inzichten op die je tot nu toe hebt gehad

Wat gaan je acties zijn?

Inzichten alleen zijn niet voldoende. Schrijf de acties op die je vanaf vandaag gaat nemen op basis van bovenstaande inzichten?

10

Veranderen van perceptie

Perceptie, zoals gebruikt in het psychosomatische model, verwijst simpelweg naar het met de zintuigen registreren van een gebeurtenis. Er is geen behandeling mogelijk om met perceptie te werken zoals het is. Daarom zal ik dit niet verder behandelen.

notes

11

Veranderen van beoordeling

In het vorige hoofdstuk behandelde ik stressors en mogelijke therapieën om onrust als gevolg van stressors te verminderen. Dit hoofdstuk zal zowel de gedachteprocessen en overtuigingen van de cliënt behandelen als wel behandelingen om belemmerende overtuigingen te veranderen. Enkele van deze overtuigingen stammen uit specifieke stressors, anderen zijn een product van de ziekte en sommige waren al aanwezig voor de ziekte.

Een van de belangrijkste dingen bij het werken met beoordelingen, is dat je cliënten moet wegleiden van de uitzichtloosheid en de hulpeloosheid richting een gemotiveerde genezende toestand. De huidige gedachtepatronen en overtuigingen over kanker zouden gevoelens van uitzichtloosheid en hulpeloosheid kunnen veroorzaken. Door deze gedachtepatronen en overtuigingen te veranderen, zullen de cliënten zich beter voelen.

"Lijden wordt vooral veroorzaakt en verlicht door de betekenis die men aan zijn ervaring verbindt."
- Howard Brody MD -

De overtuiging "Kanker kan niet genezen worden" is een van de patronen die schadelijk is voor het opwekken van hoop bij de cliënt. Deze overtuiging veroorzaakt uitzichtloosheid. De overtuiging "Kanker is bij veel mensen genezen, dus het is mogelijk om te genezen" is een voorbeeld van een gezondere overtuiging die mensen weer hoopvol maakt. Tegelijkertijd is deze tweede overtuiging zelfs realistischer dan de eerste.

Werken met overtuigingen is een zeer krachtige behandeling. Het is gericht op het verbeteren van de levenskwaliteit. Het aanpassen van overtuigingen van een cliënt, verandert zijn hele leven - dat is waarom cliënten vaak melden dat ze zich beter voelen dan voor de ziekte. Ze herstellen niet alleen van de ziekte, maar houden er ook een veel sterkere persoonlijkheid aan over.

> **Gezonder en een sterker persoon geworden**

"Vaak observeren we een patiënt in een herstelfase is van een behoorlijk lange ziekte, continu verbetering laat zien, voorbij het punt van zijn vroegere "normale" bestaanstoestand. Hij wordt niet alleen beter, om spreektaal te gebruiken; hij wordt zelfs beter dan hij was en verbetert nog verder. Hij verhoogt zijn productiviteit; breidt zijn leven en zijn horizon uit. Hij ontwikkelt nieuwe talenten, nieuwe krachten en nieuwe effectiviteit. Hij wordt, kan men zeggen "een beter versie van zichzelf".
- Karl Menninger - The Vital Balance 1963

Het beoordelingsproces wordt bepaald door wat mensen over zichzelf en de wereld waarin ze leven geloven. Overtuigingen zijn de drijvende kracht achter het beoordelingsproces. Wanneer ik het heb over het volledige beoordelingsproces, zal ik beginnen bij het gebruik van het woord "overtuigingen".

Het veranderen van belemmerende overtuigingen, is een van de kernkwesties van de psychologische bij kanker. In dit hoofdstuk bespreek ik hoe deze belemmerende overtuigingen ontdekt kunnen worden en welke behandelingen de therapeut kan gebruiken om die te veranderen. Naast algemene behandelingen die gebruikt kunnen worden om elke belemmerende overtuiging te veranderen, zal ik specifiekere behandelingen bespreken. Deze specifieke behandelingen zijn gericht op het veranderen van persoonlijkheidskenmerken, het beoordelingsproces of de secundaire voordelen voor de cliënt. Als laatste zal ik enkele gezonde en bruikbare overtuigingen behandelen die cliënten kunnen helpen bij hun genezingsproces.

11.1 Diagnose

Om te weten aan welke gebieden gewerkt moet worden, moeten we weten wat de werkelijke overtuigingen van de cliënt zijn. Dit is niet altijd zo gemakkelijk als het bepalen van de stressors die iemand heeft ervaren. Sommige overtuigingen zijn bewust, en cliënten zijn zich bewust van deze gedachtepatronen. Andere overtuigingen zijn onbewust en cliënten zijn zich er niet van bewust (of ontkennen) dat ze zulke gedachtepatronen hebben.

Door het ontdekken van de overtuigingen die hem beperken, wordt de cliënt zich ervan bewust. Dit bewustzijn helpt hem deze overtuigingen te veranderen. De therapeut weet bij welke overtuigingen hij kan ingrijpen.

Soms zijn de werkelijke overtuigingen van cliënten zo confronterend dat ze bang zijn deze uit te spreken. Cliënten willen niet toegeven dat ze negatieve verwachtingen hebben, waardoor de therapeut hen niet kan helpen. Dit maakt duidelijk dat het voor de therapeut heel belangrijk is om alle uitingen van overtuigingen die de cliënt maakt te accepteren. Alle uitingen moeten op zo'n manier geaccepteerd worden dat de cliënt zich comfortabel en gesteund voelt bij het uiten van zijn negatieve verwachtingen en gebrek aan hoop.

Veel mensen geloven dat positieve overtuigingen helpen bij het genezingsproces. Hoewel dit waar is, zit er meer achter. Als cliënten deze positieve overtuigingen niet hebben, is het uitdrukken van negatieve overtuigingen van wezenlijk belang (net als bij emotionele expressie). Toewerken naar het verwerken van iemands negatieve overtuigingen, verschilt volledig van het ontkennen van die overtuigingen.

Verscheidene diagnostische hulpmiddelen zijn gebruikt om verschillende soorten overtuigingen vast te stellen. In deze paragraaf behandel ik enkele diagnostische hulpmiddelen die gebruikt kunnen worden om mogelijke bewuste/onbewuste overtuigingen vast te stellen.

11.1.1 Levensgebeurtenissen

In het vorige hoofdstuk besprak ik een vorm van therapie om cliënten een lijst laten maken van stressors die ze hebben meegemaakt in hun leven. Deze lijst kan ook gebruikt worden om overtuigingen vast te stellen. De lijst bevat gebeurtenissen die als positief of negatief geïnterpreteerd kunnen worden.

Voorbeeld:

Stel dat ik ga trouwen - dit is meestal een positieve gebeurtenis. Als het mijn droom is om in mijn eentje een reis om de wereld te maken, zou ik gaan trouwen ook kunnen associëren met het nooit kunnen waarmaken van die droom. Dit zou dan spanning kunnen veroorzaken, wat volledig onbewust kan zijn.

Door de lijst met gebeurtenissen te bespreken, is de therapeut in staat om uit te vinden wat de percepties van de cliënt zijn en wat de onderliggende overtuigingen kunnen zijn.

Diagnostisch hulpmiddel:

Vraag de cliënt om 5 belangrijke gebeurtenissen te noemen die stress in zijn leven veroorzaakten, 24 maanden voor de eerste symptomen.

Stel bij elk van deze stressors de volgende vragen:

1. **Welke problemen dacht je dat ervan zouden komen?**

2. **Waar maakte je je zorgen om?**

3. **Wat vond je van deze gebeurtenis?**

4. **Hoe reageerde je; hoe ging je om met de situatie?**

5. **Wat vond je daarvan?**

6. **Wat geloofde je toen?**

Vraag, nadat je alle vijf de stressors op deze manier hebt besproken, wat de overeenkomsten tussen deze 5 stressors zijn.

Bewerking van Ellis (1977[380]); Simonton e.a. (1978[381]); Arizona State University (1999[382]).

Deze vragen geven de therapeuten veel inzicht in de overtuigingen van de cliënt.

11.1.2 Vastgesteld uit emoties

In "Healing Journey", leert Simonton (1992[383]) cliënten om zich bewust te worden van hun automatische emotionele reacties als ze iets horen over kanker. Deze emotionele reacties worden veroorzaakt door overtuigingen die cliënten hebben over zichzelf, kanker of over zichzelf met kanker.

Om deze overtuigingen te vinden, oppert Ellis (1977[384]) dat cliënten de emoties die ze voelen, moeten opschrijven in een notitieboekje. Emoties die gerelateerd zijn aan kanker zijn vooral belangrijk. Ze moeten ook minstens 5 overtuigingen opschrijven of dingen die ze zichzelf op dat moment vertellen. Minstens 5 gedachten of overtuigingen

> Verantwoording nemen over eigen leven

opschrijven, helpt zowel bij het herkennen van bewuste als onbewuste overtuigingen. Als cliënten gemakkelijk 5 overtuigingen kunnen opschrijven, zou de therapeut kunnen suggereren minstens 10 overtuigingen op te schrijven. Dit laat de cliënten

> Herkennen van bewuste en onbewuste overtuigingen

nadenken en maakt ruimte voor het naar de oppervlakte laten komen van onbewuste overtuigingen. Dit notitieboek zal in een later stadium gebruikt worden om de overtuigingen verder te onderzoeken.

Naast dat het diagnostische waarde heeft, verhoogt het ook het zelfbewustzijn en de zelfwerkzaamheid van de cliënten en helpt het hen bij het nemen van actie en verantwoording voor hun eigen genezingsprocessen.

11.1.3 Lijst van overtuigingen

In de groepstherapiesessies die door Spiegel worden geleid, wordt een lijst met onderwerpen besproken om de overtuigingen van de cliënten vast te stellen. Bij het bespreken van deze lijst wordt cliënten gevraagd om over deze onderwerpen uit te weiden. Tijdens het praten over deze onderwerpen, komen overtuigingen naar boven die door de therapeut worden opgemerkt. Het gebruiken van zo'n lijst met onderwerpen, helpt de therapeut om in korte tijd veel onderwerpen te bespreken.

Voorbeelden van deze onderwerpenlijst:

- ⊘ **Gedachten over huidige of toekomstige behandelingen;**

- ⊘ **Problemen die buiten de groep verwacht worden;**

- ⊘ **Huidige stress in relaties;**

- ⊘ **Vermogen of onvermogen om gevoelens te uiten bij familie of vrienden.**
  Bewerking van Spiegel (1991[385]; 1993[386]).

Een andere manier om een lijst met overtuigingen te maken is om een lijst door te nemen met overtuigingen die standaard zijn bij mensen met kanker. Cliënten kan gevraagd worden of ze deze overtuigingen herkennen. Door cliënten uit te laten weiden over de overtuigingen op de lijst, kunnen hun eigen kernovertuigingen (zowel bewuste als onbewuste) naar de oppervlakte komen. De therapeut neemt de lijst door en vraagt cliënten over elke overtuiging uit te weiden. Door verbale en non-verbale communicatie, kan de therapeut uitmaken welke cliënten toegeven dat ze een bepaalde overtuiging hebben of niet. De therapeut zou de cliënten ook kunnen vragen om elke zin te ordenen naar de mate waarin ze het eens zijn met die overtuiging.

Voorbeeld van de lijst:

- ⊘ **Kanker is synoniem aan de dood.**

- ⊘ **Kanker is iets dat van buitenaf aanvalt en er is geen hoop die te beheersen.**

- ⊘ **Kanker is een sterke en krachtige vijand en is in staat een volledig lichaam te vernietigen.**

Na het doorwerken van de hele lijst, heeft de therapeut enkele richtlijnen welke overtuigingen de cliënten beperken in hun geluk.

De therapeut kan cliënten ook vragen om bepaalde vragen af te maken om te bepalen wat hun mindset is. Dit wordt ook wel diagnostische zinaanvulling genoemd. McDermott e.a. (1996[387]) gebruikten dit bij een aantal cliënten. Op basis van de antwoorden konden ze de overtuigingen van cliënten vaststellen.

Voorbeeld van diagnostische zinaanvulling:

- ⊘ **"Als ik ziek ben, betekent dat…"**

- ⊘ **"Ik verdien het niet gezond te zijn, omdat …"**

11.1.4 Gedrag

Een andere methode om de overtuigingssystemen van cliënten vast te stellen, is de manier waarop ze zich gedragen te bespreken. Volgens de Bandura (1977[388]) zelf-effectiviteits theorie kunnen de overtuigingen van cliënten bepaald worden op basis van hun gedrag. Gedrag weerspiegelt de overtuigingen. Als mensen geloven dat therapie niet effectief zal zijn, zullen ze zich gedragen alsof dat waar is. Dit geldt ook voor het niet maken van huiswerk, het annuleren van afspraken en het niet volledig deelnemen aan oefeningen. In een onderzoek naar de chemotherapie behandelingstrouw van patiënten, merkten onderzoekers op dat 23% van de cliënten (Itano e.a. 1983[389]) zich niet hield aan de afspraken voor toediening van chemotherapie. In een vervolgstudie kwam 29% van de vrouwen niet terug voor behandeling (Marcus e.a. 1992[390]).

"Als een persoon niet gelooft dat hij therapeutisch gedrag kan bepalen en dat dit een positieve uitkomst met zich meebrengt, zullen ze niet trouw zijn aan behandelingsregimes."
- David Spiegel - (1997[391])

Als cliënten niet meewerken aan een behandeling, hebben ze (bewust of onbewust) aangenomen dat meewerken hen niet zal helpen met het behalen van hun gewenste resultaat. Deze basisaanname kan verder gespecificeerd worden; cliënten geloven misschien dat ze de (bij)werkingen van de behandeling niet kunnen verdragen, hun gezondheid niet kunnen controleren of ze beschouwen hun therapie als zinloos.

Ayres (1994[392]) bestudeerde 74 vrouwen met borstkanker en merkte op dat trouw aan medisch advies werd geassocieerd met vechtlust. Degenen die meer trouw vertoonden, hadden ook een hogere vechtlust en degenen met lagere trouw scoorden hoger op schuldgevoel en vijandigheid. Dit geeft aan dat de overtuigingen die uit gedrag afgeleid kunnen worden, duidelijker zijn dan de overtuigingen die bewust door cliënten worden aangegeven. Door de gedragsreacties van cliënten te bespreken, kan de therapeut de onderliggende overtuigingen bepalen. Als deze (onbewuste) overtuigingen veranderd worden, zal het gedrag ook veranderen. Het gedrag veranderen zonder de onderliggende overtuigingen aan te passen, zal geen resultaten geven.

Onderliggende overtuigingen moeten worden verandert

11.1.5 Imaginatie

De overtuigingen die cliënten hebben, kunnen ook onderzocht worden door de creatieve expressie van imaginatie. Cliënten maken een imaginatieproces door en drukken deze ervaringen op een bepaalde manier uit. Dit kan gedaan worden via schilderen, tekenen, werken met modelleerklei of elke andere vorm van creatieve expressie. Na de expressie bespreekt de therapeut de creatie met de cliënt. Op deze manier verzamelt de therapeut informatie over de gedachteprocessen en overtuigingen van de cliënt.

Deze behandeling vindt meestal aan het begin van de therapeutische relatie plaats. Dit zorgt ervoor dat de therapeut de rest van de therapie kan leiden op basis van de overtuigingen die hij ontdekt heeft. Hetzelfde proces wordt soms gebruikt als een evaluatie waarbij de therapeut de geboekte vooruitgang kan bepalen.

Het gebruik van imaginatie in het diagnostische proces is door veel mensen onderzocht. Simmel (1967[393]) ontdekte dat fantoompijn alleen wordt ontwikkeld als een lichaamsdeel op dramatische en snelle wijze verloren wordt. Toen zijn cliënten een tekening maakten van zichzelf op dat moment, voegden ze het missende been toe als een deel van hen. Hij concludeerde dat de geest van de cliënten nog niet de tijd heeft gehad om zichzelf aan de nieuwe situatie aan te passen. De tekeningen reflecteren de ware overtuigingen van de cliënten.

Moss (1978[394]) onderzocht de zelfperceptie van mensen met betrekking tot gewichtsverlies. Als cliënten een tekening van zichzelf maakten, tekenden ze een plaatje van hun oude zelf, voor het gewichtsverlies. Het viel hem op dat mensen met zwaar overgewicht, die een behoorlijk gewicht

> **Tekeningen laten de onbewuste overtuigingen zien**

hadden verloren, nog hetzelfde liepen als toen ze overgewicht hadden. Hun gedrag en zelfbeeld was niet veranderd om hun nieuwe gewicht te reflecteren. Hij concludeerde dat het gewichtsverlies nog niet opgenomen was in de mindset van de cliënten. Ze geloofden dat ze nog steeds overgewicht hadden. Moss concludeerde dat de tekeningen die cliënten van zichzelf maakten, gebruikt konden worden als diagnostisch hulpmiddel om hun overtuigingen vast te stellen.

In zijn onderzoek concludeerde Trestman (1981[395]) dat afbeeldingen reflecties van overtuigingen zijn. Door afbeeldingen te onderzoeken, krijgt de therapeut inzicht in de houdingen en overtuigingen van cliënten. Dit kan gebruikt worden om de overtuigingen van de cliënt met betrekking tot ziekte, behandelingen en genezingspotentieel vast te stellen.

Simonton e.a. (1978[396]) merkten tijdens hun imaginatiesessies op dat de symbolen die cliënten gebruikten, belangrijk waren. Ze ontdekten dat de werkelijke overlevingstijd voorspeld kon worden door de symbolen te analyseren die cliënten gebruikten. Ze concludeerden zelfs dat afbeeldingen nauwkeuriger waren dan medische testen in het voorspellen van de levensverwachting.

Achterberg (1985[397]) zette Simontons onderzoek naar de diagnostische waarde van imaginatie voort. Ze liet cliënten naar een relaxatieopname luisteren, gevolgd door een korte uitleg. De therapeut legde de behandeling uit en hoe het hen zou helpen genezen. Na deze uitleg werd cliënten gevraagd zich hun genezingsproces in te beelden en van dat proces een tekening te maken. In het volgende interview verklaarden cliënten hun tekeningen. Het interview bevatte vragen als "Beschrijf hoe jouw kankercel er in je verbeelding uit ziet" en "Hoe zie je je witte bloedcel voor je als die ziekte bestrijdt?"

De afbeeldingen en interviews werden beoordeeld op verschillende dimensies. Alle dimensies werden beoordeeld op een schaal van 1 tot 5. De volgende dimensies werden gebruikt:

> **Levendigheid van de afbeelding**

> **Activiteit en sterkte van de kankercellen**

> **Relatieve vergelijking van grootte en aantal kankercellen en witte bloedcellen**

> **Sterkte van de witte bloedcellen**

> **Keuze van symbolisering**

> **Levendigheid en effectiviteit van de medische behandeling**

> **Regelmatigheid van een positieve uitkomst**

Achterberg (1984[398]) kwam tot de volgende conclusie: "De totale scores, wie er zou overlijden of aanzienlijk achteruit zou gaan tijdens de periode van twee maanden, bleken met 100% nauwkeurigheid te voorspellen en met 93% zekerheid wie in remissie zou gaan." Dit ondersteunt Simontons conclusie over de voorspellende waarde van diagnostische imaginatie.

> **Onbewuste overtuigingen zijn vaak tegenovergesteld aan de bewuste overtuigingen**

Ze merkte ook op dat de overtuigingen die naar boven kwamen bij het gebruik van deze methodologie vaak tegenovergesteld waren aan de overtuigingen die cliënten van tevoren bewust hadden geuit. Dit benadrukt het belang van het zoeken naar onbewuste overtuigingen.

In zijn onderzoek voegde Trestman (1981[399]) kleuren en metaforische betekenis toe aan de dimensies die Achterberg gebruikte. Zijn analyse liet zien dat 13 van de 14 cliënten met een goede prognose hun kanker voornamelijk met rode of zwarte kleuren voorstelde. Van de cliënten met een slechtere prognose, verbeelden 8 van de 11 hun kanker in lichtere kleuren. Dit leidde tot de inleidende conclusie dat donkerdere kleuren een gezondere prognose kunnen aanduiden dan lichtere kleuren.

Shorr (1972[400]) merkte een sterk verband op tussen de manier waarop mensen reageerden tijdens de imaginatie en de manier waarop ze in het echte leven reageerden. Hij vroeg cliënten zich een put van 3o meter diep voor te stellen. Sommigen vonden het leuk, terwijl anderen angst voelden, zoals ze dat in het echt ook zouden voelen. Ze kregen de opdracht zich voor te stellen dat ze op de bodem van de put zaten en dat ze eruit kwamen. Sommige mensen stelden zich voor dat ze er zelf uitkwamen; anderen kwamen er met hulp uit en sommigen waren niet in staat zich voor te stellen dat ze eruit kwamen. Shorr concludeerde dat de manier waarop mensen tijdens imaginatie reageren, reflecteert wat ze in het echt zouden doen.

Om de overtuigingen van cliënten te bepalen, vroeg Achterberg (1978[401]) cliënten hun immuunsysteem te tekenen, die vervolgens besproken werd. Simonton e.a. (1978[402]) leidden cliënten eerst door een imaginatieproces waarin ze door het leven gingen tot ze dood waren. Na de imaginatie oefening, vroeg de therapeut de cliënten om de beelden op te roepen, deze werden vervolgens besproken. Soms moesten de cliënten de beelden tekenen.

De volgende imaginatie geeft bij de nabespreking bewuste en onbewuste overtuigingen weer rondom dood en het stervensproces. Overtuigingen en emoties die hieruit voorkomen kunnen worden aangepakt om een hogere levenskwaliteit te ontwikkelen

Diagnostisch Hulpmiddel:

1. **Stel je een moment 1 jaar voor je dood voor.**

2. **Neem waar wat er in je leven aan de hand is. Ben je klaar om dood te gaan? Wat moet je nog zeggen of doen om klaar te zijn? Ben je alleen? Wie is er bij je? Wat zeggen ze?**

3. **Stel je een moment 6 maanden voor je dood voor.**

4. **Stel je een moment 1 maand, 1 week, 1 dag, 1 uur voor je dood voor.**

5. **Stel je voor dat je dood gaat en dat de energie je lichaam verlaat. Ontspan en denk aan leuke dingen.**

6. **Stel je voor dat je focus wegstroomt, uit je hoofd, en naar je lichaam kijkt.**

7. **Stel je nu voor dat je op je leven terugkijkt. Waar ben je blij mee? Waar heb je spijt van?**

8. **Nu je terugkijkt op je leven, wat zou je als prioriteiten stellen?**

9. **Kom terug in je lichaam en open je ogen.**

Na deze oefening bespreekt de therapeut de beelden en overtuigingen die de cliënt heeft waargenomen tijdens het proces.
Bewerking van Simonton (2003[403]).

Een iets andere imaginatietechniek werd gebruikt door Gardner e.a. (1983[404]). Ze lieten hun cliënten hun levens verbeelden voor elk achtereenvolgend jaar na de diagnose. Tijdens de bespreking van de beelden werden verwachtingen en overtuigingen genoteerd. Gardner gebruikte deze imaginatietechniek om de overtuigingen van de cliënten over hun uitkomsten en levens na de diagnose te bepalen.

11.1.5.1 Symbolen

De metaforische betekenissen van de beelden die cliënten gebruikten tijdens hun imaginatiessessies, bleken van aanzienlijk belang te zijn. Je kunt je voorstellen dat een afbeelding van een groep grote, zwarte ratten een heel andere ervaring oproept dan die van een enkele, kleine mier. De metaforische betekenissen van deze afbeeldingen zouden gerelateerd kunnen zijn aan een angst voor ratten, of aan het gemak waarmee je een mier kunt verslaan. Hoewel interpretaties van de beelden afhangen van het individu, kunnen enkele conclusies getrokken worden op basis van onderzoek.

Simonton et al. (1978[405]) en Achterberg (1984[406]) bespraken het belang van de interpretatie van afbeeldingen voor het genezingsproces. In het geval van afbeeldingen met mieren, merkte Simonton op dat ze de interpretatie opriepen van kleine, storende wezens waar je niet vanaf kunt komen omdat het er te veel zijn. Zulke imaginatie bevordert het overwinnen van kankercellen niet. Als deze imaginatie naar boven komt tijdens een diagnostische imaginatiesessie, heeft de therapeut een duidelijke aanwijzing dat de cliënt misschien niet gelooft dat hij van de ziekte af kan komen. Hoewel de interpretatie individueel is, heeft onderzoek uitgewezen dat bepaalde beelden gezondere metaforische elementen hebben dan andere.

Als cliënten op kunnen gaan in imaginatie, maar zich geen bepaalde delen of processen kunnen verbeelden, kan dit bepaalde onderliggende overtuigingen aanduiden.

Voorbeeld:

> Een cliënt kan zijn eigen lichaam en verschillende lichaamsfuncties verbeelden, maar niet de kanker zelf. Dit zou kunnen wijzen op een sterke angst dat de kanker sterker is en dat hij het zelfvertrouwen mist om die te bestrijden.

> Een cliënt kan de kanker verbeelden, maar kan de kankercellen niet voor zich zien als zwak/fragiel of de behandeling als sterk/krachtig. Dit zou kunnen wijzen op een overtuiging dat de ziekte sterker is dan zijn immuunsysteem.

> Een cliënt kan zich de witte bloedcellen en de kankercellen voorstellen, maar hij kan zich niet inbeelden dat de witte bloedcellen de kankercellen aanvallen en vernietigen. Dit zou erop kunnen wijzen dat de cliënt niet het vermogen heeft om boosheid en vijandigheid te uiten.

⊙ **Een cliënt gebruikt een speciale (goddelijke) therapie om de dode kankercellen weg te spoelen. Dit zou kunnen wijzen op een overtuiging dat zelfs als de kankercellen al dood zijn, een speciale behandeling nodig is om ze uit zijn lichaam te krijgen.**
Bewerking van Simonton e.a. (1978[407]; 1992[408]).

Tijdens het bespreken van de imaginatie, moet de therapeut goed letten op de bewuste en onbewuste interpretaties van de imaginatie door goed door te vragen.

Voorbeeld:

De cliënt verbeeldt zich de genezende krachten als een sterke ridder.

Vragen die gesteld kunnen worden, zijn:

⊙ **Hoe ziet zijn harnas eruit?**

⊙ **Waar is het harnas van gemaakt?**

⊙ **Is de ridder blij met het harnas?**

Het maakt een verschil of het harnas roestig is of sterk en glanzend. Als de ridder het uit wil doen, kan dit zijn, omdat hij denkt dat het nutteloos is of, omdat het gevecht gewonnen is en alle vijanden zijn verslagen.

Voorbeeld:

Als de kanker wordt voorgesteld als een grote steen, zou de metaforische betekenis kunnen zijn dat het iets is waar lastig aan te ontsnappen is. Maar als de cliënt een ervaren beeldhouwer is, kan de betekenis zijn dat hij er op zijn gemak delen van kan weghakken.

Door vraagtekens te zetten bij de imaginatie, ontvangt de therapeut gedetailleerde informatie over de metaforische betekenis van de beelden die de overtuigingen van de cliënt reflecteren.

De bespreking zou het volgende kunnen bevatten:

- Hoe zijn de kankercellen verbeeld?

- Hoe is de behandeling verbeeld?

- Hoe is de medicatie verbeeld?

- Hoe zijn het immuunsysteem en de witte bloedcellen verbeeld?

- Hoe zijn de normale cellen verbeeld?

Als de therapeut de imaginatie uitprobeert, kan hij een idee krijgen van de mogelijke interpretaties. Door nauwkeurige observatie van zijn eigen ervaring bij het gebruik van dat beeld, kan de therapeut de overtuigingen bepalen die de cliënt zou kunnen hebben. Dit werkt heel goed, zolang de therapeut zich ervan bewust is dat dit zijn eigen overtuigingen reflecteert, niet die van de cliënt. De resultaten kunnen gebruikt worden om de discussie met cliënten te leiden.

Achterberg e.a. (1978[409]) creëerden een structureel interview om de door cliënten gemaakte tekeningen te bespreken. Dit zorgt ervoor dat ze de geschiktheid van de gebruikte beelden kunnen bepalen.

Behandeling:

Stel de cliënt de volgende vragen:

- Wat valt je op?

- Wat trekt je aandacht?

- Wat mis je in het plaatje?

- Wat is er ongewoon en wat betekent dit?

Andere punten die besproken kunnen worden, zijn:

⊙ **Op welke plek van het papier staat de tekening?**

⊙ **Is het een grote of kleine tekening?**

⊙ **Heb je hard of zacht gedrukt met het potlood?**

Bewerking van Achterberg e.a. (1978[410])

11.1.6 Valkuilen

De therapeut moet zich bewust zijn van enkele veelvoorkomende valkuilen bij het identificeren van de overtuigingen van cliënten. Dilts e.a. (1990[411]) noemden deze: "Vis in de dromen", "Red Herring" en "Rookgordijn".

De "Vis in de dromen" vindt plaats als de therapeut vastbesloten is een bepaalde overtuiging te vinden in de cliënt. Hij zal ernaar zoeken tot hij het bewijs vindt, ongeacht of de overtuiging daadwerkelijk aanwezig was of niet.

Voorbeeld:

De therapeut is ervan overtuigd dat de cliënt bang is in het donker. De cliënt erkent deze angst niet. De therapeut is er echter zo van overtuigd dat hij het zelfbewustzijn van de cliënt negeert en betoogt dat deze angst door de cliënt nog erkend moet worden. Hij beweert dat de cliënt zich er nog niet van bewust is.

De tweede valkuil is de "Red Herring" (vertaling: dwaalspoor). Dit kan duidelijk worden als de therapeut gedrag bespreekt om de onderliggende overtuigingen van de cliënt te identificeren. Cliënten zouden onrealistische excuses kunnen bedenken voor hun gedrag, alsof ze een uitweg zoeken. Ze bedenken zulke excuses, omdat de discussie te confronterend is of, omdat ze zich niet bewust zijn (of zich niet bewust willen zijn) van de onderliggende overtuiging.

Voorbeeld:

Een cliënt kwam niet opdagen voor zijn therapeutische sessie. Hij verklaarde dat het onmogelijk was om te komen, omdat iemand op de koffie was gekomen.

Het "Rookgordijn" levert (on)bewuste bescherming tegen het ontdekken van werkelijke overtuigingen. Als de therapeut dicht bij de onderliggende overtuiging komt, zouden cliënten het onderwerp kunnen veranderen, het zijn vergeten of beweren dat ze niet over die kwestie willen praten.

Voorbeeld:

De therapeut heeft de cliënt net gevraagd: "Wat denk je van de dood?"

De cliënt verandert het onderwerp of antwoord: "Ik weet het niet" of "Daar heb ik het liever niet over."

Een "rookgordijn" is ook een goede aanwijzing dat de therapeut een sterke kwestie heeft aangeroerd die opgelost moet worden. Farrelly (1974[412]) adviseert therapeuten om zich te richten op de kwestie die ervoor gezorgd heeft dat het rookgordijn verscheen, hoe irrelevant de cliënt ook denkt dat het is. Als de therapeut deze kwestie niet bespreekt, laat hij cliënten het kernprobleem ontkennen en ontvluchten.

11.1.7 Gezonde en ongezonde overtuigingen

Na het vaststellen van de belangrijkste overtuigingen van de cliënt, moet de therapeut bepalen welke van deze overtuigingen de cliënt beperken. Sommige overtuigingen zijn gezond en ondersteunen cliënten, terwijl andere ongezond zijn en de cliënten beperken.

Maultsby (1974[413]) stelde vijf simpele regels samen om te bepalen of een overtuiging relatief gezond is of niet.

Deze regels kunnen op alle overtuigingen toegepast worden. Als de cliënt meer dan twee keer "nee" antwoordt bij een overtuiging, is die overtuiging niet productief voor gezondheid en welzijn. Ongezonde overtuigingen moeten veranderd worden tijdens de therapie. Deze regels kunnen op alle overtuigingen toegepast worden om te bepalen of ze wel of niet de gezondheid ondersteunen.

Diagnostisch hulpmiddel: "Regels voor gezond denken"

⊙ Is de overtuiging gebaseerd op feiten?

⊙ Helpt deze overtuiging me te voelen zoals ik me wil voelen?

⊙ Ondersteunt deze overtuiging mijn gezondheid?

⊙ Helpt deze overtuiging mij mijn leven te beschermen?

⊙ Ondersteunen mijn acties op basis van deze overtuiging mijn gezondheid?

⊙ Helpt het me mijn lange- en korte termijndoelen te bereiken?

⊙ Helpt het me mijn ongewenste conflicten op te lossen of te ontwijken (in mijzelf of met andere mensen)?

Gebaseerd op Maultsby (1974[414]) en uitgebreid door R.A.A. van Overbruggen (2006).

11.2 Therapie: Algemene beoordeling

In deze paragraaf bespreek ik enkele algemene behandelingen die gebruikt kunnen worden bij het helpen van cliënten om hun belemmerende overtuigingen te veranderen. Het volgende hoofdstuk bespreekt behandelingen voor specifieke overtuigingen. Deze overtuigingen zijn niet alleen bedoeld voor mensen met kanker, maar kunnen ook toegepast worden op alle cliënten met belemmerende overtuigingen.

Bij het werken met overtuigingsveranderingen, moet de therapeut zich bewust zijn van het veranderende gedrag van de cliënt. Als cliënten zich hetzelfde gedragen als voor de behandeling, kan de therapeut aannemen dat de overtuiging niet veranderd is. Een echt effectieve behandeling om overtuigingen te veranderen zal zichtbaar zijn in het (gemelde) gedrag van een cliënt.

In sommige gevallen was de overtuiging eigenlijk veranderd, maar veranderde hij weer terug. Dit is meestal het resultaat van een "meta-overtuiging" of overtuiging over overtuigingen.

Voorbeeld:

> "Mijn overtuigingen kunnen niet veranderd worden."

> "Ik ben het niet waard om assertief te worden."

Als de therapeut zulke meta-overtuigingen tegenkomt, moet hij deze eerst proberen te veranderen. Voor het veranderen van meta-overtuigingen kan de therapeut dezelfde algemene behandelingen gebruiken als voor andere overtuigingen.

11.2.1 Kopiëren van submodaliteiten

Een behandeling die vaak wordt gebruikt om overtuigingen te veranderen is "kopiëren van submodaliteiten". Deze methode is gebaseerd op het veranderen van de manier waarop cliënten een intern beeld maken van de aanwezige overtuiging. Verschillende beeldkwaliteiten die de kwestie representeren, maken de overtuiging voor cliënten waar of niet waar. Deze methode is beschreven in "Changing Belief Systems with NLP," door Dilts (1990[415]).

Een cliënt zou bijvoorbeeld kunnen geloven dat hij het verdient om ziek te blijven. De cliënt wordt iets gevraagd waar hij van overtuigd is dat het niet waar is - bijvoorbeeld of hij 12 jaar oud is. De twee overtuigingen worden vergeleken en de verschillen in submodaliteiten (zoals kleur, grootte, locatie, enz.) worden genoteerd. De therapeut vraagt de cliënt zich de originele overtuiging te herinneren en de representatie van die overtuiging zo te veranderen dat het dezelfde submodaliteiten representeert als de overtuiging die niet waar is. Dit verandert de perceptie van de oude overtuiging in de nieuwe overtuiging. In dit geval gaat het van waarnaar niet waar. Het resultaat is dat de cliënt niet langer gelooft dat hij het verdient om ziek te zijn. Verdere toevoegingen staan beschreven in Dilts e.a. (1990[416]) en James (1988[417]).

11.2.2 Rationele emotieve therapie (RET)

Toen Simonton begon met zijn werk met overtuigingen, vertrouwde hij op relaxatie en imaginatie als methoden voor het veranderen van overtuigingssystemen (Simonton 1978[418]). Door de jaren heen begon Simonton meer te vertrouwen op Rationele emotieve therapie (Ellis 1977[419]; Simonton 1992[420]) om de overtuigingssystemen van de cliënt te veranderen. Hij merkte op dat Rationele emotieve therapie (RET) sneller en effectiever was dan het gebruiken van zijn imaginatie.

> *"Cognitieve benadering (RET) is het beste: Ik heb het de afgelopen 16 jaar gebruikt om overtuigingen en emoties te veranderen."*
> *- Carl Simonton – (2003[421])*

Het achterliggende idee van Rationele emotieve therapie is dat emoties geschikt zijn voor de aanwezige overtuigingen. Cliënten krijgen de opdracht om altijd een notitieboekje bij zich te houden en zich bewust te zijn van hun emoties. Als ze sterke emoties opmerken, zouden ze die op moeten schrijven, inclusief de situatie en minstens 5 overtuigingen die ze op dat moment hebben. Onbewuste overtuigingen komen makkelijker aan de oppervlakte als cliënten bewust moeten nadenken om minsten 5 overtuigingen op te schrijven.

Later in het therapeutische proces, worden deze overtuigingen besproken, in twijfel getrokken (Ellis 1971[422]; 1977[423]) en vervangen met gezondere, realistischere overtuigingen. Uiteindelijk krijgen de cliënten de opdracht om drie keer per dag imaginatie toe te passen om de nieuwe overtuigingen te versterken.

Meer informatie over Rationele emotieve therapie (RET) en de toepassingen, kan gevonden worden in Ellis (1961[424]; 1971[425]; 1977[426]).

11.2.3 Herkaderen

Veel therapeutische programma's maken gebruik van een techniek van neuro-linguïstisch programmeren dat "herkaderen" wordt genoemd. Hoewel het niet expliciet vermeld wordt, wordt herkaderen in veel verschillende programma's gebruikt. Simonton (1992[427]) maakt uitgebreid gebruik van deze behandeling.

Herkaderen neemt verschillende vormen aan, maar ze richten zich

Herkaderen verandert de overtuiging

allemaal op het creëren van een ander beeld rondom dezelfde feiten. Een ander lijstje om een foto zetten, verandert de volledige afbeelding. Hetzelfde geldt voor het plaatsen van een andere kijk op een overtuiging. Dit verandert de overtuiging zelf.

Deze behandeling is snel, effectief en kan gedurende de therapie worden toegepast (Watzlawick 1976[428]). Een uitgebreide beschrijving van deze ingreep kan gevonden worden in Bandler e.a. (1982[429]) en Erickson e.a . (1985[430])

Dilts (1999[431]) structureerde herkaderen en breidde het uit met zijn "sleight of mouth"-patronen. Hij ontwikkelde een specifieke set vragen om een overtuiging in een nieuwe context te plaatsen die de volledige perceptie van de cliënt zou veranderen.

Voorbeeld:

Als iemand zegt: "Kanker veroorzaakt de dood", zouden mogelijke reacties kunnen zijn:

> Dat deze overtuiging depressieve gevoelens veroorzaakt... _die_ overtuiging is het werkelijke gevaar.

> Zo'n overtuiging wordt een waarheid omdat het geloofd wordt, omdat mensen stoppen met het verkennen van andere mogelijkheden.

> Het is niet de kanker die het leven beïnvloedt, maar eerder de werking van het immuunsysteem.

> ⊙ **Denk je niet dat het belangrijker is om je te richten op je doel in het leven in plaats van gewoon op hoe lang het zal zijn?**
> *Bewerking van de door Dilts gecreëerde lijst.*

11.2.4 Imaginatie

Imaginatie wordt vaak gebruikt om overtuigingsveranderingen in gang te zetten of te versterken (Donovan 1980[432]). Om overtuigingsveranderingen te vergemakkelijken, maakten Simonton e.a. (1978[433]), Achterberg (1985[434]) en Rossman (1987[435]; 2003[436]) uitgebreid gebruik van imaginatie.

Dilts e.a. (1990[437]) breidden het traditionele imaginatieproces uit met een realiteitsstrategie. Cliënten hebben een mentale strategie om te bepalen of iets echt is of niet. Als cliënten deze realiteitsstrategie toepassen op het imaginatieproces, wordt de imaginatie echter waardoor het meer effect heeft.

Voorbeeld:

De therapeut onthult de submodaliteiten van iets dat de cliënt als echt ervaart (bijvoorbeeld de kleur, maat en beweging). Deze submodaliteiten kunnen gezien worden als realiteitscriteria.

Deze submodaliteiten worden toegepast op de nieuwe imaginatie, waardoor deze nieuwe imaginatie echter wordt voor de cliënt.

11.2.5 Geschiedenis veranderen

Er zijn veel technieken die gebaseerd zijn op het veranderen van de perceptie van cliënten of hun eigen persoonlijke geschiedenis. Ergens in zijn persoonlijke geschiedenis, heeft de cliënt iets meegemaakt dat heeft geresulteerd in zijn belemmerende

Het verleden kan wel verandert worden

overtuigingen. Als die situatie niet had plaatsgevonden, was de overtuiging ook niet gegroeid. Het veranderen van de perceptie van de cliënt van de gebeurtenis in het verleden, verandert de overtuiging in het heden .

De volgende technieken gebruiken allemaal een soort van tijdrepresentaties waarop gebeurtenissen in het verleden zijn geplaatst. Zo'n representatie wordt de tijdlijn genoemd.

Laat een cliënt zich zijn leven voorstellen als een tijdlijn. Zo wordt er een emotionele afstand gecreëerd, wat het makkelijker maakt om verontrustende situaties te verwerken. De werkelijke imaginatievorm verschilt.

11.2.5.1 Persoonlijke geschiedenis veranderen

Het doel van deze interventie is om hulpmiddelen toe te voegen aan een problematische gebeurtenis in het verleden. Door een fysieke voorstelling te maken van het verleden, worden de verontrustende situaties uitgesloten. De therapeut ondersteunt cliënten bij het opsporen van persoonlijke middelen die ze nodig hebben om de problematische gebeurtenis aan te kunnen. Cliënten worden dan teruggebracht naar die situatie en krijgen de opdracht de nieuwe middelen toe te passen. Dit leidt tot een betere oplossing van de situatie. Als cliënten op een betere manier kunnen omgaan met de situatie, worden andere overtuigingen gevormd. Deze behandeling wordt uitgebreid beschreven in Cameron-Bandler (1978[438]), Bandler e.a. (1979[439]), Dilts e.a. (1980[440]; 1990[441]) en Dilts (1990[442]; 1994[443]).

11.2.5.2 Her-imprinten

Met behulp van een fysieke voorstelling van het verleden zijn cliënten teruggegaan of mee terug in de tijd genomen, naar de gebeurtenis waar de overtuiging uit voortkwam. Als cliënten de situatie opnieuw meemaken, krijgen ze de opdracht om de positieve bedoelingen van andere aanwezige personen te bepalen. Cliënten krijgen de opdracht om de middelen te identificeren die ze nodig hebben om beter met de situatie om te gaan. Zodra ze de middelen op hun tijdlijn hebben gevonden, worden die meegenomen naar de verontrustende situatie. Uiteindelijk bekijken de cliënten de situatie vanuit alle waarnemingsposities (3e, 2e en 1e positie), waarbij ook de anderen aanwezig zijn. Dit geeft hen een nieuw perspectief op de gebeurtenis en verandert de overtuiging die gevormd was.

Voorbeeld van waarnemingsposities:

⊙ **1e positie: Dit wordt geassocieerd met je eigen standpunt, overtuigingen en aannames. Je ervaart de wereld door je zintuigen te gebruiken. Je praat over jezelf met het gebruik van "Ik", "Ik ben", "Ik denk" en "Ik voel".**

⊙ **2e positie: Dit wordt geassocieerd met het standpunt, de overtuigingen en de aannames van iemand anders. Je ervaart de wereld via hun zintuigen. Je praat over jezelf met het gebruik van "Jij", "Jij bent", "Jij denkt" en "Jij voelt".**

⊙ **3e positie: Dit wordt geassocieerd met het standpunt, de overtuigingen en de aannames van een buitenstaander. Je ervaart de interactie tussen alle mensen. Dit wordt ook wel de waarnemerspositie genoemd.**

Deze methode van "waarnemingsposities" wordt beschreven in Grinder e.a. (1987[444]), Dilts e.a. (1990[445]), Dilts (1990[446]; 1994[447]) en Dilts e.a. (2000[448])

Het belangrijkste verschil tussen deze methode en het veranderen van persoonlijke geschiedenis is dat reimprinting gaat om de impressies die andere mensen hebben gemaakt en de conclusies die de cliënt uit die situatie heeft getrokken. Een ander verschil is het gebruik van verschillende posities en de acceptatie van positieve bedoelingen die deze techniek versterken.

11.2.5.3 Tijdlijntherapie

James e.a. (1988[449]) veranderde de imprinting methode en maakte meer gebruik van het tijdsconcept. De tijdlijntherapie is gebaseerd op het idee dat emoties verdwijnen als cliënten teruggaan naar een tijd voordat de storende gebeurtenis plaatsvond. Met het verdwijnen van de emoties, verdwijnen ook de belemmerende overtuigingen. James stelt de tijdlijn niet fysiek voor, maar laat cliënten zich verbeelden dat ze boven de tijdlijn "zweven". Deze en andere tijdlijntechnieken worden besproken in Andreas e.a. (1987[450]), James e.a. (1988[451]), Dilts e.a. (1991[452]) en Bandler (1993[453]).

> **Blokkerende emoties laten gaan**

11.2.6 Aanbrengen bruikbare overtuigingen

Naast het veranderen van belemmerende overtuigingen, kan de therapeut ook werken aan het creëren van steunende overtuigingen. Deze overtuigingen zijn algemeen, en zullen alle cliënten helpen bij hun genezingsproces. Deze gezonde overtuigingen zijn niet per se waar, maar steunen cliënten en houden hun geest open voor mogelijkheden. Ze kunnen kiezen wat ze geloven.

"Waarom zouden we nadenken over dingen die fijn zijn? Omdat nadenken het leven bepaalt. Het is een veelvoorkomende gewoonte om de omgeving de schuld te geven van het leven. De omgeving wijzigt het leven, maar bestuurt het leven niet. De ziel is sterker dan zijn omgeving."
– William James –

11.2.6.1 Ondersteunende overtuigingen creëren

Het creëren van nieuwe overtuigingen, kan gezien worden als het veranderen van oude overtuigingen in de overtuiging die overgenomen moet worden. De volgende behandeling, gebaseerd op bevestigende technieken, kan ook gebruikt worden om nieuwe overtuigingen te vestigen:

Behandeling:

- ⊙ De cliënt leest de overtuiging voor die hij wil hebben, in de eerste positie, bv. "Ik kan genezen."

- ⊙ Twee assistenten (de een links en de ander rechts) herhalen in de tweede positie de overtuiging hardop tegen de cliënt, bv. "Jij kunt genezen."

- ⊙ Laat de cliënt de effecten van deze beweringen opmerken. Laat hem de belemmerende overtuigingen of verontrustende emoties herkennen en geef hem de opdracht die op te schrijven.

- ⊙ Rouleer de cliënten, zodat de vorige cliënt een assistent wordt en de assistent cliënt wordt.

- ⊙ Herhaal dit proces met dezelfde overtuiging, bv. "Ik kan genezen."
  Bewerking van Dilts (1999[454]).

Een lijst van bruikbare overtuigingen, vind je in de appendix[455].

11.3 Therapie: Specifieke beoordeling

Dit hoofdstuk gaat over het veranderen van bepaalde overtuigingen.

11.3.1 Persoonlijkheidskenmerken

In het deel over het psychosomatische model legde ik uit dat enkele persoonlijkheidskenmerken verband houden met een slechte prognose. Een slecht zelfbeeld, gebrek aan assertiviteit en gebrek aan autonomie zijn bekend voor deze associatie. Deze paragraaf bespreekt behandelingen die gebruikt kunnen worden om deze persoonlijkheidskenmerken te vervangen door positievere kenmerken.

11.3.1.1 Zelfbeeld

Je zelfbeeld is het beeld dat je van jezelf en je rol hebt of het nu waar is of niet. Je zelfbeeld bestaat uit veel elementen, zoals lichaamsbeeld, psychologisch en intellectueel zelfbeeld. Ons zelfbeeld is beïnvloed door hoe we opgegroeid zijn, wat voor werk we doen, wie onze vrienden zijn, waar we leven, hoe we eruit zien, hoe we ons kleden, onze economische status, enz.

De veranderingen die plaatsvinden tijdens het kankerproces, zoals veranderingen in uiterlijk, gezondheidsperceptie en energieniveaus, kunnen het zelfbeeld van de cliënt ongunstig beïnvloeden. Dit kan leiden tot de ontwikkeling of verslechtering van het zelfbeeld. De eerste stap is het accepteren van het onvermijdelijke, waarna een nieuw, gezond zelfbeeld gevormd kan worden.

Er kunnen verschillende behandelingen uitgevoerd worden om het zelfbeeld van de cliënt te verbeteren.

Zelf acceptatie

Kanker creëert onweerlegbare veranderingen in lichaam en geest. Soms zijn deze veranderingen heel duidelijk. Soms vinden ze plaats zonder dat anderen ze opmerken, zelfs buiten het bewustzijn van de cliënt. Al deze

Kloof tussen lichaam en geest

veranderingen, zowel fysiologisch als psychologisch, hebben een enorme impact op cliënten. De verwijdering van een borst, is bijvoorbeeld een behoorlijke fysieke verandering die een grote impact heeft op de vrouwelijkheid van een vrouw. Hetzelfde geldt voor de verwijdering van de testikels; dat heeft een grote invloed op de gevoelens van een man met betrekking tot zijn mannelijkheid. Bepaalde veranderingen kunnen een cliënt zelfs achterlaten met vervreemde of onbekende gevoelens met betrekking tot hun eigen lichaam.

Veel van deze veranderingen zijn onomkeerbaar en moeten door de cliënt geaccepteerd worden. Het beeld dat de cliënt van zichzelf heeft als vitaal en gezond, komt niet langer overeen met de realiteit. Die opvatting over zichzelf moet losgelaten worden.

Als de huidige toestand niet geaccepteerd wordt, ontstaat er een kloof tussen lichaam en geest. De geest heeft dan een ander beeld van het lichaam. De implicaties van deze kloof kunnen gevonden worden in onderzoek naar "fantoompijn".

> **Oude opvattingen laten gaan**

Het accepteren van de huidige toestand van het lichaam is een van de hoofdkwesties die Spiegel behandelt. Cliënten beginnen met het accepteren van de huidige situatie en gaan dan verder naar de gewenste situatie.

Tijdens het acceptatieproces kan er behoefte zijn aan rouw om de verloren elementen (fysiologisch of psychologisch). Rouwen om iets dat verloren is, is een natuurlijk proces. Cliënten rouwen om het leven dat ze ooit hadden. Er is geen weg terug, maar ze kunnen verder gaan. Het feit dat ze niet langer kunnen doen wat ze gewend waren, kan schokkend zijn.

Behandeling

Laat de cliënt zich richten op de realiteit van de situatie. Kanker kan dodelijk zijn. Dit moet niet ontkend worden. Maar tegelijkertijd genezen mensen van kanker.

Communiceer naar de cliënt dat hij perfect is, gewoon zoals hij nu is en dat de behandelingen hem zullen helpen nog meer van het leven te genieten.

Andere behandelingen die acceptatie bevorderen, worden besproken in de deelparagrafen "Ideaal zelfbeeld" en "Ego versterking".

Ideale zelfbeeld

Zodra de huidige situatie geaccepteerd is, kan een nieuw ideaal zelfbeeld gevormd worden. Dit zou een prettig beeld moeten zijn (Olness 1981[456]). Brown e.a. (1987[457]) adviseren het gebruik van de techniek van de "Ideale zelf".

Behandeling:

1. **Creëer een beeld van je ideale zelf. Dit is jouw beeld van je perfecte zelf op mentaal, fysiek en emotioneel niveau.**

2. **Maak er een echt, sterk, en boeiend beeld van.**

3. **Verbeeld je huidige zelf terwijl je langzaam maar zeker je huidige zelf samenvoegt met je geconstrueerde ideale zelf.**

4. **Verbeeld je dat je een progressief sterker, gezonder en vaardiger persoon wordt.**

5. **Verbeeld jezelf op verschillende momenten in de toekomst; je voelt je zoals je je wilt voelen en leeft je leven zoals jij het wil leven.**
   Bewerking van Brown e.a. (198[458]).

Ego versterking

Een andere manier om een ondersteunend zelfbeeld te creëren, is door het zelfvertrouwen en de zelfwaarde van de cliënt te verhogen. Ego versterking werd voor het eerst geïntroduceerd door Hartland (1971[459]); het doel is om het zelfvertrouwen, de zelfwaarde, zelfacceptatie en het geloof in zichzelf te verhogen. Deze technieken zijn in veel verschillende therapeutische programma's (niet alleen bij programma's rondom kanker) opgenomen. Deze verhoging in zelfvertrouwen, zelfacceptatie en zelfwaarde is altijd gunstig voor cliënten.

> **Zelfvertrouwen en zelfwaarde verhogen**

In haar onderzoek onder 25 kinderen met kanker concludeerde Olness (1981[460]) dat hypnotische ego versterking bijdroeg aan het welzijn van de kinderen door ze het gevoel te laten ontwikkelen dat ze het onder controle hebben.

Finkelstein e.a. (1982[461]) lieten volwassenen luisteren naar een 10 minuten durende hypnotische geluidsopname. Deze opnamesessie bevatte hypnotische suggesties voor relaxatie en ego versterking. Luisteren naar deze opnames, zorgden voor verbeteringen in coping vaardigheden.

Associatie

Veel cliënten met een slecht zelfbeeld praten op een afstandelijke manier over zichzelf. Ze hebben de neiging om het woord "jij" te gebruiken terwijl ze over zichzelf praten.

Voorbeeld:

Als ze gevraagd wordt: "Waarom deed je dat?",

Antwoorden ze: "*Je* moet bepaalde dingen doen. Als mensen het *je* vragen, kun *je* gewoon niet weigeren."

Eigenlijk bedoelen ze: "*Ik* moet bepaalde dingen doen. Als mensen het *me* vragen, kan *ik* gewoon niet weigeren."

Deze constructie is een duidelijke aanwijzing dat ze niet naar zichzelf verwijzen en losgekoppeld zijn van hun zelfbewustzijn. In deze gevallen zou de therapeut de cliënten moeten leren "Ik"-zinnen te gebruiken als ze naar zichzelf verwijzen. Dit zal hun zelfconcept vergroten, hun bewustzijn verhogen en hun ego versterken.

Behandeling

1. **Het valt me op dat je "je" gebruikt als je over jezelf praat. Ik wil een afspraak met je maken.**

2. **Als je over jezelf praat, gebruik dan "ik" of "mij". Als je over iemand anders praat, gebruik je "je".**

Deze heel simplistische behandeling moet elke keer dat de cliënt naar zichzelf verwijst met "je", herhaald worden.

Hammond (1990[462]) beschrijft veel behandelingen die het ego versterken.

Identificatie

Mensen identificeren zich vaak sterk met hun ziekte, zeker in het geval van kanker (Simonton e.a. 1978[463]). Als ze gevraagd wordt wat ze zijn, vermelden ze vaak dat ze "kankerpatiënten" zijn. De rollen die ze eerder gebruikten om zichzelf te beschrijven, lijken niet langer aanwezig te zijn. Zulke mensen zien zichzelf niet langer als vader, manager, vrouw, vriend van de familie of de grappige vrouw op feesten. Dat klopt niet - ze hebben nog steeds dezelfde rollen en hebben toevallig op dat moment ook kanker.

Zodra een cliënt zichzelf beschrijft als een kankerpatiënt heeft

> **Kankerpatiënt of patiënt met kanker?**

hij een verschuiving gemaakt in het beeld van zijn identiteit. Een cliënt die zichzelf beschrijft als een persoon met kanker, heeft meestal een bredere collectie overtuigingen en gedrag dan degenen die zichzelf beschrijven als kankerpatiënten. Taalstructuren - de manieren waarop mensen over zichzelf denken en praten - beïnvloeden hun zelfconcept. Dit is dan ook de reden waarom ik in dit boek refereer aan "mensen met kanker". De persoon is veel meer dan zijn of haar symptoom! Hier wordt ook in het werkboek en in onze trainingen erg veel aandacht aan besteed.

Spiegel (1993[464]) gebruikt de "wie ben ik"-techniek en de "Orpheus-ervaring" van Bugental (1973[465]) om de identificatie van de cliënt los te weken van hun ziekte. Tegelijkertijd verminderen deze technieken de angst voor de dood en vergemakkelijken ze de acceptatie van nieuwe rollen. Ze helpen cliënten zich te realiseren dat ze veel meer zijn dan de rollen die ze hebben gebruikt om zichzelf te beschrijven en dit creëert ruimte voor nieuwe overtuigingen.

Behandeling "Orpheus-ervaring":

De cliënt krijgt de opdracht om een lijst te maken van de rollen die hij inneemt. Elke rol wordt op aparte kaartje geschreven. Deze rollen zouden iets kunnen zijn als: moeder, vader, pianostemmer, kankercliënt, geliefde, technicus, vriend, broer, etc.

Vervolgens zet hij deze in volgorde met de belangrijkste onderaan en de minst belangrijke bovenaan.

1. **Hij krijgt de opdracht om de bovenste kaart te pakken (de minst belangrijke) en zich de rol, die op de kaart geschreven is, voor te stellen (bv. Verbeeld je je rol als vader).**

2. **Verbeeld je dat je deze rol opgeeft en merk op wat er overblijft. Voor extra impact kan deze kaart zelfs doorgescheurd en weggegooid worden.**

3. **Ga verder met de volgende kaart tot alle rollen behandeld zijn.**
   Bewerking van Bugental (1973[466]).

James (1998[467]) ontwikkelde de behandeling "Ben je niet meer dan dat?", die kan dienen als variatie op de "Orpheus-ervaring".

Een andere behandeling, in eerst instantie ontwikkeld door Bateson (1972[468]) en later herzien door Dilts (1990[469]), heet "Logische niveaus". Deze behandeling verklaart dat de identiteitsperceptie van een persoon zijn overtuigingen beïnvloedt en dat zijn overtuigingen zijn keuzes in het leven beïnvloeden. De identiteitsperceptie van cliënten kan gezien worden as hun kernovertuigingen die alle andere overtuigingen ondersteunen. Deze "logisch niveau"-behandeling is uitgebreid beschreven door Dilts (1990[470]) en O'Conner e.a. (1996[471]).

11.3.1.2 Assertiviteit

Er is aangetoond dat assertiviteit een belangrijk aandachtsgebied is bij het werken met mensen met kanker. Veel psychologische therapieën besteden aandacht aan het verhogen van de assertiviteit. Zulke cliënten lijken vaak gedreven te worden door een constant verlangen naar liefde en de behoefte om anderen te plezieren en tegelijkertijd alle conflicten en klachten te vermijden.

Het veranderen van deze houding, is een van de kernkwesties die

Kanker verdween bij verhoging van assertiviteit

behandeld wordt in de door Simonton (1979[472]) en Temoshok (1992[473]) ontwikkelde therapieën. Onderzoeken naar spontaan verdwijnende kanker melden vaak dat remissie plaatsvond nadat de cliënt bewust besloot om hoe dan ook assertiever te zijn (Baalen e.a. 1987[474]).

"Muizen die spontaan vechtgedrag ontwikkelden, lieten een grotere immuun weerstand zien tegen kankervirussen. Het is het waard om kwaad te worden, zelfs als je een muis bent!"
- George F. Solomon MD -

Assertieve mensen weten wat ze willen en vragen daarom. Hiervoor moeten cliënten wel weten wat voor hen goed voelt en de vaardigheid ontwikkelen om erom te vragen. Als cliënten beginnen met het uiten van hun behoeftes, zullen anderen reageren door hun eigen behoeftes te uiten. Dit verbetert ook de interpersoonlijke communicatie.

Onderzoek naar dit onderwerp is niet zo wijdverspreid als dat van andere gebieden. Daarom wil ik er wat extra aandacht aan besteden.

Bewustzijn

De eerste stap in het ontwikkelen van assertiviteit voor cliënten is dat ze weten wat ze eigenlijk willen en nodig hebben. Temoshok e.a. (1992[475]) helpen cliënten voor zichzelf te beslissen wat ze nodig hebben door ze continu vragen te stellen. Deze vragen zijn onder andere "Wanneer wil je dat ik terugkom?", "Wie zou je graag op bezoek willen hebben?" en "Vind je het vervelend als ons bezoek verstoord wordt door de verpleegkundige?" Deze vragen dwingen cliënten na te denken over wat ze willen en nodig hebben.

Om hun bewustzijn te verbeteren, leert Temoshok cliënten om zichzelf de volgende vragen te stellen:

Behandeling:

> Wil ik dit nu?

> Ben ik te moe voor gezelschap?

> Ben ik tevreden met de uitleg van mijn dokter?

> Wil ik meer informatie van mijn dokter?

> Waar doet het pijn en wat kan ik doen om de pijn te verlichten?

> Zou ik liever een andere maaltijd hebben dan degene die wordt geserveerd?

> Welke vrienden vrolijken mij op?

> Welke mensen kosten mij te veel energie?

> Wie kan ik in vertrouwen nemen?

> Wil ik dat nu uittesten?

> Wil ik meer/minder medicatie?

> Van wie wil ik hulp?
> *Bewerking van Temoshok e.a. (1992[476])*

Een andere behandeling die Temoshok gebruikt, is het helpen van cliënten om zich er bewust van te worden wanneer ze moe worden.

Behandeling:

Als je je in de komende week moe voelt, merk dan op:

> Wie was er aanwezig?

> Wat er op dat moment aan de hand?

> Wie praatte er het meest: jij of de bezoeker?

> Welke onderwerpen werden er besproken?

Bewerking van Temoshok e.a. (1992[477])

Actie ondernemen

Als cliënten zich bewust worden van wat ze willen, zijn ze nog maar halverwege - ze moeten het nog steeds uiten. Uiten betekent "ja" zeggen tegen de dingen die ze willen en "nee" tegen de dingen die ze niet willen. "Nee" zeggen is vaak moeilijker dan "ja" zeggen.

"Elke gewoonte en elk vermogen wordt behouden en verhoogd door overeenkomstige acties, zoals de gewoonte te lopen door te lopen; of rennen door te rennen."
- Epictetus -

Een van de eerste acties die cliënten kunnen ondernemen, is vragen om hulp of nee zeggen tegen een verpleegkundige. Cliënten moeten kleine stappen nemen en langzaam maar zeker overgaan op moeilijkere taken.

"De reis van duizend mijl begint met één stap."
- Lao Tzu -

Behandeling:

Mogelijke acties die een cliënt kan ondernemen:

> Laat de cliënt zijn gevoelens, zorgen en vragen uiten aan het personeel.

> Vraag de verpleegkundigen en artsen of je op een ander tijdstip je medicatie mag krijgen.

> Vragen om een extra koekje bij de thee

> Vragen om hulp.

Bewerking van Temoshok e.a. (1992[478])

Dat cliënten niet in staat zijn hun behoeftes te uiten, wordt vaak veroorzaakt door een angst voor het verliezen van de liefde en steun van hun vrienden. Temoshok leert cliënten communicatievaardigheden aan om hun behoeftes op zo'n manier te communiceren dat ze niet afgewezen zullen worden door hun vrienden. Tegelijkertijd helpt Temoshok cliënten met het ontwikkelen van het zelfvertrouwen dat ze hun behoeftes kunnen uiten en ook de liefde en steun van hun vrienden kunnen houden.

Eigen behoeften uitten

Assertiviteit met artsen

Assertiviteit ten opzichte van het medische team lijkt vaak een andere kwestie te zijn. Cliënten voelen zich vaak (en zijn vaak) afhankelijk van hun artsen en het medische team. Ze hebben vaak het gevoel dat de arts de baas is over hun leven. Deze misvatting moet aangepakt worden. De arts is een menselijk wezen dat gespecialiseerd is in het menselijk lichaam; hij weet echter niet alles over alle aandoeningen. Hij weet niet alles wat er te weten valt over de fysieke, mentale en emotionele situaties van de cliënt. Cliënten zouden daarom hun eigen leven in handen moeten houden. Hun leven is hun project en zij hebben een adviseur ingehuurd om hen te helpen bij het aanpakken van de ziekte. Deze adviseur bestuurt hun levens niet, maar geeft slechts advies en helpt hen met een specifieke situatie.

Arts als adviseur niet als dirigent

De arts is geen autoriteit met wie niet te praten valt. Artsen geven cliënten een solide advies op basis van de kennis die ze hebben. De leiding nemen over hun leven, betekent dat cliënten hun eigen team specialisten vormen om de situatie te behandelen. Als zij niet goed presteren, moeten ze vervangen worden. Verder moeten cliënten zoveel mogelijk over hun ziekte leren en vragen stellen. Dit helpt hen hun autonomie te ontwikkelen.

Voor het omgaan met de drukke schema's van een arts adviseerde Temoshok cliënten de vragen die ze hebben op te schrijven. Dit zorgt ervoor dat ze te allen tijde hun vragen kunnen stellen zonder overweldigd te worden. Ze adviseert cliënten ook om door te vragen als de gegeven antwoorden niet duidelijk of specifiek genoeg zijn. Ze geeft cliënten enkele standaardvragen die hen zouden kunnen helpen bij het krijgen van meer informatie.

> **Vragen opschrijven verhoogt controle**

Behandeling:

⊙ **Wat voor behandeling stel je voor?**

⊙ **Wat voor chemotherapie?**

⊙ **Hoe vaak zal het toegediend worden? En voor hoe lang?**

⊙ **Wat zijn de bijwerkingen?**

⊙ **Kan ik hulp krijgen van een psychotherapeut?**

⊙ **Hoe weet ik wanneer ik niet langer medicatie nodig heb?**

⊙ **Enz.**

Bewerking van Temoshok e.a. (1992[479])

Voor communicatie met artsen geeft Temoshok de volgende
richtlijnen:

Richtlijnen:

⊙ **Zeg duidelijk en direct wat je wilt en nodig hebt van
je arts. Begin je verzoek met "Ik wil…" of "Ik heb…
nodig."**

⊙ **Vermijd het bekritiseren van je dokter. Zoals andere
menselijke wezens reageert hij eerder op gevoelens dan
op oordelen.**

⊙ **Als je arts koel of beledigend is geweest, beschuldig
hem dan niet van ongevoeligheid. Vertel hem in
plaats daarvan wat hij heeft gedaan dat jij je zo voelt.
Verklaringen van gevoelens worden veel beter gehoord
en begrepen dan beschuldigingen.**

⊙ **Luister goed naar je arts en erken zijn beweringen en
gevoelens ook.**

⊙ **Vestig een partnerschap met hem - de relatie komt van
twee kanten.**

Bewerking van Temoshok e.a. (1992[480])

Naast deze communicatievaardigheden kan de therapeut voor
het veranderen van de relatie met de arts een andere behandeling
gebruiken die behoorlijk krachtig is. Dit wordt de "Sociaal Panorama"
genoemd en is ontworpen om de manier te veranderen waarop
cliënten hun relatie met anderen zien. Cliënten wordt gevraagd om
een persoon in gedachten te nemen. Dan worden de submodaliteiten
van het beeld op zo'n manier veranderd dat cliënten zichzelf op
gelijke voet zien met de andere persoon. Veel mensen plaatsen hun
artsen op een voetstuk. Deze behandeling helpt cliënten de arts van
het voetstuk af te halen, zodat ze op gelijk niveau kunnen praten.
Dit zorgt voor gelijkheid. De volledige methode is beschreven door
Derks (1996[481]; 1999[482]). Andere veelgebruikte behandelingen zijn
gebaseerd op "Transactieanalyse" (Hellinga 1999[483]).

11.3.1.3 Autonomie

Van Baalen e.a. (1987[484]) en Schilder (1992[485]) probeerden de psychologische componenten van spontane kankerremissie af te leiden. Wat ze ontdekten, was dat elke persoon die spontaan herstelde een "min of meer radicale existentiële verschuiving" in hun houding tegenover autonomie hadden meegemaakt. Cunningham (2004[486]) merkte op dat de cliënten die een hoge graad van autonomie lieten zien, hun prognose overleefden. Autonomie wordt door Merriam-Webster gedefinieerd als "zelfstandige vrijheid en vooral morele onafhankelijkheid".

Grossarth-Maticek e.a. (1985[487]; 1991[488]; 1991[489]; 1995[490]) kwamen tot soortgelijke conclusies, hoewel ze de terminologie "zelfregulering" gebruiken. Dit wordt gedefinieerd als "de regulatie van gedrag om plezier en welzijn op de lange termijn te maximaliseren".

Het ontwikkelen van de autonomie van cliënten, is gezondheid stimulerend. Een manier om dit te bereiken, is via bewustzijn, zoals met zelfbeeld en assertiviteit.

Behandeling:

Stel de cliënt de volgende vragen:

- ⊙ **Kan ik mezelf zijn bij deze persoon of gedraag ik me zoals die persoon van mij verwacht?**

- ⊙ **Ben ik vaak bang om me te gedragen op een manier die deze persoon onacceptabel zal vinden?**

- ⊙ **Onderdruk ik mijn werkelijke behoeftes bij deze persoon?**

- ⊙ **Uit ik mijn behoeftes bij deze persoon, maar raak ik steeds weer gefrustreerd door hem of haar?**

- ⊙ **Ben ik bang om boosheid, angst of verdriet te uiten bij deze persoon?**

> Zorg ik grotendeels voor deze persoon?

> Is zijn of haar liefde en goedkeuring afhankelijk van mijn zorg?

> Is zijn of haar liefde en goedkeuring afhankelijk van mijn gehoorzaamheid?

> Voel ik me het slachtoffer van deze persoon?

> Is mijn zelfliefde en zelfvertrouwen afhankelijk van de goedkeuring van deze persoon of mijn meerdere(n) op het werk?

Bewerking van Temoshok e.a. (199[491])

Leg cliënten uit dat ze zowel loyaal kunnen zijn zonder gehoorzaam te zijn als dat ze kunnen reageren op de behoeftes van anderen zonder een dwangmatige peoplepleaser te worden.

11.3.2 Primaire beoordeling

In het gedeelte over het psychosomatische model legde ik uit dat primaire beoordeling de set overtuigingen van de cliënt is over hoe de situatie zijn levensdoelen beïnvloedt.

11.3.2.1 Zin van het leven

Mensen met kanker hebben vaak voorafgaand aan de diagnose hun primaire zin van het leven verloren. De hoge frequentie van mensen die een primaire relatie hebben verloren voorafgaand aan de diagnose van kanker is opmerkelijk. Voor hen betekent dat verlies een verlies van de zin van hun leven. Uiteindelijk leidden ze een leven dat onbevredigend was en niet in overeenstemming met wat zij als de "echte zij" zagen. Zo'n verlies van betekenis kan ook veroorzaakt worden door de diagnose van kanker zelf als ze de

> **Focus op persoonlijke groei versterkt de immuun werking**

connectie met hun gezondheid en gezonde zelfbeeld hebben verloren. Zonder zin in hun leven zijn mensen minder gemotiveerd om te doen wat nodig is om te genezen. Het hebben van betekenis, verhoogt hun algemene welzijn, levenskwaliteit en immuun werking.

> *"Geloof dat het leven het waard is om geleefd te worden en je overtuiging zal je helpen het feit te creëren."*
> *- William James -*

Borysenko (1984[492]) werkte met cliënten aan het vinden van betekenis in hun leven. Ze kende opmerkelijke genezingen toe aan zo'n hernieuwde betekenis. Het vestigen van een nieuwe connectie met de ware zin van het leven, is een heel bevredigend proces dat de levenskwaliteit verhoogt. Dilts e.a. (1990[493]) concludeerden dat het belangrijkste punt bij herstellen, het hebben van een doel in het leven is. Bower e.a. (2003[494]) bestudeerden de effecten van het vinden van betekenis in het leven op het immuunsysteem. Ze bestudeerden 43 vrouwen die een vriend hadden verloren aan borstkanker. Ze merkten op dat degenen die een nieuwe betekenis in het leven vonden en de nadruk legden op doelen, relaties en persoonlijke groei, een verhoogde immuun werking hadden.

Vinden van betekenis in het leven

LeShan (1959[495]; 1977[496]; 1989[497]) bereidde de weg met zijn visie op de zin van het leven en de mobilisatie van het immuunsysteem. Hij merkte op dat het vinden van vernieuwde betekenis in het leven, het immuunsysteem van de cliënt wakker schudt. Ze bleken actief te werken om aan de pas ontdekte betekenis te voldoen, om die doelen te behalen.

Onderzoeken bij cliënten wier kanker spontaan is verdwenen, lieten zien dat er voorafgaand aan de remissie vaak een existentiële verschuiving had plaatsgevonden (Hawley 1989[498]; Huebscher 1992[499]; Schilder 1992[500]).

Leven in overeenstemming met eigen waarden en normen

Roud (1985[501]) merkte op dat twee derde van de cliënten die hij ondervroeg de remissie associeerden met "een nieuwe vrijheid om een levensstijl aan te nemen die volledig in overeenstemming is met hun waarden. "

Shanfield (1980[502]) merkte op dat degenen die overleefden hun prioriteiten reorganiseerden en een nieuwe waardering voor het leven ontwikkelden. Ikemi e.a. (1975[503]; 1986[504]) meldden dat een "dramatische verandering van de kijk op het leven" of een "dramatische existentiële verschuiving" aan de spontane remissie voorafging. Cunningham (2004[505]) merkte op dat de cliënten die hun prognoses hadden overleefd, zich duidelijk bewust waren van wat belangrijk was in hun leven.

Een doel in het leven is meer dan alleen de wil om te leven of willen dat de kanker verdwijnt. Het is de reden dat iemand langer leeft. Wat betekent het als de kanker weggaat? Wat doet gezondheid met cliënten?

Activiteiten die betekenis geven

Het vinden van een betekenis in het leven, kan verkregen worden door piekervaringen te creëren in het leven of wat Cskiszenthihalyi (1990[506]) "flow" noemt. Dit zijn momenten van diepgaande vrede en harmonie, zowel fysiek als emotioneel. Cliënten weten vaak niet meer welke activiteiten hen persoonlijke tevredenheid geven. Cliënten zouden deze activiteiten moeten herkennen en er tijd en energie aan moeten besteden. Tijd besteden aan deze activiteiten verhoogt het gevoel van betekenis in hun leven. Dit zorgt tegelijkertijd voor plezier en energie en verhoogt de levenskwaliteit.

"Oude Egyptenaren geloofden dat hen bij overlijden twee vragen gesteld zouden worden en dat hun antwoorden zouden bepalen of ze hun leven in het hiernamaals mochten voortzetten. De eerste vraag was: Heb je vreugde gebracht? De tweede was: Heb je vreugde gevonden?"
- Leo Buscaglia -

De therapeut vraagt de cliënt om een lijst van betekenisvolle activiteiten te maken:

Behandeling:

Maak een lijst van activiteiten:

> **Waar je plezier aan beleeft of waar je vroeger plezier aan hebt beleefd;**

> **Die betekenis aan je leven geven;**

> **Die je meer energie geven;**

> **Die waardevol voor je zijn;**

> **Die de moeite waard zijn.**
> *Bewerking van Simonton e.a. (1978[507])*

Het regelmatig opnieuw bekijken van deze lijst, zorgt ervoor dat cliënten hun lijsten veranderen en aanvullen en nieuwe manieren vinden om betekenis aan het leven te geven.

De waarden leven

Oog in oog met een terminale ziekte ontstaat er een verschuiving van wat belangrijk is en wat niet. Sommige activiteiten of situaties verliezen hun belang, terwijl anderen de belangrijkste dingen in het leven worden. Als je geconfronteerd wordt met de dood, krijg je een nieuw perspectief op je werkelijke persoonlijke waarden. Door te onderzoeken wat deze waarden zijn, zijn cliënten in staat om hun leven te herstructureren om te voldoen aan deze waarden. De waarden kunnen constant zijn of verschuiven gedurende hun leven.

Een van de bekende technieken van neuro linguïstisch programmeren is de "value elicitation technique". Dit helpt cliënten in contact te komen met hun werkelijke waarden in het leven (James e.a. 1988[508]). Een andere techniek die gebruikt kan worden, is bedoeld om cliënten te helpen hun doel in het leven te bepalen.

Behandeling:

> ⟩ Wat laat je hart sneller kloppen?

> ⟩ Wat zorgt ervoor dat je je het levendigst, vitaalst of meest betrokken voelt?

> ⟩ Wat is je sterkste band met het leven?

> ⟩ Wat is er zo belangrijk aan ...?

> ⟩ Wat is de echte waarde van ... voor jou?

> ⟩ Welke delen van ... zijn zo waardevol?

Bewerking van Simonton e.a. (1992[509]).

Levensmissie

Het ontwikkelen van een betekenis in het leven, gaat vaak samen met een nieuw levensdoel. Dit allesomvattende algemene doel kan ook de levensmissie van de cliënt genoemd worden. Dit kan gigantisch klinken, maar dat hoeft niet zo te zijn. Een persoonlijke levensmissie is simpelweg de richting waarin de cliënt wil gaan. Andere doelen ondersteunen deze missie. De dramatische existentiële verschuiving waar ik het eerder over had, gaat vaak samen met een nieuwe missie. Dit werpt nieuw licht op wat cliënten op dat moment belangrijk vinden in het leven.

Voorbeeld:

Een persoonlijke missie om de rijkste persoon in het land te worden, creëert andere subdoelen dan een persoonlijke missie om de liefdevolste vader te zijn voor je kinderen.

Het schrijven van een persoonlijke missie verklaring, helpt cliënten hun leven opnieuw in te richten. Deze nieuwe richting geeft cliënten een algemeen doel dat de andere doelen leidt en in zich draagt. Een missie zou gedefinieerd kunnen worden als de rol of het doel dat iemand heeft in relatie met het grotere systeem van mensen, al het andere leven en de planeet.

Persoonlijke missie leven

Een persoonlijke missie beslaat een lange periode. Eigenlijk dient het als leidraad voor de rest van het leven van de cliënt (of tot de missie herzien wordt). Het reflecteert de kernwaarden en het type persoon dat hij wil zijn. Wat hij wil doen, wordt gedekt door zijn (sub)doelen.

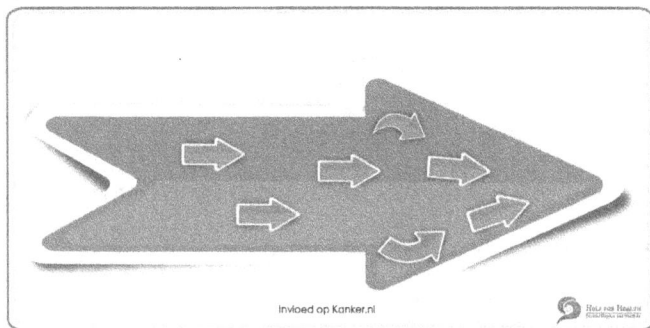

Invloed op Kanker.nl

De missie doet dienst als kompas voor de richting in het leven van de cliënt, de doelen die belangrijk voor hem zijn en de keuzes die hij maakt.

> *"Als je je doelen niet aan de hand van je missie vaststelt, zou je de "ladder naar succes" kunnen beklimmen om je, als je eenmaal bovenaan bent, te realiseren dat je op het VERKEERDE GEBOUW bent."*
> *- Stephen Covey -*

Het volgende proces helpt cliënten hun echte betekenis in het leven te ontdekken door hun eigen missieverklaring op te schrijven.

Behandeling:

De volgende vragen kunnen de cliënt helpen hun eigen persoonlijke levensmissie te ontdekken:

> Waarom besta ik?

> Waar draait mijn leven om?

> Waar sta ik voor?

> Wat prikkelt mij in of over de wereld?

> Wat in of over de wereld maakt mij boos?

> Welke drie dingen zou ik willen veranderen in de wereld, als resultaat van mijn missie?

> Wat zijn mijn functies in het leven?

> Wat is het doel van mijn leven?

> Wat is groter plan van het universum voor mij?

> Wat ontbrandt mijn verbeelding?

> Waar zou ik mezelf graag in willen storten?

> Waar wil ik dat mensen mij om herinneren?

> Wat beweegt mij?

> Welk probleem moet opgelost worden in deze wereld?

> Wat zou ik willen leren of beheersen?

> Wat zijn mijn favoriete goede doelen en welke interesses reflecteren zij?

> Met wie heb ik mijn diepste gesprekken en waarover?

> Aan welk doel, kwestie of probleem dat me raakt, zou ik een gift van een miljoen euro willen besteden?

> Aan welke behoefte of welk probleem waar ik sterk in geloof zou ik graag fulltime willen werken, zelfs als ik er niet voor betaald krijg?

Bewerking van Covey (1989[510]), Dilts (1994[511]; 1996[512]) en Jones (1998[513]).

Covey verwijst naar het maken van een missie als "in verbinding komen met je eigen unieke doel en de diepe voldoening die je haalt uit het volbrengen ervan."

> **Eigen unieke doel en diepe voldoening uit het leven halen**

Meer over deze soorten missies kan gevonden worden in Dilts (1994[514]; 1996[515]) en Covey (1989[516]).

Ontwikkeling van een levensproject

De diagnose van kanker verandert het perspectief van cliënten op het leven en de tijd die ze nog hebben. Cliënten richten zich vaak op problemen op de korte termijn, waarbij ze hun doelen voor de lange termijn uit het oog verliezen. De ontwikkeling van een levensproject is een speciaal lange termijndoel. Het is het primaire doel om in het leven na te streven. Een lange termijn project kan gedefinieerd worden door waardes als startpunt te gebruiken. Levensprojecten verhogen de bereidheid van cliënten om te leven, omdat ze dat doel willen behalen.

Voorbeeld:

Levensprojecten kunnen zijn:

- Gaan studeren aan de universiteit
- Vrijwilligerswerk gaan doen
- Steungroepen leiden
- Een boek schrijven
- Een huisdier nemen
- Enz.

Voorbeeld:

BBC News, vrijdag, 6 augustus 2004

"Een 98-jarige vrouw die nog nooit in haar leven een computer had gebruikt, heeft bewezen dat je nooit te oud bent om te leren. Mary Robinson gebruikte haar nieuwe IT-vaardigheden om boodschappen en andere taken te doen, nadat ze haar volwassenen cursus had afgerond. Ms. Robinson zei: "Het was geweldig. Computers zijn fantastisch. Je kunt er zoveel mee doen en er is zoveel te leren." Ze heeft echt genoten van de cursus en werkte steeds vooruit."

Beoordeling van levenswaarden en -doelen zou erop kunnen wijzen dat cliënten belangrijke doelen laten liggen voor later. Die tijd komt misschien nooit. Cliënten kunnen ontdekken dat ze meer in het heden moeten leven (Spiegel 1978[517]).

"De diagnose borstkanker gaf me een nieuw leven. Wanneer je de eerste schok te boven bent en de mogelijkheden hebt overwogen, ga je inzien dat er meer is dan alleen jouw ziekte. Ik ben dankbaar dat het me heeft geholpen mijn dromen te verwezenlijken."
- Marilyn R. Moody -

11.3.2.2   De dood neutraliseren

De dood is onvermijdelijk voor elk menselijk wezen. Normaal gesproken besteden we er geen aandacht aan. Sterker nog, we negeren het meestal. Als je geconfronteerd wordt met een terminale ziekte, dringt de kans op de dood ons bewustzijn binnen. Therapie is erop gericht om de levenskwaliteit tot aan de dood te verhogen. Dit betekent dat als cliënten op het punt staan dood te gaan, therapie gericht moet zijn op een vredige dood.

"Degene die niet bang is voor de dood, sterft maar een keer."
- Giovanni Falcone -

Kanker is een terminale ziekte. Hoewel veel mensen zijn genezen, staart de dood de cliënten in de ogen. Bij het horen van de diagnose, komt de dood misschien wel dichterbij dan ooit. Angsten en zorgen over de dood en het overlijdensproces kunnen aanwezig zijn. Door deze kwesties te verwerken, zullen de cliënten meer op hun gemak zijn met het onvermijdelijke. Het accepteren van de dood en je er rustig bij voelen, verhoogt de levenskwaliteit.

> **"Sommige mensen zijn zo bang om dood te gaan dat ze nooit beginnen met leven."**
> **- Henry Van Dyke -**

In veel situaties wordt de dood als onderwerp ontkend. De mogelijkheid om te sterven, wordt normaal gesproken niet behandeld in sociale, therapeutische of zelfs medische situaties. Het onderwerp lijkt bijna wel verboden terrein. Dit zorgt ervoor dat cliënten zich in een tegenstrijdige situatie bevinden, aangezien ze bang zijn voor de dood, maar er niet over kunnen praten.

Cliënten zitten gevangen in hun eigen beangstigende fantasieën. Omdat er bijna geen mogelijkheid is om deze emoties te bespreken, worden ze ontkend en onderdrukt, wat, zoals we gezien hebben, niet gunstig is voor het genezingsproces.

> **Vredige acceptatie van de dood**

Angst ondermijnt het welzijn van cliënten. Door hun angst voor de dood en overlijden te verminderen, kunnen cliënten de dood makkelijker accepteren als deel van het leven. Door de dood te accepteren, kunnen cliënten stoppen met proberen het onvermijdelijke te vermijden (Spiegel 1990[518]). De energie die vrijkomt wanneer de cliënten stoppen met het ontwijken van de dood, kan gebruikt worden om hun welzijn te verbeteren.

Veel psychotherapeutische programma's voor mensen met kanker omvatten het werken met kwesties die te maken hebben met de dood. Deze kwesties zijn zo existentieel dat ze een integraal deel zouden moeten zijn van therapieën voor cliënten met terminale ziektes.

In de door Spiegel ontwikkelde benadering spelen kwesties die te maken hebben met de dood een belangrijke rol. Het "neutraliseren van de dood", zoals hij het zo welbespraakt noemt, gaat om het accepteren van de dood en het verminderen van de giftige angsten die iemands levenskwaliteit kunnen beïnvloeden.

Dit onderwerp is zeer gevoelig en confronterend voor cliënten. Therapeuten moeten hier voorzichtig mee omgaan. Cliënten moeten niet gedwongen worden om aan deze kwesties te werken. Alleen als cliënten in staat zijn deze existentiële angsten onder ogen te zien, kan de therapeut verder gaan. Simonton (1992[519]) suggereert dat de therapeut cliënten eerst vraagt of ze er klaar voor zijn om deze kwesties onder ogen te komen. Als ze daar niet klaar voor zijn, zou het een paar dagen, weken, maanden of zelfs jaren uitgesteld moeten worden. Spiegel begint in de eerste week van de sessies met een bespreking over de dood. Dit zorgt voor een kader waarin dood en overlijden openlijk besproken worden.

> **Acceptatie van dood en door willen leven**

Als cliënten aangeven dat ze er niet klaar voor zijn deze kwesties onder ogen te komen, moet de therapeut hen eraan herinneren dat dit juist de doelstelling is van de therapie. Het accepteren van de dood als een deel van het leven , is niet hetzelfde als het leven opgeven. De hoofddoelen van het werken met aan de dood gerelateerde kwesties, is het verminderen van de angsten (dood neutraliseren) en het accepteren van de kans op dood gaan (en tegelijkertijd hoop op leven behouden).

De kwesties die met de dood te maken hebben, kunnen in drie groepen verdeeld worden (Simonton 1992[520]):

- ⊘ **Overtuigingen over dood en overlijden in het algemeen: Hoe gaan we dood?**

- ⊘ **Overtuigingen over leven na de dood: Wat gebeurt er met ons geweten, bewustzijn, lichaam en ziel na de dood?**

- ⊘ **Overtuigingen over hoe je eigen overlijdensproces zal zijn.**

De ongezondste overtuiging over wat er na de dood kan gebeuren, is het concept van een ongewenst voortdurend bewustzijn. Het concept van de hel in bepaalde religies is hier een duidelijk voorbeeld van. Als cliënten geloven dat ze in de hel zullen eindigen, zijn ze ongelofelijk bang voor de dood. Als cliënten geloven dat ze in de "hemel" zullen komen, een goede plaats om te zijn, is deze angst meestal geen probleem.

Soms geloven cliënten dat er na de dood niets is; de dood is het einde van alles. In deze gevallen is angst meestal geen probleem.

De dood naar buiten brengen

Het belangrijkste doel van het neutraliseren van de dood is om het weg te halen uit het rijk van verboden onderwerpen. Een manier om dit te bereiken, is door het onderwerp zelf te bespreken. Het moet mogelijk zijn om de onderwerpen dood en overlijden te bespreken, zoals elk ander onderwerp. Als cliënten te maken krijgen met een tijd en plaats waar deze emoties besproken kunnen worden, zullen ze zich minder alleen voelen met hun gevoelens en hun gevreesde fantasieën. Deze discussies zouden emotionele expressie en uiting van hun gedachten moeten omvatten. Dit zorgt ervoor dat de therapeut naar een vermindering van deze emoties en de ontwikkeling van troostende overtuigingen toe kan werken.

Tijdens de bespreking van angst voor de dood, zal de therapeut het onderwerp in handelbare delen bespreken. Cliënten zullen dan dat deel van de dood ontdekken waar ze eigenlijk de meeste moeite mee hebben. Dit zou het overlijdensproces kunnen zijn, de situatie na de dood of hoe andere mensen kunnen reageren op hun dood. Aan het begin van de bespreking zullen de angst- en spanningsniveaus verhoogd worden, omdat het onderwerp naar het bewustzijn van de cliënt wordt gebracht, maar dat zal uiteindelijk minder worden (Spiegel 1981[521]; 1983[522]). Cliënten hebben gemeld dat ze zich opgelucht voelden zodra ze in staat waren openlijk over de dood te kunnen praten.

"Hoewel het in het begin kan lijken alsof praten over overlijden of de dood zeer angstopwekkend of zelfs destructief is, is het vermogen om hun grootste angsten onder ogen te komen en aan te pakken uiteindelijk geruststellend voor patiënten."
- David Spiegel -

Het beginnen van deze discussie is vaak moeilijk. Spiegel gebruikt het volgende om de discussie te beginnen:

Behandeling:

⊘ **Wat voel je bij wat er met je gebeurt?**
Bewerking van Spiegel (1990[523]).

Verschillende standpunten bespreken

Elke cultuur heeft standpunten over de dood. In sommige culturen zijn mensen bang voor de dood, terwijl andere culturen reïncarnatie vieren. Er is geen goede of slechte benadering van de dood. Het hangt af van de context en hier is de context het verbeteren van de levenskwaliteit. In dat geval is bang zijn voor de dood minder troostend dan het te vieren.

"De dodencel is een mindset."
- Doris Ann Foster -

In westerse culturen wordt de dood vaak gezien als iets waar je bang voor moet zijn. Om de levenskwaliteit te verhogen, zou deze overtuiging veranderd of, in elk geval de verontrustende impact, verminderd kunnen worden. Denk aan de "regels voor gezond denken", die gebaseerd zijn op Maultsby (Zie het hoofdstuk over gezonde en ongezonde overtuigingen). De westerse cultuur heeft een ongezonde kijk op de dood. Het is niet gebaseerd op feiten en beperkt cliënten in hun welzijn. Door het beeld van de dood van andere culturen en religies te bespreken, ontdekken cliënten dat hun standpunt niet de enige is. Alle standpunten zijn even waar, maar de een ondersteunt een verhoogde levenskwaliteit en de ander niet.

In veel westerse culturen wordt gedacht dat de dood het eind is van dingen, hoewel sommige mensen een ander standpunt hebben. Kübler-Ross (1975[524]), een van de vooraanstaandste onderzoekers naar de dood, laat cliënten de volgende zinnen overwegen:

Behandeling:

⊙ **Je kunt je overlijden op dezelfde manier beïnvloeden als je leven. Als je op een bepaalde manier wilt overlijden dan is het belangrijk dat je op die manier leeft.**

⊙ **De dood is een korte overgangsperiode tussen fysiek leven zoals we het kennen en een bestaan dat daarna komt.**

⊙ **De dood is het einde van een fysiek bestaan, zoals geboorte het begin was.**

⊙ **Na de dood gaat je essentie of je ziel verder naar een gewenst bestaan.**

Bewerking van Kübler-Ross (1975[525]).

Deze overtuigingen ondersteunen cliënten beter in hun welzijn dan traditionele westerse overtuigingen. Door deze overtuigingen aan te nemen, wordt de levenskwaliteit van de cliënten verhoogt. Dit komt hoofzakelijk door het verminderen van hun angst voor de dood.

Oosterse filosofie heeft een beeld van de dood dat het tegenovergestelde is van het traditionele westerse "einde van alle dingen"-standpunt. Het betekent niet de "onvermijdelijkheid van het nooit meer terugkomen" of de "afwezigheid van zijn". Het betekent de concentratie van levensenergie in de kern van het wezen en het verplaatsen van die energie in een nieuwe toestand (Long in Kübler-Ross 1975[526]). Alaska-indianen loven een lid van hun stam dat overleden is. Dat lid is vooruitgegaan (Trelease in Kübler-Ross 1975[527]). Een metafoor die mij persoonlijk erg aanspreekt is uit de gaming-wereld. De overledene heeft level-1 succesvol afgerond en is nu naar level 2 over gegaan. Beide zitten we nu op een ander level.

"Is dood de laatste slaap? Nee, het is de laatste en uiteindelijke ontwaking."
- Sir Walter Scott -

Het volgende is iets dat aan cliënten gepresenteerd kan worden als een alternatief standpunt.

Behandeling:

"De dood is geen permanent einde, maar een overgang naar een andere toestand. Het leven is oneindig in zijn essentie, niet in zijn vorm. Om te groeien, bewegen, leven - moeten we overlijden van het oude om het nieuwe geboren te laten worden.

De dood symboliseert een belangrijk einde dat een grote verandering zal inleiden. Het luidt het einde van een tijdperk in; een moment waarop een deur sluit. Op zulke momenten kan er verdriet en afkeer zijn, maar ook opluchting en een gevoel van voltooiing."

Traditionele tarotinterpretatie van de dood.

Door diverse standpunten over de dood uit verschillende culturen of volkeren te bespreken, zullen de overtuigingen van cliënten veranderen, soms zelfs in grote mate.

"De dood dooft het licht niet; het zet de lamp uit, omdat de ochtend is gekomen."
- Rabindranath Tagore –

De dood accepteren

De dood accepteren als een vast onderdeel van het leven is een lastig proces om te ondergaan. Mensen hebben moeite met het accepteren van de dood, omdat ze het interpreteren als het opgeven van het leven. Dit is niet hetzelfde. Cliënten moeten leren te accepteren dat ze kunnen doodgaan. Ze moeten dat accepteren en tegelijkertijd vechten voor hun leven.

Behandeling:

⊘ Simonton gebruikt de volgende bekrachtigingen:

⊘ "De dood is goed, het leven is beter."

⊘ "Ik ben bereid dood te gaan en wil leven."

De dood wordt door cliënten soms gezien als falen. Deze visie creëert meer onrust voor cliënten dan nodig is. Om zulke onrust te verminderen, kan de therapeut erop wijzen dat of cliënten nu wel of niet herstellen, ze geslaagd zijn in het verbeteren van hun levenskwaliteit en kracht en moed hebben laten zien.

Om de dood te accepteren, moeten cliënten bereid zijn te sterven. Een van de behandelingen om bij dit proces te helpen, is om cliënten een testament te laten schrijven. Tegelijkertijd zal het maken van een testament hun gevoel van controle over hun leven (en over hun dood) verhogen.

De therapeut onderzoekt wat cliënten moeten doen om bereid te zijn te sterven. Dit zou kunnen zijn door onafgemaakte zaken af te ronden, te vergeven, de dood te begrijpen of bepaalde acties te plannen.

Afronden van het leven

"Plan alsof je eeuwig leeft, plan alsof je vandaag sterft."
- Carl Simonton-

Levensbespreking

De levensbesprekingsbehandeling helpt cliënten een nieuw en breder perspectief op het leven te krijgen. Het verandert hun huidige standpunten en maakt hen bewust van doelen die ze willen behalen. Tegelijkertijd vermindert het hun angst voor het overlijdensproces.

De levensoverzicht behandeling laat de onbewuste overtuigingen van cliënten aan de oppervlakte komen die te maken hebben met hoe ze willen sterven en wat er daarna met hun bewustzijn gebeurt. Het helpt hen hun overtuigingen te onderzoeken over hoe anderen op hun dood zullen reageren, wat hen zal helpen onafgemaakte zaken af te ronden nu ze nog leven. Tegelijkertijd worden via imaginatie nieuwere, gezondere en productievere overtuigingen gevormd.

De levensoverzicht behandeling

Ga rustig zitten en ontspan.

- ⊘ Denk aan wat je voelde toen je de diagnose voor het eerst hoorde. Tegen wie praatte je?

- ⊘ Verbeeld je dat je dichter naar de dood toegaat en fysieke en psychologische verslechtering meemaakt. Voel de emoties en gedachten.

- ⊘ Stel je voor dat je op je sterfbed ligt. Wie zijn er aanwezig en wat zeggen en voelen ze?

- ⊘ Wat voel je zelf en wat wil je nog tegen je naasten zeggen?

- ⊘ Wat voel je zelf en wil je nog tegen je naasten zeggen?

- ⊘ Verbeeld je dat je op je begrafenis bent. Wie zijn er aanwezig en hoe zijn dingen georganiseerd?

- ⊘ Verbeeld je dat je samensmelt met het universum en kijk van daaruit terug op je complete leven.

⊘ Creëer een nieuw leven, precies zoals je het wilt hebben. Definieer je houdingen, overtuigingen en primaire doelen in het leven.

⊘ Waardeer de continue stroom van dood en hergeboorte.
Bewerking van Simonton (199[528]).

Cliënten melden regelmatig dat hun angsten sterk verminderd zijn als ze deze oefening hebben uitgevoerd (Simonton 1992[529]). Ze zijn er gerust op dat hun vrienden verder zullen gaan met hun eigen levens en creëren ideeën over hoe ze willen dat hun begrafenis uitgevoerd zal worden.

Regelen begrafenis verbetert controle, zelfvertrouwen en verlaagt stress

Natuurlijk is dit geen voorspellende imaginatie. Het is een fantasie die gebaseerd is op het huidige denken van cliënten en wat ze denken dat er zal gebeuren als ze overlijden.

Als hun imaginatie niet bevredigend is, kunnen ze hun leefstijl nog steeds veranderen, zodat ze uiteindelijk, als ze echt de dood in de ogen kijken, niet de spijt of spanning voelen die ze zich zojuist hebben voorgesteld.

Om me bewust te worden van wat cliënten nodig hebben om een bevredigend leven te creëren, heb ik een imaginatie oefening ontworpen die gebaseerd is op McDermott e.a. (1996[530]). Tijdens deze oefening fantaseren cliënten over de soort persoon die ze willen zijn. Ze kunnen hun leven vanaf het begin ontwerpen met alles wat ze nodig hebben. Dit helpt cliënten om duidelijk te maken wat ze willen veranderen in hun leven.

"En als het tijd is om te sterven, moeten we weten waar ons leven over ging, weten en accepteren wie we zijn geworden."
- Lawrence LeShan -

De dood plannen

Het plannen van de dood bestaat zowel uit het overlijdensproces als uit de organisatorische aspecten van wat daarna gebeurt. De meeste mensen met kanker zijn banger voor het sterfteproces dan voor de dood zelf. Als cliënten de controle nemen over hun overlijdensproces, kunnen met de artsen afspraken worden gemaakt over medicatie en behandelingen. In sommige landen kan euthanasie of palliatieve sedatie (continue in slaap gehouden worden tot de persoon overleden is) gepland worden als cliënten daarvoor kiezen.

Het bespreken en maken van afspraken voor hun begrafenis, verbetert het gevoel van controle voor cliënten. Tegelijkertijd is het van waarde voor cliënten, omdat ze in vrede kunnen rusten als ze weten dat hun familieleden hun wensen zullen respecteren. Dit

> **Naar het volgende 'level' in het 'spel'**

vermindert de zorg dat ze een last zijn voor hun familie die anders hadden moeten beslissen wat er gedaan moest worden. Het verhoogt het zelfvertrouwen, omdat alles zo geregeld is zoals ze zelf willen. Dit heeft ook een existentiële waarde, namelijk dat cliënten terugkijken op hun leven en de mensen en gebeurtenissen waarderen die belangrijk voor ze waren. Dit draagt bij aan hun levenskwaliteit.

Zoals met alle behandelingen die met de dood te maken hebben, kunnen andere verontrustende overtuigingen en emoties aan de oppervlakte komen. Het herkennen van deze overtuigingen en emoties, motiveert cliënten om hun leven te veranderen nu ze dat nog kunnen.

Onderstaande vragenlijst helpt je goed op weg bij het maken van een planning rondom de dood:

Vragenlijst:

> Wil je altijd behandeld worden?

> Wanneer wil je dat het medisch personeel stopt met je behandeling?

> Wil je begraven of gecremeerd worden?

> Waar wil je uitgestrooid worden

> Wie wil je uitgenodigd hebben op je ceremonie? En wie niet?

> Wat voor een sfeer wil je op de ceremonie?

> Hoe wil je dat de ceremonie wordt uitgevoerd en wat wil je dat er gezegd wordt?

> Heb je al een testament opgesteld?

Bewerking van Spiegel (199[531]) en LeShan (1989[532]).

Spirituele groei

De dood wordt vaak gezien als een manier om spirituele groei te bereiken of reïncarnatie naar een ander niveau, naar het volgende level

> *"De dood is voor velen van ons de poort naar de hel;*
> *maar we zijn binnen op weg naar buiten, niet buiten op*
> *weg naar binnen."*
> *- George Bernard Shaw -*

Dit is allemaal een kwestie van overtuigingen, aangezien "dood is het eind" en "reïncarnatie" beide niet bewezen kunnen worden. Maar, zoals eerder besproken, sommige overtuigingen ondersteunen welzijn beter dan andere. LeShan suggereert dat cliënten hun "overlijdenstijd" zien als een "opwindend en interessant avontuur in groei". LeShan verschuift de perceptie van de dood naar een manier om spirituele groei te

> **Opwindend en interessant avontuur in groei**

behalen. Deze overtuiging vermindert angst en verhoogt acceptatie. In veel gevallen is het sterfbed een verdrietige en verdoofde tijd. Door de nadruk te leggen op spirituele groei, kan deze tijd ook gevuld worden met vreugde, begrip en vrede met je spirituele verwachtingen.

Grosz (1979[533]) laat cliënten de dood hypnotisch repeteren op zo'n manier dat ze het zien als een "reis en tijdelijke scheiding", waardoor een overtuiging wordt gevestigd dat alles over een poosje beter zal zijn. De dood is niet het eind, maar deel van de levensreis en alleen een tijdelijke scheiding van de mensen van wie je houdt.

LeShan (1989[534]) helpt zijn cliënten bij het verbeteren van hun verkenningen door veel vragen te stellen. Hij stelde een lijst samen van 33 vragen die tot nadenken stemmen en groei stimuleren. Enkele van deze vragen zijn:

Vragenlijst:

> Wat is het beste/slechtste wat je ooit is overkomen?

> Wat is het beste/slechtste wat je ooit gedaan hebt?

> Wat moet je nu doen om jezelf te vergeven voor de dingen waarover je je schuldig voelt?

> Waar heb je de vergeving van een hogere macht het meest voor nodig?

> Wat heb je nodig om je leven af te maken, om het te voltooien?

Bewerking van LeShan (1989[535]).

Gedachten over levensbeëindiging

Bij het bespreken van de dood en het accepteren van de kans op de dood, is het voor mensen niet ongewoon om te praten over hun persoonlijke gedachten over het beëindigen van hun leven. Mensen hebben de neiging om fysieke en psychologische achteruitgang en pijn te vermijden; soms zijn ze bang om een last te worden voor hun familie. Veel mensen met terminale ziektes denken op een bepaald moment over het beëindigen van hun leven. Het beëindigen van je eigen leven is in de meeste gesprekken taboe . Daarom is het voor cliënten heel belangrijk om de mogelijkheid te hebben om hun gedachten over dit onderwerp te bespreken tijdens de therapie.

Voordat ik verderga, moet een belangrijk onderscheid gemaakt worden. Mensen kunnen, en dat gebeurt ook, genezen van kanker en de kansen op herstel zijn, in veel gevallen, hoog. Bij het werken met cliënten die een doodswens hebben, moet de therapeut onderscheid maken tussen cliënten met een hoge kans op herstel en cliënten met een lage kans. Een cliënt, met een redelijke kans op herstel, die een doodswens uit, zou op dezelfde manier behandeld moeten worden als elke andere suïcidale persoon. Werken met gewone suïcidale personen, wordt in dit onderzoek niet verder besproken.

> **Levensbeëindiging is vaak taboe**

Cliënten met een lage kans op overleving staan voor verschillende keuzes. Voor hen is het meer een kwestie van timing. Als zulke terminale cliënten een doodswens uitspreken, moet de therapeut blijven werken aan het verhogen van hun welzijn. De eerder beschreven behandelingen kunnen gebruikt worden om zulke cliënten gerust te stellen.

Het is niet altijd voor in het belang van de cliënt om de dood tot elke prijs te vermijden. De taak van de therapeut is nog steeds het verhogen van het welzijn van de cliënt. Sommige cliënten zijn niet van hun beslissing, om hun leven te beëindigen, af te brengen. In deze gevallen kan de therapeut hen helpen hun beslissing te overdenken en te bespreken wat de gevolgen zijn voor henzelf en anderen. De therapeut zou zich moeten richten op de psychologische en sociale kwesties die cliënten misschien willen ontwijken door dood te gaan. Welbekende voorbeelden zijn de angst om een last te zijn en het vermijden van familieconflicten.

Sommige landen staan cliënten toe euthanasie aan te vragen. De processen die cliënten moeten doorlopen, zijn heel goed ontworpen om ervoor te zorgen dat cliënten geen overhaaste beslissingen maken.

11.3.3 <u>Secundaire beoordeling</u>

Het secundaire beoordelingsfilter, dat ook besproken is in het hoofdstuk over het psychosomatische model, is hoe mensen denken een situatie aan te kunnen. Het bestaat uit wat mensen denken dat er zal gebeuren, de uitkomstverwachting en of ze geloven dat ze de situatie onder controle kunnen hebben.

11.3.3.1 Coping vermogen

Een van de kwesties die vaak opkomen bij mensen met kanker is de overtuiging dat ze de controle kwijt zijn. Deze zelf effectiviteits- of controlekwesties worden vaak over het hoofd gezien en zijn van grote

> **Gevoel van controle verhoogt kwaliteit van leven**

waarde bij het helpen van cliënten. Daarom zal ik daar extra aandacht aan besteden. Geloven dat je de controle hebt over de situaties, of over je leven, wordt vaak geassocieerd met een betere prognose en een hogere levenskwaliteit.

Als cliënten naar een dokter gaan, verlagen ze hun eigen deelname meestal naar een absoluut minimum. Ze gaan naar binnen met de overtuiging en de houding dat de dokter hen zal genezen. Cliënten leggen daarmee alle verantwoordelijkheid voor hun gezondheid en welzijn in handen van de artsen, terwijl ze zelf "achterover leunen" en wachten op genezing. Dit gebrek aan persoonlijke verantwoordelijkheid wordt vaak ondersteund door het medisch personeel. Ze hebben de neiging dingen uit handen van de cliënten te nemen en te beslissen wat het beste is voor hen.

> *"Zelfs als je op het juiste spoor bent, zal je overreden worden als je er gewoon blijft zitten."*
> *- Will Rogers -*

De perceptie dat je de controle hebt, bevordert het welzijn. In sommige gevallen mogen cliënten zelf beslissen hoeveel morfine ze nodig hebben. De cliënten die hun eigen doseringen mogen voorschrijven, gebruiken over het algemeen een lagere dosis dan traditioneel wordt voorgeschreven en voelen minder pijn (Ferrell

1992[536]; Owen 1997[537]; Ellis 1999[538]). Degenen die hun eigen dosis toedienden, hadden het gevoel hun leven meer onder controle te hebben dan degenen die de dosis ontvingen van het medisch personeel. Het kan zijn dat het controlegevoel meer natuurlijke morfine (endorfine) produceert. In sommige gevallen is bewezen dat cliënt gestuurde medicatie de ziekenhuisverblijven verkort (Thomas 1993[539]). Vingerhoets (2000[540]) was verbaasd over het feit dat, zelfs terwijl cliënt gestuurde medicatie bijna overal als waardevol wordt gezien, het nog nauwelijks gebruikt wordt.

> *"Actie mag dan geen geluk brengen, maar er is geen geluk zonder actie."*
> *- William James -*

Cliënten moeten hun niveau van controle over hun leven en over hun ziekte vergroten. Ze kunnen niet alles controleren - sommige dingen liggen duidelijk buiten hun bereik - maar achterover leunen en wachten tot je genezen wordt, is ziekteverwekkend. Spiegel schreef dat het cruciaal is voor het herstel van cliënten om elke mogelijkheid die ze hebben om (wat) controle over hun leven te krijgen, aangepakt moet worden. Cliënten moeten gaan deelnemen aan het leven en hun genezingsprocessen in plaats van te zitten wachten tot er iets gebeurt. Beslissingen maken en verantwoordelijkheid nemen voor hun acties is een van de doelen van therapie.

Actief deelnemen aan eigen herstelproces

Zelfs als alles buiten hun controle lijkt te liggen, zijn er nog steeds kwesties waar cliënten controle over kunnen uitoefenen.

Voorbeeld:

Voor indianen in Alaska heeft de dood een andere betekenis. De meeste indianen die overleden, waren zich bewust van het proces en van wat ze doormaakten. Ze waren zich bewust van hun persoonlijke bijdrage aan hun dood en hadden hun eigen begrafenis geregeld. Velen van hen waren al bezig met het regelen van hun begrafenis voordat ze daadwerkelijk stervende waren. Ze baden voor degenen die ze achterlieten en vertelden hun levensverhalen. Sommigen kochten zelfs het eten dat op hun begrafenis opgediend zou moeten worden. Hun acties in deze kwesties laten een hoge mate van controle zien.

Cliënten moeten volle verantwoordelijkheid nemen voor hun eigen genezing en een hechte band vormen met het medische team (Cousins 1979[541]). Als cliënten een verhoogd niveau van controle ervaren, ervaren ze vaak ook een verhoging van hun levenskwaliteit. Lerche (1999[542]) meldde een stijging in de levenskwaliteit en een verminderde angst bij vrouwen met borstkanker wanneer zij zelf mee mochten beslissen over de tijd en type controles. De Vries (1987[543]) merkte op dat spontane remissie vaak voorkwam na een plotselinge verandering in het afhankelijkheidsniveau van de cliënten: als ze van een hulpeloze toestand overgingen naar een toestand waarin ze het gevoel hadden dat ze hun eigen leven in handen hadden.

Berland (1994[544]) onderzocht cliënten die kanker tegen alle verwachtingen in overleefden. Deze cliënten raadden aan dat men controle moest nemen over hun eigen gezondheid en de tijd moest nemen om de juiste arts te kiezen en een behandeling waar ze werkelijk in geloven. De meeste van deze cliënten droegen bij aan hun opmerkelijke herstel door het feit dat ze

Actief meebeslissen

verantwoordelijkheid hadden genomen over hun eigen genezing. Ze speelden een actieve rol in behandelingsbeslissingen. Ze namen de volledige controle over de emotionele en spirituele kwesties die bij hun genezing betrokken waren. Cunningham (2000[545]) merkte een belangrijk verband op tussen een hoog niveau van betrokkenheid in deze processen en herstel van kanker.

Een van de kwesties waar de therapeut op zou moeten wijzen bij het werken aan het controleniveau van cliënten, is dat niet alles gecontroleerd kan worden. Cliënten en artsen kunnen het verloop van de ziekte en de uitkomst niet volledig bepalen. Wat ze kunnen controleren is hun gedrag en acties die hun levenskwaliteit beïnvloeden en het verloop van de ziekte zouden kunnen beïnvloeden.

"Geef me de kalmte om dingen die ik niet kan veranderen te accepteren, de moed om de dingen die ik kan veranderen te veranderen en de wijsheid om het verschil te kennen."
- Een gebed van Sint Francis -

Cliënten zouden actie moeten ondernemen om dat wat gecontroleerd kan worden te beïnvloeden en de kwesties die ze niet kunnen controleren los te laten. Het volgende model illustreert dit.

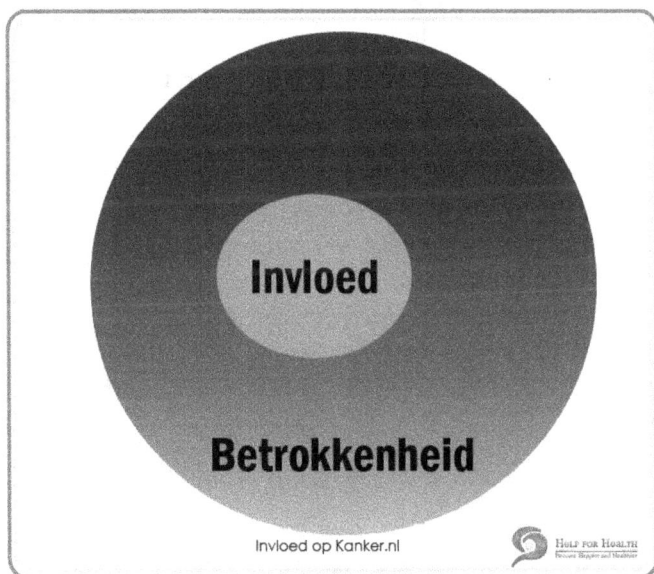

Invloed op Kanker.nl

HELP FOR HEALTH

	Binnen invloed	Buiten invloed
Actie	Autonoom Assertief Zelf voorzienend Controle	Stress Zorgen
Geen Actie	Gebrek aan control Hulpeloos Hopeloos Depressieve gevoelens	Acceptatie Mogelijkheid tot loslaten

Invloed op Kanker.nl

HELP FOR HEALTH

Bewerking van McDermott e.a. (1996[546])

Bepaalde kwesties kunnen gecontroleerd worden (binnen invloed), zoals overtuigingen en emoties. Als cliënten actie ondernemen om deze kwesties te controleren, zullen ze autonomie, assertiviteit, zelfeffectiviteit en controle ervaren. Als ze echter geen of te weinig actie ondernemen op deze kwesties, zullen ze hulpeloosheid, uitzichtloosheid en depressieve gevoelens ervaren.

> *"Laat datgene wat je niet kunt hetgeen wat je wel kunt niet in de weg staan."*
> *- John Wooden -*

Andere kwesties kunnen niet gecontroleerd worden (geen invloed). Op het weer heb je geen invloed, maar je kunt wel een paraplu meenemen om te voorkomen dat je nat wordt. Zo zijn er een hoop zaken waar je niet direct invloed op hebt, maar wel zijdelings invloed kunt hebben hoe die zaken invloed hebben op jou.

Als cliënten met geweld proberen actie te ondernemen om die kwesties te beïnvloeden waar ze echt geen invloed op hebben, zullen ze stress, zorgen en angst ondervinden. Als ze geen actie ondernemen, zullen ze acceptatie ervaren en het vermogen om los te laten.

De therapeut moet cliënten helpen actie te ondernemen om die kwesties die gecontroleerd kunnen worden te beïnvloeden en weerstand te bieden tegen het ondernemen van actie tegen die kwesties waarop ze geen invloed hebben.

"Invloed is actie, geen invloed is geen actie."

Opdrachten verstrekken

Om de deelname van cliënten aan hun genezingsproces te verhogen, kan de therapeut hen specifieke opdrachten geven om te doen. Als cliënten binnenkomen, verwachten ze meestal "genezen te worden door de behandelaar". Deze passieve houding moet omgebogen worden richting een actieve rol in het herstelproces. Cliënten opdrachten geven die ze moeten maken, zorgt ervoor dat ze deelnemen. De opdracht is belangrijker dan de inhoud.

Het uitvoeringsniveau dat uit de opdrachten voort komt, geeft de therapeut een overvloed aan informatie. Als cliënten hun opdrachten niet of slechts beperkt maken, nemen ze op de een of andere manier niet deel aan hun eigen genezing. Dit kan op een overtuiging wijzen dat ze snel dood zullen gaan, niet denken dat ze het verdienen om beter te worden of geen verantwoordelijkheid over hun eigen leven willen nemen. In deze gevallen moet de therapeut ook aan deze overtuigingen werken. Zulke overtuigingen moeten waarschijnlijk veranderd worden voordat cliënten deel gaan nemen aan hun eigen genezing.

Voorbeeld:

Als mensen sterk geloven dat ze niet beter kunnen worden en binnen een week doodgaan, wat is dan het nut een boek te lezen voor de volgende sessie? In hun hoofd zijn ze dood voor de volgende sessie.

De therapeut kan cliënten helpen bij het vinden van manieren waarop ze controle kunnen uitoefenen. Het maakt eigenlijk niet uit hoe groot of klein deze acties zijn, zolang cliënten het gevoel hebben dat ze die (gedeeltelijk) kunnen controleren.

De meest gebruikte opdrachten zijn:

> **Lezen van ondersteunende boeken**

> **Uitvoeren van relaxatieoefeningen**

> **Uitvoeren van fysieke activiteiten**

> **Overtuiging ondersteunende acties**

De tijd en moeite nemen om zulke opdrachten uit te voeren, verhoogt niet alleen de deelname, maar ondersteunt cliënten ook bij hun zoektocht naar assertiviteit en zelfacceptatie. Deze opdrachten dwingen cliënten om tijd te nemen voor de toegewezen taken en voor zichzelf.

> **Tijd nemen voor opdrachten verhoogt assertiviteit en zelfacceptatie**

Leesopdrachten

Leesopdrachten zouden gericht moeten zijn op de psychologische kant van genezen. De boeken die hieronder worden genoemd, staan vol met metaforen over genezing en welzijn. Deze boeken geven cliënten niet alleen meer kans om actiever deel te nemen, maar verschuiven ook hun belemmerende overtuigingen naar beter ondersteunende overtuigingen.

Behandeling:

Suggereer dat de cliënt de volgende boeken gaat lezen:

> **Op weg naar herstel, Simonton e.a. (1978[547])**

> **De kracht die in je schuilt, Simonton e.a. (1992[548])**

> **Een kans op herstel : kanker als keerpunt in het leven LeShan (1989[549])**

Relaxatieoefeningen

Suggereren dat cliënten relaxatieoefeningen uitvoeren (die zijn besproken in de sectie over Imaginatie en Pijnbeheersing) is heel nuttig. Het helpt cliënten om voordelen uit deze oefeningen te halen: relaxatie, stressvermindering, enz. Tegelijkertijd voelen cliënten zich meer in controle over hun lichaam en geest. Relaxatieoefeningen worden in bijna elk therapeutisch programma gebruikt.

Fysieke Activiteit

Fysieke activiteiten worden gebruikt door Simonton e.a. (1992[550]), die cliënten zelf het niveau van hun fysieke activiteit laat bepalen. Door op te merken wanneer ze moe worden, leren cliënten in welke mate ze kunnen trainen. Door deze signalen te herkennen en er iets mee te doen, krijgen cliënten controle over hun activiteiten en wordt de beslissingen om te stoppen of door te gaan steeds makkelijker. Dit gevoel van controle verbetert ook hun lichamelijke bewustzijn en autonomie. Fysieke activiteit is ook verbonden aan een gezondere prognose.

Overtuiging ondersteunende acties

Een andere opdracht die gegeven kan worden, is gebaseerd op cognitieve gedragstherapie. Gewenste veranderingen in persoonlijkheidskenmerken zouden ondersteund moeten worden door gedrag.

Voorbeelden van opdrachten die assertiviteit bevorderen, zijn:

Behandeling:

- ⊙ **Vraag om een andere maaltijd**
- ⊙ **Vraag bezoekers om iets te drinken te halen**
- ⊙ **Zeg "nee" op een verzoek**
- ⊙ **Vraag de arts om extra uitleg**

Deze acties verhogen niet alleen het controleniveau van de cliënt, maar ook zijn uiting van behoeftes, wat ook geassocieerd wordt met een betere gezondheid.

Verantwoordelijkheid accepteren

Cliënten helpen verantwoordelijkheid voor hun acties te accepteren , is een ander element van het verhogen van hun controleperceptie. Het accepteren van verantwoordelijkheid voor het genezingsproces, is een belangrijke stap. Het verwijdert cliënten van een externe beheersingsoriëntatie naar een interne beheersingsoriëntatie.

> **Verantwoordelijkheid accepteren voor eigen acties**

Normaal gesproken is alleen al het vragen om hulp aan een psychologische professional, naast de huidige medische behandeling van de patiënt, een grote stap richting het accepteren van verantwoordelijkheid over het genezingsproces.

Een van de belangrijkste taken van therapeutische programma's is het helpen van cliënten bij het nemen van verantwoordelijkheid voor hun genezingsproces. Dit is niet alleen het geval bij kankerbehandelingen, maar in elke psychologische setting. Er zijn over het algemeen twee valkuilen waar de therapeut zich bewust van moet zijn.

> ⊙ **Eén is de therapeut laten bepalen wat het best is voor cliënten. Dit moet vermeden worden, aangezien je de cliënten een slechte dienst bewijst. Het voorkomt dat ze de controle over hun eigen leven in handen nemen. Wat ze moeten leren, is hoe ze de controle kunnen terugkrijgen.**

> ⊙ **Een andere valkuil is de therapeut laten controleren of de cliënten hun huiswerk hebben gedaan. Het doen van de opdrachten, is de verantwoordelijkheid van de cliënten. Als ze hun opdrachten niet af willen maken, kan de therapeut dat zien als indicatie dat ze nog niet volledig deelnemen.**

De eerste stap bij het nemen van verantwoordelijkheid voor genezing is om cliënten hun eigen deelname aan hun ziekte te laten identificeren. Dit kan een beetje hard klinken, maar als de therapeut het voorzichtig uitlegt, zullen cliënten het snappen (zie ook 11.3.3.1.5 Schuldvalkuil). De deelname van de

> **Eigen deelname in de ziekte onderzoeken**

cliënt aan zijn ziekte kan bepaalde benauwende gebeurtenissen hebben veroorzaakt of onderhouden of ervoor gezorgd hebben dat die niet zijn verwerkt. Voorbeelden van zo'n deelname kunnen zijn:

Voorbeeld:

- ⊙ **Toestaan dat benauwende gebeurtenissen in je leven komen**

- ⊙ **Je eigen beperkingen ontkennen**

- ⊙ **Creëren van benauwende situaties**

- ⊙ **Alleen voor anderen zorgen**

- ⊙ **Geen nee kunnen zeggen**

- ⊙ **Emoties negeren**

- ⊙ **Geen hulp kunnen accepteren**

- ⊙ **Enz.**

Deze benauwende gebeurtenissen kunnen belangrijke leven veranderende gebeurtenissen zijn, traumata, kleine gebeurtenissen of simpelweg gedachten of gevoelens die hen dwars hebben gezeten.

In het gedeelte over levensgebeurtenissen hebben de cliënten de verontrustende gebeurtenissen opgesomd die ze hebben meegemaakt. Deze lijst kan gebruikt worden om een discussie met ze te beginnen over hun deelname. Deze discussie moet leiden tot de erkenning van hun acties tijdens het proces. Als cliënten hun acties controleren, controleren ze hun stressniveau. Deze erkenning brengt cliënten dichter bij een interne beheersingsoriëntatie.

Behandeling: "Stressors in het verleden"

Vraag bij elke verontrustende gebeurtenis die ze hebben opgenoemd:

- ⊘ **Hoe veroorzaakte je die situatie?**
- ⊘ **Wat heb jij bijgedragen hierin?**
- ⊘ **Wat geloofde je op dat moment?**
- ⊘ **Wat was je gedrag?**
- ⊘ **Hoe reageerde je?**

Als cliënten zich bewust zijn van deelname, verschuift de discussie naar het ontwikkelen van nieuwe coping mechanismes voor deze specifieke situaties. Door nieuwe gedragscoping strategieën te vinden, kunnen cliënten het onrust niveau in deze situaties verlagen.

Behandeling: "Huidige stressors"

- ⊘ **Noem de vijf meest verontrustende gebeurtenissen in je huidige leven.**
- ⊘ **Onderzoek je deelname in elke gebeurtenis.**
- ⊘ **Verwijder, wanneer mogelijk, de situatie van je leven.**
- ⊘ **Denk aan andere manieren om te reageren (overtuigingen en gedrag) op de situatie.**
- ⊘ **Denk aan ondersteunende elementen in je leven die je helpen met de situatie om te gaan.**
  Gebaseerd op Simonton (1978[551]).

Als cliënten hun verantwoordelijkheid volledig accepteren, zal het een enorme impact hebben op het effect van elke behandeling, zowel medisch als psychologisch.

> **Verantwoordelijkheid nemen verhoogt effect van de behandeling**

Het medische team geeft cliënten de informatie die ze nodig hebben om beslissingen te maken, hoewel artsen meestal beslissen wat het beste is voor cliënten. Als cliënten zich verantwoordelijk voelen, zullen ze vragen naar meer informatie over behandelingsmogelijkheden, bijwerkingen en prognose. Ze zullen risico's en voordelen tegen elkaar afwegen als ze beslissen. Deze beslissingen omvatten keuzes over welk dieet ze moeten volgen, welke oefeningen ze uit moeten voeren, welke medicatie ze moeten nemen en welke behandeling wordt voorgesteld.

Het volgende is een simpel communicatieadvies dat cliënten kan helpen het medische team over te halen hen de antwoorden te geven die ze nodig hebben:

Behandeling:

"Ik wil het gevoel hebben dat ik een deel ben van deze behandeling. Het zal me geruststellen als ik wist wat het doel is van mijn medicatie. Zou je me dat kunnen vertellen?"

Een ander element van verantwoordelijkheid nemen, is het herkennen van de positieve dingen die de situatie met zich meebrengt en het vinden van manieren om deze positieve voordelen te krijgen zonder de ziekte. Dit is een belangrijk en heel breed element; daarom wordt het in een aparte deelparagraaf besproken (11.3.4 Ziektewinst).

De patiënt-arts-relatie

De relatie tussen de patiënt[552] en de arts wordt onlosmakelijk geassocieerd met iemand die verantwoordelijk is (de arts) en iemand die een behandeling ondergaat (de patiënt). Dit is een afhankelijke relatie; de patiënt is ziek en vertrouwt op de arts om genezen te worden. In het medische systeem mag een arts meestal niet in twijfel getrokken worden. Hierdoor ontstaan passieve cliënten.

Cliënten voelen zich vaak afhankelijk en hulpeloos tegenover hun artsen. Ze zijn vaak bang om directe vragen te stellen of door te vragen als het antwoord niet bevredigend is. Soms zijn cliënten zelfs bang voor hun artsen. Veel cliënten behandelen hun artsen als goeroes of alwetende orakels en hebben het gevoel dat hun artsen hun levens bepalen. Dit vermindert de actieve deelname van cliënten.

Cliënten zouden hun relatie met hun artsen moeten zien als een adviserende relatie. De arts is de brenger van goed en slecht nieuws, de schenker van zorgverlening en een bron van kennis. De beste metafoor voor zo'n relatie is een beleidsvormer en zijn adviseur. De arts is een expert in medische kwesties die cliënten adviseert bij hun beslissingen. Dit advies moet serieus genomen worden, maar cliënten zullen voor zichzelf beslissen of ze het advies wel of niet opvolgen.

> **Zelf beslissen wat te doen met het advies van de arts**

Voorbeeld:

Neem bijvoorbeeld een loodgieter die je watersysteem thuis komt repareren. Normaal gesproken, zou je vragen stellen over de situatie en mogelijkheden, zoals welke prijs hij vraagt en hoe hij het probleem gaat oplossen.

Als je geen vertrouwen hebt in zijn vaardigheden of beloftes, neem je een andere loodgieter.
Hij is er alleen om jou te adviseren en werk uit te voeren waar jij het mee eens bent.

Hoewel de arts een medisch expert is, zou hij gezien moeten worden als een adviseur, niet de belangrijkste beslisser (Zie ook het deel: 11.3.1.2.3 Assertiviteit met artsen). Cliënten moeten een partnerschap met hun artsen ontwikkelen en moeten hen om de benodigde hulp kunnen vragen. De volgende vragen zouden cliënten kunnen helpen bij de communicatie met hun artsen.

Behandeling:

⊘ Vraag om iets dat je nodig hebt om je betrokken te voelen bij behandelingsbeslissingen;

⊘ Vraag de arts procedures die je niet volledig begrijpt te verduidelijken;

⊘ Blijf vragen stellen als je niet tevreden bent met de antwoorden die je hebt gekregen;

⊘ Vraag om een second opinion als je er een wilt;

⊘ Vraag om betrokkenheid bij behandelingskeuzes;

⊘ Bespreek je zorgen met de arts;

⊘ Vraag om informatie over bijwerkingen van de behandeling;

⊘ Maak een nieuwe afspraak als de arts het te druk heeft.
Bewerking van Spiegel (1991[553]; 1993[554]) en Temoshok (1992[555]).

Een ding dat cliënten zou kunnen helpen, is het opschrijven van een lijst met vragen die hij wil stellen. Extra vragen kunnen aan deze lijst toegevoegd worden. In situaties van verhoogde stress, herinnert deze lijst de cliënt aan de belangrijke vragen.

Imaginatie

Spiegel (1978[556]; 1991[557]; 1993[558]) maakt uitgebreid gebruik van hypnose om het controlegevoel van de cliënt te vergroten. Door zelfhypnose te leren, ervaren cliënten controle over hun geest en lichaam.

Spiegel gebruikt ook de volgende behandeling om het controlegevoel te verhogen.

Behandeling:

⊙ **Verbeeld je een groot scherm en deel die doormidden.**

⊙ **Verbeeld je een huidig probleem in je leven, waarvan je het gevoel hebt dat je er geen controle over hebt.**

⊙ **Terwijl je ontspannen en comfortabel blijft, verbeeld je je aan de linkerkant iets dat je niet kunt controleren.**

⊙ **Aan de rechterkant stel je je iets voor waarvan je het gevoel hebt dat je er wel controle over hebt.**

⊙ **Kijk naar beide schermen en denk na over de betekenis van beide kanten.**
Bewerking van Spiegel (1991[559]).

Deze behandeling helpt cliënten zich te realiseren dat er altijd iets is waar ze controle over hebben.

Schuldvalkuil

Bij het werken aan het krijgen van controle en het nemen van verantwoordelijkheid, is er een belangrijke kwestie waar je je bewust van moet zijn: de schuldvraag. Verantwoordelijkheid nemen voor genezing en je deelname aan je ziekte accepteren, kan door cliënten geïnterpreteerd worden als schuldig zijn aan de ziekte. In zulke gevallen kunnen cliënten denken: "Als ik verantwoordelijk ben voor mijn genezing, ben ik ook verantwoordelijk voor mijn ziekte" of "Ik ben schuldig aan mijn eigen ziekte." Dit heeft een averechts effect en zou door de therapeut aangepakt moeten worden. Als de therapeut deze kwestie niet goed behandelt, worden de schuldgevoelens van de cliënt worden en zal zijn levenskwaliteit afnemen. De focus van de therapeut moet liggen op het verhogen van de deelname aan gezondheid zonder dat cliënten zich schuldig voelen over hun ziekte.

> **Verhogen van verantwoordelijkheid zonder schuld over het verleden**

Hoewel een ongezonde leefstijl met ongezond gedrag en ongezonde gedachteprocessen en emoties het risico op kanker kan verhogen en een slechte prognose tot gevolg kan hebben, kunnen cliënten daar niet de **schuld** van krijgen. Cliënten kiezen er nooit bewust voor om kanker te laten ontwikkelen. De kwestie van verantwoordelijkheid nemen over het herstelproces vs schuld aan de ziekte is heel belangrijk en krijgt niet de aandacht die het verdient. Daarom zal ik er extra aandacht aan besteden.

Voorbeeld:

⊙ **Als je geld geeft aan een goed doel, betekent dat niet dat je die mensen eerder hebt laten lijden.**

⊙ **Als je nu goed bent in wiskunde betekent niet dat als schuldig bent dat je vroeger niet zo goed kon rekenen**

Een andere manier om schuld te bekijken, is door het om te draaien. Het is niet mogelijk om kanker te veroorzaken, zelfs niet als je dat zou willen. Iemand kan eten, drinken, roken, denken of zich ongezond voelen, maar dat is nog geen garantie dat je kanker krijgt.

Er is een groot verschil tussen de "schuld krijgen" voor een situatie en accepteren dat iemand heeft "deelgenomen" aan het veroorzaken van de huidige situatie. Dit verschil moet de cliënten duidelijk worden gemaakt.

Schuld suggereert dat iemand bewust heeft besloten de situatie te veroorzaken, terwijl hij heel goed wist wat de uitkomst was. De meeste mensen zijn zich niet bewust van verbanden tussen gedachteprocessen, emoties en fysieke aandoeningen. Daarom kunnen ze simpelweg geen schuld hebben; ze waren zich niet bewust van de invloed van hun mindset op hun fysieke welzijn.

> *"Jij maakt je kanker niet en hebt er ook geen schuld aan. Je hebt in je jonge jaren een manier geleerd om te gaan met stress die op dat moment het passendst was, maar dat bleek uiteindelijk minder gezond te zijn dan je lichaam had verwacht dat het was."*
> *- Lawrence LeShan -*

Het volgende is een behandeling die gebruikt kan worden om schuld te verminderen en de focus op deelname te laten liggen:

Behandeling:

Verklaar alle NLP-vooronderstellingen en vooral:

◯ **"Er is geen falen, alleen feedback."**

◯ **"Al het gedrag is gebaseerd op huidige bronnen en is de beste keuze die beschikbaar is."**
Bewerking van Alder (1996[560]) en Knight (1997[561]).

Temoshok (1992[562]) mengt zich erin door het verschil tussen verantwoordelijkheid nemen en je schuldig voelen uit te leggen. Ze besteedt veel tijd aan het uitleggen dat cliënten niet verantwoordelijk zijn voor hun kanker en dat ze wel invloed hebben op het verloop van de ziekte.

Ze gebruikt de volgende beweringen om dit aan cliënten uit te leggen.

Behandeling:

◯ **In het verleden was je je niet bewust van je gedrag.**

◯ **Of je was je bewust van je gedrag, maar herkende het niet als een psychologische belemmering.**

◯ **Of je was je bewust van je gedrag, maar wist niet dat het je gezondheid kon beïnvloeden.**

◯ **Of je was je bewust van je gedrag, maar wist niet dat je het kon veranderen.**

◯ **Of je was je bewust van je gedrag en zijn effecten, maar je was niet in staat het te veranderen. Je onvermogen om te veranderen lag of aan gebrek aan zelfbegrip; gebrek aan sociale steun; sociale druk op het werk of in je familie; of aan je eigen menselijke beperkingen - geen karakterfouten.**
Bewerking van Temoshok (1992[563]).

De therapeut moet de boodschap overbrengen dat cliënten kunnen leren dat hun vermogen om hun gezondheid te controleren niet betekent dat ze fout zaten bij wat ervoor gebeurde.

Voorbeeld:

Bij het opgroeien van kind tot volwassene, leren mensen meerdere manieren om met situaties om te gaan. Effectieve methodes zullen herhaald worden, terwijl ineffectieve methodes aan de kant gegooid worden.

Sommige soorten gedrag zijn alleen effectief tijdens de kinderjaren, zoals huilen om aandacht te krijgen. Mensen leren hoe ze moeten denken, hun emoties moeten uiten en om moeten gaan met stress.

Ze vormen conclusies die zijn gebaseerd op hoe ze hun omgeving zien en hoe hun ouders reageren.

De meeste van deze beslissingen zijn onbewust gemaakt. Sommige zijn gemaakt op basis van de verkeerde vooronderstellingen en sommige zijn verkeerde interpretaties van de waarheid.

11.3.3.2 Verwachtingen over proces en uitkomst

"Een positieve houding tegenover de behandeling was een betere voorspeller van de reactie op een behandeling dan de ernst van de ziekte."
- Carl Simonton -

Ikemi (1978[564]), Oliver (1982[565]) en Romo (1984[566]) merkten op dat succesvolle cliënten een heel sterk vertrouwen leken te hebben in het gekozen behandelprogramma. Deze onderzoekers merkten op dat de successen van de cliënten de objectiviteit van de programma's niet reflecteerden. Ze kenden het succes van de behandelingen toe aan de overtuigingen van de cliënt en de sterke werking van de placeboreactie.

In de onderzoeken die ze uitvoerden op de Travis Luchtmachtbasis namen Simonton e.a. (1979[567]) het enorme effect van de verwachtingen op de uitkomsten waar. Als cliënten positieve verwachtingen hadden, waren hun fysieke reacties op de behandeling positief. Als ze negatieve verwachtingen hadden, waren hun fysieke reacties op de behandeling negatief. Het leek alsof hun verwachtingen het verschil maakten in hun behandeling.

> **Positieve verwachtingen leidde tot positieve fysieke reacties op de behandeling**

Berland (1995[568]) onderzocht mensen met kanker die minder dan 20% kans hadden op overleving, maar toch overleefden. Hij merkte op dat cliënten methoden gebruikten waar ze persoonlijk sterk in geloofden. Toen Berland hen vroeg wat ze dachten dat het meeste had bijgedragen aan hun genezing, noemden ze hun vertrouwen (soms naar verwezen als geloof) in de toekomst. Ze meldden ook dat dit vertrouwen zelfs aanwezig was toen ze de kans op de dood accepteerden.

Cousins (1979[569]) schreef dat cliënten een "onwrikbaar vertrouwen" moesten hebben in het vermogen van hun lichaam om gebruik te maken van zijn eigen wijsheid om genezing te vergemakkelijken. Tegelijkertijd moeten ze het partnerschap met hun artsen behouden.

"Wat de patiënt gelooft dat de behandeling voor hem zal zijn, lijkt belangrijker dan wat de behandeling eigenlijk is."
- Daniel P. Brown - (1987[570])

Dit suggereert, net als Newton (1982[571]), dat de therapeut cliënten zou moeten helpen bij het ontwikkelen van een sterk overtuigingsysteem met positieve verwachtingen. Taylor e.a. (2000[572]) onthulden in hun onderzoeken dat optimistische overtuigingen over de toekomst (zelfs als ze onrealistisch zijn) bevorderend kunnen zijn voor fysieke gezondheid.

Ontwikkelen gezonde overtuigingen

Een onderzoek van Cole e.a. (2002[573]) onderzoekt de relatie tussen de subjectieve verwachtingen van cliënten en hun objectieve hersteltijden. Ze bestudeerden 1566 gewonde arbeiders. Hun hersteltijden werden geschat door een arts en de arbeiders werd, 3 weken na de verwonding, gevraagd een vragenlijst in te vullen. De resultaten van het onderzoek lieten een sterke relatie zien tussen verwachtte en werkelijke hersteltijden. Degenen die verwachtten te herstellen, herstelden 30% sneller dan degenen zonder die verwachting.

Dit wordt ook mooi geïllustreerd door een onderzoek dat werd uitgevoerd door Idler e.a. (1991[574]). In een onderzoek onder meer dan 2800 mensen, merkten de onderzoekers op dat iemands mening over zijn gezondheid een betere voorspeller is dan objectieve factoren.

Een cliënt die in spontane remissie ging, kende zijn opmerkelijke herstel toe aan zijn eigen overtuiging, die hij beschreef als:

"Iedereen weet dat je dood gaat aan kanker, maar ik was er niet zeker van of ik dat ook op mijzelf moest toepassen. Ik beschouwde dit (geloof) als onzin."
- Daan van Baalen en Marco J. de Vries - (1987[575])

Gangbare verwachtingen

De media en reguliere geneeskunde lijken de kans op negatieve uitkomsten te overschatten. De meeste verhalen die de ronde doen, gaan over de ergste dingen die kunnen gebeuren en over stervende mensen. De gevallen met positieve uitkomsten lijken te worden onderschat in de media, maar toch zijn er veel gevallen bekend. Onderzoek heeft laten zien dat positieve verwachtingen het genezingsproces stimuleren.

Een negatieve uitkomst is meestal gebaseerd op een overtuiging zoals een van de volgende:

> **Kanker is de dood**

> **Behandeling is drastisch en negatief en heeft veel ongewenste resultaten**

> **Kanker is een sterke en krachtige vijand die het hele lichaam vernietigt**

Cliënten kunnen geholpen worden om zulke overtuigingen in te ruilen voor positievere (en realistischere) overtuigingen door de juiste literatuur te lezen (zoals dit boek). Het lezen van motivatieverhalen van mensen die zijn genezen, luisteren naar de biografieën van vroegere mensen met kanker en het lezen van wetenschappelijke literatuur over spontane remissie kan ook helpen om positieve verwachtingen op te wekken.

Het lezen van zulke literatuur verzwakt de grip van negatieve overtuigingen en vervangt ze door realistischere en ondersteunende overtuigingen.

Kanker is de dood

Een van de meest voorkomende misvattingen betreft de dodelijkheid van kanker in het algemeen. Kanker mag dan een terminale ziekte zijn, maar veel mensen genezen. Er is geen enkele garantie dat de dood nadert als kanker gediagnosticeerd is. Iemand kan overlijden aan borstkanker, maar 96% van de vrouwen met gelokaliseerde borstkanker overleeft het. Een realistischere en nauwkeurige visie is de overtuiging dat "Kanker een ziekte is die je wel of niet overwint".

Behandeling:

- ⊘ **Laat de cliënt de inleiding van dit onderzoek lezen.**

- ⊘ **Laat de cliënt verhalen lezen over overleving van kanker en spontane remissie.**

- ⊘ **Laat de cliënt vaak gesuggereerde boeken lezen. De titels die de cliënt zou moeten lezen, worden genoemd in het gedeelte over opdrachten (11.3.3.1.1 Opdrachten verstrekken).**

Door het lezen van deze boeken, zal een verschuiving plaatsvinden. De cliënt zal zich realiseren dat mensen kunnen genezen van kanker.

Een andere behandeling die zeer effectief is, is het gebruik van herkadering, zoals besproken in het gedeelte over algemene overtuigingen (11.2.3 Herkaderen).

Behandeling is drastisch en negatief

Een overtuiging dat de behandeling drastisch is, dwingt de geest te focussen op de negatieve consequenties. Een beter ondersteunende overtuiging is dat de behandeling een bondgenoot is, je vriend in nood. De behandeling ondersteunt het lichaam bij het genezen.

Kanker is een sterke en krachtige vijand

Veel mensen denken dat kanker een hele sterke ziekte is. Wetenschappelijk gezien, bestaat kanker uit hele zwakke en verwarde cellen. Volgens het huidige onderzoek heeft iedereen enkele kankercellen in zijn lichaam, maar slechts een paar mensen krijgen kanker. In deze zeldzame gevallen van kwaadaardige tumoren was het immuunsysteem niet sterk genoeg om de tumor te herkennen en te vernietigen of het lichaam ertegen te beschermen. Er is zelfs bewezen dat als kankercellen en normale cellen samen in een test schaaltje worden gestopt, de kankercellen worden vernietigd door de witte bloedcellen (Simonton e.a. 1992[576]). De waarheid is dat het immuunsysteem veel sterker is dan de zwakke kankercellen.

Imaginatie

Een techniek die veel gebruikt wordt om uitkomstverwachtingen te veranderen, is imaginatie. Cliënten construeren een mentaal beeld van de uitkomst die ze willen hebben. Vervolgens, via het gebruik van verschillende imaginatietechnieken, krijgen cliënten de opdracht om een levendig imaginatieproces aan te gaan met de gewenste uitkomst. Een gedetailleerdere bespreking van imaginatietechnieken kan gevonden worden in het hoofdstuk over imaginatie.

Deze technieken worden ook uitgebreid beschreven door Simonton e.a. (1978[577]), Achterberg (1985[578]) en Rossman (1987[579]; 2003[580]).

11.3.4 Ziektewinst

Het elimineren van ziektewinst (positieve bijwerkingen_, is een kwestie die in de meeste therapeutische programma's voorkomt. In het geval van psychologische behandelingen is de eliminatie van ziektewinst een heel belangrijk onderwerp. Vroege ontdekkingen over het verband tussen psychologie en kanker, suggereren dat secundaire voordelen erbij betrokken zijn. Het accepteren van ziektewinst, kan gezien worden

> **Herkennen en erkennen van ziektewinst**

als een element van het accepteren van verantwoordelijkheid (11.3.3.1.2 Verantwoordelijkheid accepteren). Omdat dit zo'n uitgebreide en belangrijke kwestie is, heb ik er een aparte paragraaf aan besteed.

> *"Ziekte kan een echte kans zijn en het kan een kans zijn zonder dat je jezelf een schuldgevoel aanpraat. Anders gezegd, een ziekte wordt niet veroorzaakt door een les die je jezelf geeft, maar, als je ervoor kiest, kun je een ziekte veranderen in iets waar je van kunt leren, of iets om je te motiveren voor een betere balans of harmonie in je leven."*
> *- Ken Wilbur -*

Zoals eerder besproken, dwingt een diagnose van kanker cliënten veel veranderingen in hun leven aan te brengen. Hun complete privéleven, werkleven, relaties, enz. verzandt. De diagnose beïnvloedt hun hele leven. Cliënten beginnen zich anders te gedragen en voelen andere emoties dan ze gewend zijn. Hun prioriteiten in het leven veranderen ingrijpend, inclusief dat van hun partner en omgeving

Deze veranderingen hoeven niet allemaal slecht te zijn. Sommige van deze verandering kunnen zelfs fijn zijn. Mensen met kanker krijgen normaal gesproken meer aandacht en liefde. Mensen zijn bereid alles te doen voor cliënten en ze accepteren meer van ze. Mensen zullen minder snel ruzie krijgen met mensen met kanker; conflicten met hen worden meestal ontweken. Mensen vragen veel minder van cliënten dan eerst en proberen de druk op hen te verminderen. Mensen accepteren alle soorten gedrag van terminale cliënten. Veel cliënten worden geconfronteerd met meer liefde en aandacht dan ze gewend waren. Naast het feit dat andere mensen anders reageren, zullen ze zichzelf misschien toestaan zich anders te gedragen. Misschien staan ze zichzelf toe enkele taken over te slaan, om meer aandacht te vragen, te schreeuwen tegen mensen, langdurig te huilen of egoïstisch te zijn. De ziekte geeft cliënten toestemming om zich anders te gedragen. Het geeft hen toestemming om te stoppen met werken en stress veroorzakende situaties te ontvluchten.

Ziekte geeft toestemming om te veranderen

"In liefde en terminale ziekte is alles geoorloofd."
- Populair gezegde -

Hoewel de ziekte iets negatiefs is, lijkt het bijna of het voordelen met zich meebrengt. Deze voordelen worden ook wel ziektewinst genoemd. Cliënten zijn zich niet bewust van deze voordelen, maar ze beïnvloeden wel hun gedrag.

Bijna elke situatie verbergt ook voordelen. Alleen als cliënten zich bewust zijn van deze voordelen, kunnen ze andere manieren vinden om die te krijgen. Als de voordelen verborgen blijven, bewegen cliënten zich steeds meer richting die voordelen en weg van hun allesomvattende doelen.

Voorbeeld:

> ⊙ **Een psychiater kreeg de schuld voor de zelfmoord van zijn patiënt. De diagnose kanker voorkwam dat hij nog verder werd beschuldigd.**

> ⊙ **Een man stond onder grote druk om zijn financiële succes te behalen. De diagnose gaf deze man een gulle arbeidsongeschiktheidsuitkering.**
> *Bewerking van Simonton (1978[581]).*

Als ze zich er bewust van worden, melden cliënten vaak een van de volgende voordelen:

> ⊙ **Toestemming om je af te wenden van een probleem of situatie**

> ⊙ **Het ontvangen van liefde, aandacht en zorg**

> ⊙ **Het nemen van tijd om te reflecteren op het leven en huidige problemen aan te pakken**

> ⊙ **Motivatie om naar persoonlijke groei of verandering van ongewenst gedrag te werken**

⊘ Ontsnappen aan hoge verwachtingen van jezelf of anderen

⊘ Uiten van emoties

"Veel mensen hebben de neiging om hun emoties op te kroppen en alleen positieve gevoelens te uiten. In het geval van een levensbedreigende ziekte, staan mensen zichzelf toe om negatieve gevoelens te uiten en meer tijd voor zichzelf te nemen."
- Carl Simonton -

Dit gedeelte is bedoeld om cliënten te helpen met het identificeren van enkele van hun eigen voordelen en alternatieven te vinden om de voordelen te behouden als ze weer gezond zijn. Als deze alternatieven niet ontwikkeld worden, is er een kans dat cliënten wensen dat ze ziek blijven om de gewenste voordelen te behouden.

Meestal worden deze behandelingen een afwijzend ontvangen. Deze afwijzing wordt veroorzaakt doordat mensen denken dat deze voordelen betekenen dat ze hun huidige situatie fijn vinden. De therapeut kan uitleggen dat hij begrijpt dat de ziekte iets is wat ze niet leuk vinden en dat deze behandelingen gaan over het ontdekken van de positieve bijeffecten die de ziekte automatisch met zich meebrengt.

Voorbeeld:

"Ik vind het zeker niet fijn als ik een verkoudheid heb en thuis moet blijven. Ik wil genezen en al mijn normale dingen kunnen doen. Tegelijkertijd vind ik het fijn om uit te slapen. Hoewel de verkoudheid iets is wat ik niet wil, is de vrije tijd welkom."

Antoni (2001[582]) e.a. concludeerden in hun onderzoek dat inspanningen om deze voordelen te vinden, leiden tot een vermindering van depressie en een stijging van optimisme. Cliënten erkennen de positieve bijwerkingen van hun traumatische ervaring, zoals groei, waardering voor het leven en het reorganiseren van prioriteiten en emoties.

Erkenning van ziektewinst beïnvloedt ook het immuunsysteem.

Cruess e.a. (2001[583]) voerden een 10 weken durend cognitief gedrag gerelateerd stressbeheersingsprogramma uit. De vrouwen die hun

> **Erkenning van ziektewinst verhoogt immuun werking**

ziektewinst herkenden en erkenden, hadden een verhoogde immuun werking. Cruess e.a. concludeerden dat de biologische verandering voor een groot deel te danken was aan de inspanning die werd gedaan om de voordelen van de ziekte te vinden. Ze hadden geen verklaring hoe dit effect tot stand kwam.

Sommige mensen met kanker meldden zelfs dat ze hun kanker, na het erkennen van hun secundaire voordelen, zagen als iets dat hen ondersteunde bij een gelukkiger leven.

De eerste stap is het accepteren dat er voordelen kunnen zijn. Vervolgens moeten deze voordelen worden geïdentificeerd. Uiteindelijk moeten alternatieve manieren ontwikkeld worden om deze voordelen te verkrijgen.

> *"Wat me niet vernietigt, maakt me sterker."*
> *- Friedrich Nietzsche -*

11.3.4.1 Ziektewinst accepteren

Accepteren dat er voordelen aan hun huidige conditie verbonden zijn, is de eerste stap. Cliënten vinden dit vaak heel confronterend. Ze interpreteren het bestaan van ziektewinst heel vaak alsof ze niet willen genezen. Deze misvatting moet door de therapeut besproken worden voordat hij met cliënten kan praten over wat hun voordelen kunnen zijn.

Deze misvatting wordt veranderd door bovenstaande introductie met de cliënten te bespreken en uit te leggen dat ziektewinst altijd aanwezig is. Tijdens de bespreking moet de cliënt benadrukken dat hij de wens van de cliënt om te genezen, erkent.

11.3.4.2 Voordelen opsommen

Als cliënten accepteren dat er positieve bijwerkingen verbonden zijn aan het hebben van kanker, kan de therapeut hen helpen hun eigen voordelen te herkennen. Je bewust zijn van de ziektewinst, verhoogt het zelfbewustzijn van cliënten en motiveert hen te veranderen.

Voorbeeld:

Een cliënt vertelde Simonton: "Toen ik ziek werd, had ik veel moeite om een project af te ronden waarin ik groot emotioneel en financieel belang had. Het was voor mij heel belangrijk dat het op een schitterende manier afgerond werd, maar het werk ging traag en ik had mijn twijfels over het product dat ik aan het maken was. Door ziek te worden, was ik in staat aan meerdere behoeftes tegelijkertijd te voldoen:

1. **Ik wilde de hulp van mijn vrouw bij het project, maar ik had het gevoel dat het, tenzij ik het letterlijk niet zelf kon doen, verkeerd zou zijn om haar af te leiden van haar eigen activiteiten om mij te helpen.**

2. Ik had het excuus nodig van "iets buiten mijn macht" voor het niet op tijd afronden van mijn project.

3. Ik was misschien ook een excuus aan het voorbereiden voor eventuele onvolkomenheden die erin konden zitten.

4. Het gaf me een reden om serieus betrokken te worden bij mijn eigen gezondheid, wat onder andere betekende om te gaan tennissen, een activiteit die ik heel leuk vind, maar die ik normaal gesproken niet doe, omdat ik het te druk heb.

5. Eindelijk had ik wat tijd om rust te nemen. Mijn dagelijks werk gaf me te veel stress."
   Casus beschreven in Simonton (1978[584]).

Zich de voordelen realiseren van de huidige situatie, zou beschamend kunnen zijn voor cliënten. Als de therapeut benadrukt dat ze de ziekte niet willen en dat de voordelen automatisch met de situatie meekomen, zou hun schaamte kunnen zakken.

Behandeling:

Laat de cliënt elk mogelijk voordeel opschrijven dat ze kunnen bedenken. De volgende vragen kunnen de cliënt helpen deze te ontdekken:

- Welke positieve bijwerkingen merk je op dit moment?

- Wat zijn de voordelen van niet beter worden?

- Wat zal er gebeuren (iets dat je niet leuk vindt) als je gezond bent?

- Wat zal er niet gebeuren als je gezond bent?

- Wat doe je niet, omdat je deze ziekte hebt?

- Wat zal je verliezen als je gezond wordt?

- Wat doe je nu dat je leuk vindt, wat niet mogelijk is (of lastiger om te doen) als je gezond bent?

Een andere behandeling werd ontwikkeld door Antoni e.a. (2001). Ze ontwikkelden een vragenlijst waarop de cliënten een score konden geven aan de soorten voordelen die ze hadden.

Enkele van deze voordelen hebben onderliggende waarden. Een voordeel is alleen een voordeel als het gaat over iets dat cliënten willen of nodig hebben. Normaal gesproken, is er maar een beperkt aantal manieren om dit voordeel te behalen. Er zijn echter veel manieren om de onderliggende behoefte of wens te bevredigen. Als ze de onderliggende behoefte of wens ontdekken, hebben cliënten meer manieren om alternatieven te ontwikkelen.

Voorbeeld:

Het voordeel van het huis stofzuigen zou het verwijderen van stof in de kamer kunnen zijn. De onderliggende "behoefte" zou de wens kunnen zijn om met een schoon huis indruk te maken op bezoekers of vrij te kunnen ademen.

Een ander voordeel van de ziekte zou kunnen zijn dat een groot project is geannuleerd. De onderliggende "wens" zou wat tijd voor jezelf kunnen zijn.

Het voordeel van wespen waren verse organische pruimen. De "wens" was gezond fruit.

Behandeling:

Laat cliënten de echte waarde van elk genoemd voordeel onderzoeken.

Schrijf naast elk benoemd voordeel de behoefte of wens op die is bevredigd.

⊙ **Wat zal het voor je doen?**

⊙ **Wat betekent dat voordeel voor je?**

⊙ **Wat kun je erdoor meemaken?**

11.3.4.3   Alternatieven vinden

Als de voordelen en behoeftes duidelijk zijn, moet de therapeut cliënten helpen bij het vinden en ontwikkelen van alternatieve manieren om aan die behoefte te voldoen. Deze nieuwe methodes zouden aantrekkelijker en gezonder moeten zijn dan het origineel.

Vinden van gezondere alternatieve voor ziektewinst

De volgende metafoor zou cliënten kunnen helpen deze alternatieven te ontdekken.

Voorbeeld:

We hadden vroeger een pruimenboom. Aan het eind van elke zomer hing hij vol met heerlijke pruimen. Vlak voordat ze klaar waren om gegeten te worden, vielen er een paar op de grond en die begonnen te rotten. Honderden wespen zwermden elk jaar naar de boom om van het fruit te genieten.

Terwijl we in onze tuin van de zomer genoten, moesten we heel voorzichtig zijn om niet gestoken te worden door die wespen. Elk jaar besloten we de boom te verwijderen vlak na het oogsten van de heerlijke pruimen. Maar op de een of andere manier stelden we dit elk jaar uit, bijna alsof iets ons tegenhield de boom om te hakken.

Dit ging jaren en jaren door, waarbij onze ergernis vanwege de wespen alleen maar groeide.

Op een dag besloot mijn moeder een pond pruimen te kopen van de groenteman, precies rond de tijd dat we onze eigen pruimen konden oogsten. Verraderlijk, vonden wij. Maar nu we heerlijke pruimen hadden, hadden we de boom niet langer nodig.

Het volgende jaar was de boom weg.

We hadden last van de wespen, maar lieten onszelf de boom niet omhakken vanwege de pruimen. Pas toen we de pruimen op een andere manier kregen, konden we de boom omhakken.

Deze metafoor laat zien dat men de voordelen moet herkennen en andere manieren moet vinden om die te krijgen.

Een behandeling is om cliënten te vragen hoe ze de behoeftes op hun lijst kunnen bevredigen. Een andere mogelijke behandeling is de volgende:

Behandeling:

⊙ **Help cliënten zoveel mogelijk alternatieve methodes te vinden om de behoeftes op de lijst te bevredigen.**

⊙ **Schrijf elke behoefte op een apart vel op**

⊙ **Schrijf elke methode op die je kunt bedenken om die behoefte te bevredigen**

Nadelen opsommen

Sommige cliënten zijn niet gemotiveerd genoeg om alternatieven te vinden voor het verkrijgen van het voordeel. Andere cliënten vertonen gedrag waardoor de therapeut kan vermoeden dat ze niet willen genezen. In deze gevallen kan de therapeut ernaartoe werken de motivatie van de cliënten om alternatieven te vinden te vergroten.

Gedragstherapie suggereert dat je cliënten moet motiveren richting de gewenste situatie en weg van de huidige situatie. In het geval van ziektewinst kan de therapeut zich richten op de nadelen van de huidige situatie om de motivatie van de cliënten te verhogen.

Sommigen keuren dit soort therapie af, omdat ze geloven dat het angst veroorzaakt. Naar mijn mening zijn zulke behandelingen acceptabel, omdat cliënten zichzelf in een levensbedreigende situatie bevinden. De therapeut moet zich er niettemin bewust van zijn dat dit angst kan veroorzaken, maar tegelijkertijd de motivatie voor verandering vergroot.

Behandeling:

◯> Wat is het ergste wat kan gebeuren als er niets verandert?

◯> Hoe zullen je familie en vrienden reageren?

◯> Hoeveel pijn zal je lijden?

◯> Wat zal er gebeuren als je deze ziekte houdt?

◯> Wat kun je niet doen als je deze ziekte houdt?

◯> Wat zal het je kosten als niets verandert?
Bewerking van Robbins (1987[585]; 1992[586]).

Wat zijn je inzichten tot nu toe?

Schrijf je grootste inzichten op die je tot nu toe hebt gehad

Wat gaan je acties zijn?

Inzichten alleen zijn niet voldoende. Schrijf de acties op die je vanaf vandaag gaat nemen op basis van bovenstaande inzichten?

Notes

12

Gezonde coping strategiën

Veel onderzoekers hebben de verschillende coping strategieën besproken die voor mensen met kanker geschikt zijn om te gebruiken. Zoals we in vorige hoofdstukken hebben gezien, zijn er in feite drie verschillende coping strategieën: probleemgericht, betekenisgericht en emotiegericht.

1. **Probleemgerichte coping heeft betrekking op het ondernemen van actie om het probleem op te lossen. Dit is besproken in het gedeelte over omgaan met gebeurtenissen.**

2. **Betekenisgerichte coping heeft betrekking op het toekennen van verschillende betekenissen aan dezelfde gebeurtenis. Dit is besproken in het gedeelte over het veranderen van het beoordelingsproces.**

3. **Emotiegerichte coping verwijst naar het omgaan met aanwezige emoties. Dit is het onderwerp van dit hoofdstuk.**

Er moet een onderscheid worden gemaakt tussen de aanwezige emoties en hoe cliënten met deze emoties omgaan. De emoties zelf, zoals boosheid, angst of uitzichtloosheid, zijn het onderwerp van het volgende hoofdstuk. Dit hoofdstuk behandelt de manier waarop cliënten met hun emoties omgaan. Cliënten leren hoe ze met hun emoties om kunnen gaan, is een belangrijk element in veel verschillende behandelingsprogramma's.

Veel behandelaars zijn het eens over de genezende waarde van het herkennen van, luisteren naar, uiten van en handelen naar emoties. Pert (1997[587]) beweert in haar onderzoek zelfs dat cliënten in contact moeten komen met hun emoties voordat genezing plaats kan vinden.

12.1 H.E.A.L.

Het belangrijkste bij zowel coping met emoties als het kunnen loslaten rust op een aantal pijlers.

- ⊘ **Herkennen: Het daadwerkelijk herkennen dat je een bepaalde emotie hebt**

- ⊘ **Erkennen/ Ervaren: Het kunnen toelaten van deze emotie, het ervaren ervan**

- ⊘ **Accepteren: Het is ok dat ik deze emotie heb, en het is niet erg. Ik mag deze emotie hebben**

- ⊘ **Laten gaan: De emotie mag ook verdwijnen. Ik hoef hem niet vat te houden**

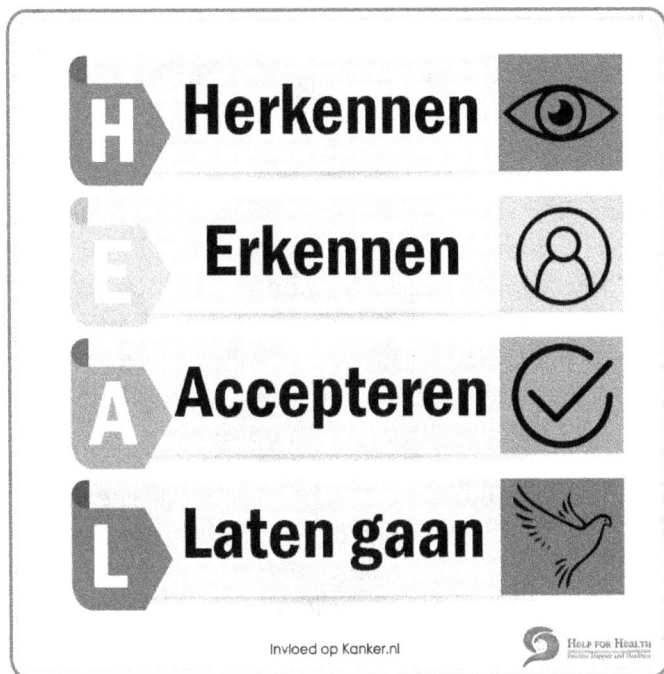

Als voorbeeld, nadat Diana overleden was, was ik op momenten erg verdrietig. Ik stond bijvoorbeeld bij de perenijsjes (het enige wat zij de laatste weken nog kon eten) en ik merkte een emotie opborrelen.

Herkennen: het was de emotie van verdriet, en pijn en medelijden dat ze dat allemaal heeft moeten meemaken

Erkennen: Ik liet de emotie toe en hij werd heftiger in mijn ervaring, mijn borstkas begon te gloeien en mijn strot werd dichtgeknepen

Accepteren: Ok, dit is wat er is, blijkbaar doen die ijsjes me wat, en ben ik nu verdrietig en komen er tranen uit mijn ogen. Ik heb deze emotie laten ontwikkelen hier in de supermarkt

Laten gaan: en na een minuutje of 2 begon het weer te zakken. Ook dat is ok.

12.2 Type emoties

In dit hoofdstuk zullen we bespreken hoe er omgegaan kan worden met emoties (coping). In het volgende hoofdstuk hoe geblokkeerde emoties vrij gelaten kunnen worden.

Bij het bespreken van het onderwerp emoties, hebben mensen de neiging om een onderscheid te maken tussen "goede" of "positieve" emoties en "slechte" of "negatieve" emoties. Mensen verwijzen naar slechte/negatieve emoties om emoties als boosheid, angst, pijn en schuld aan te duiden; emoties die ze niet willen voelen. Emoties die ze wel willen voelen, worden gewoonlijk goede/positieve emoties genoemd, zoals geluk, plezier, moed en opwinding.

Het maken van zo'n onderscheid, impliceert dat de ene soort beter is

> **Er zijn geen positieve of negatieve emoties**
>
> **Alleen geblokkeerde of vrije emoties**

dan de andere. Dat is echter niet zo. In haar werk beweerde Pert (1997[588]) dat alle emoties van nature gezond zijn. Emoties zijn het verband tussen geest en lichaam. De emoties zijn vertaald naar neuropeptiden, die helpen het lichaam te besturen. Zonder neuropeptiden zou het lichaam niet goed functioneren. Dus zonder deze emoties kan het lichaam niet goed functioneren.

Er zijn dus geen negatieve emoties, maar er zijn ook geen positieve emoties.

Verdriet is een hele adequate emotie om te ervaren als iemand net zijn partner heeft verloren. Boosheid is ook een hele adequate emotie als grenzen zijn overschreden. Plezier kan in een bepaalde situatie ook een inadequate emoties zijn.

Net als bij overtuigingen kunnen emoties ook belemmerend zijn. De belemmerende factor zit niet zo zeer in het soort emotie ('positief' of 'negatief'), maar veel meer rondom of de emoties vast zitten of vrij zijn. Vastzittende emoties belemmeren niet alleen het geluk maar belemmeren ook het immuunsysteem.

Als de emotie van verdriet van het verliezen van een knuffelbeer 20 jaar lang vast blijft zitten, dan is dat belemmerend voor het geluk van de persoon. Als iemand ontzettend boos wordt bij het laten vallen van zijn pen, dan is dat ook een oude vastzittende emotie, omdat die emotie in dit geval buiten proporties is.

Als emoties onderdrukt worden en vast blijven zitten, beginnen ze op te bouwen. Ze vormen een cluster die het immuunsysteem verzwakt. Door deze emoties te uiten, voorkomen cliënten de vorming van zulke emotionele clusters en voorkomen ze dus de verzwakking van het immuunsysteem.

Een vastzittende emotie is vaak te herkennen als de emotionele expressie niet gepast is in de situatie.

Of emoties geblokkeerd of vrij zijn is dus context afhankelijk. Heel erg boos worden omdat iemand je probeert te overvallen is een vrije en adequate emotie, terwijl diezelfde energie in een vergadering een teken is van opgekropte of geblokkeerde emoties is.

Als emoties geblokkeerd worden (niet worden vrijgelaten), beginnen ze op te bouwen. Ze verzamelen zich in de emotionele rugzak die het immuunsysteem verzwakt. Door deze geblokkeerde emoties te uiten, voorkomen cliënten dat deze emoties in de rugzak terecht komen en voorkomen ze dus de verzwakking van het immuunsysteem.

> **Blokkeren van emoties verhoogt hun giftigheid**

"De enige slechte emotie is een geblokkeerde emotie."
- Rachel Naomi Remen -

12.3 Diagnose

De therapeut kan de dominante coping strategie van de cliënt bepalen tijdens hun gesprekken of met behulp van vragenlijsten.

Tijdens discussies met cliënten krijgt de therapeut informatie over hun emotiegerichte coping strategieën. Als cliënten hun emoties rationaliseren, of zich niet naar hun emoties gedragen, zou een hoge graad van anti-emotionaliteit zichtbaar kunnen worden. Als cliënten een goede, sterke verschijning proberen te onderhouden, hun humeur nooit lijken te verliezen en een positieve kijk op het leven voorwenden, hebben ze waarschijnlijk een hoge graad van emotionele onderdrukking.

Vragenlijsten kunnen ook gebruikt worden om het niveau van emotionele uiting van een cliënt te bepalen. Spielberger (1988[589]) ontwikkelde een vragenlijst die de emotionele controle van boosheid mat. Watson e.a. (1993[590]) ontwikkelden een vragenlijst, gebaseerd op de "Courtauld Emotional Control Scale (CECS)", om de mate waarin cliënten hun emoties inhouden, te meten.

Om de niveaus van anti-emotionaliteit van cliënten te meten, ontwikkelde Grossarth-Maticek (1979[591]; e.a. 1985[592]) een vragenlijst die de "Rationality and Anti-emotionality Scale (Scale, rationaliteits- en Emotionaliteitsschaal)" werd genoemd. Andere vragenlijsten om anti-emotionaliteit te meten, werden ontwikkeld door Spielberger (1988[593]), Van der Ploeg e.a. (1989[594]), Swan e.a. (1991[595]) en Bleiker e.a. (1993[596])

12.4 Therapie

12.4.1 Emotionele expressie

Mensen met kanker hebben vaak het idee dat ze sterk moeten zijn en in staat moeten zijn om elke situatie aan te kunnen. Dat ze geen zwakte mogen ervaren. Om zo'n sterk en positief beeld neer te zetten, moeten ze hun ware emoties en gedachten verbergen. Veel mensen delen dit idee dat ze positief moeten denken om gezondheid te bevorderen. Ze beweren dat het uiten van geblokkeerde gedachten en emoties schadelijk is voor het genezingsproces. Mensen die daadwerkelijk volgens dit principe leven, leven een leugen. Niet alleen is de onderdrukking van zulke emoties slecht voor hun gezondheid - het verandert hun leven ook in een schijnvertoning. Hun geblokkeerde emoties zullen niet verdwijnen; ze worden slechts in het onbewuste zijn geduwd waardoor ze niet verwerkt kunnen worden. Inmiddels zijn er tal van voorbeelden te vinden op sociale media van mensen die deze leugen probeerde te leven door alleen de positieve kant te laten zien. Ze raakten allemaal compleet vervreemd van zichzelf.

Deze ideeën zijn gebaseerd op een onjuiste interpretatie van onderzoek. Onderzoek wees uit dat mensen die 'positieve' (geluk, vreugde, plezier) uitten, gezonder waren dan degenen die 'negatieve' uitten. De beweging "Positief Denken" nam aan dat men alleen 'positieve' emoties hoeft te uiten om de gezondheid te verbeteren. Dat is niet waar. Onderzoek wees eigenlijk uit dat 'positieve' emoties alleen gezonder zijn voor degenen die zich bewust en onbewust gelukkig voelen! Deze mensen zijn van binnenuit gelukkig en dragen niet alleen een blij masker.

> **Blokkeren van emoties verzwakt gezondheid**

Als mensen alleen 'positieve' emoties uiten, ontkennen ze de waarheid en onderdrukken ze hun ware emoties. Zulke onderdrukking wordt geassocieerd met slechtere gezondheidsuitkomsten.

Voorbeeld:

Onderzoek heeft uitgewezen dat mooie rode appels lekkerder smaken dan groene appels. De groene appel in een mooie rode kleur verven, zal de smaak echter niet verbeteren.

Als een appel rot is geworden, zal de smaak niet beter worden als je hem mooi rood verft. Het tegendeel is waar. Als een appel wegrot, wordt het verborgen door de verf en wordt de rotting versneld.

Positief denken is beslist gezonder dan negatief denken, maar geblokkeerde emoties moeten geuit kunnen worden. Positief denken zou gebaseerd moeten zijn op een solide, realistische fundering waarop cliënten hun eigen situatie onder ogen kunnen komen. Alleen met een solide acceptatie van de huidige situatie kunnen nieuwe, realistische doelen gesteld worden.

Naast het ontwijken van de realiteit, heeft het dwingen van cliënten om positief te denken ook andere bijwerkingen die een negatief effect op de gezondheid hebben. Als cliënten van een therapeut (of de maatschappij) de opdracht krijgen zich alleen positief te uiten, kunnen ze zich schuldig gaan voelen of zichzelf een mislukking vinden als ze vervelende emoties ervaren. Gedwongen positief denken, zorgt er ook voor dat cliënten zichzelf beschuldigen bij een terugval en het gevoel hebben dat ze hebben gefaald. Tegelijkertijd zou het ze kunnen aanzetten tot de gedachte dat ze de ziekte zelf hebben veroorzaakt door die emoties te hebben. Niet in staat zijn om zulke vervelende emoties te uiten (of ze niet mogen uiten) , vergroot de onrust van de cliënt. Deze onrust kan niet geuit worden en heeft een vicieuze cyclus van continu stijgende onrust als resultaat.

> **Uitten van emoties versnelt genezingsproces**

De grote potentie van het uiten van verborgen emoties wordt besproken door Pert (1997[597]). Cliënten die hun emoties uiten, versnellen hun genezingsproces vaak. Het uiten van emoties, lijkt ook de negatieve gezondheidseffecten van deze specifieke emoties (die in het volgende hoofdstuk besproken worden) te verminderen. Het uiten van fijne emoties, verhoogt vaak de levenskwaliteit.

De meeste cliënten die over het algemeen geen vervelende emoties uiten, hebben een set van overtuigingen die de onderdrukking steunen:

Voorbeelden:

- Ik moet altijd blijk geven van moed

- Het uiten van depressieve gevoelens, angst en boosheid, zal me zieker maken

- Ik kan mezelf geen negatieve gedachten toestaan

- Ik moet sterk zijn voor mijn familie

- Als ik mijn verontrustende emoties uit, zal ik afgewezen worden

- Als ik mijn verontrustende emoties uit, kan ik mezelf niet stoppen

- Het is nutteloos om mijn verontrustende emoties en behoeftes te uiten

- Ik moet mijn vrienden niet belasten met mijn pijn

- Iedereen is zo goed voor me. Ik zou niet durven klagen

- Als ik mijn pijn en verdriet uit, zullen mensen denken dat ik een zwak ben

Er kan ook onderdrukking van 'positieve' emoties zijn. Als cliënten zich bewust worden van 'positieve' emoties, zou het kunnen dat ze die ook niet kunnen uiten. Als dat het geval is, hebben ze ondersteunende overtuigingen die deze geruststellende emoties onderdrukken.

Voorbeeld:

- Ik kan niet blij zijn als ik deze verschrikkelijke ziekte heb

- Plezier hebben is nu niet gepast

- Er zijn zoveel mensen in nood dat ik gewoon geen plezier kan hebben

Al deze overtuigingen zijn voorbeelden van belemmerende overtuigingen die veranderd moeten worden. Zo'n verandering kan bereikt worden door algemene overtuiging veranderende behandelingen te gebruiken die eerder zijn besproken. Deze paragraaf bespreekt andere (niet op overtuigingen gebaseerde) behandelingen die toegepast kunnen worden voor het verhogen van emotionele uiting.

12.4.1.1 Schriftelijke expressie

Schrijven is een vorm van expressie die minder confronterend is voor cliënten dan verbaal uiten. Dit maakt schrijven een effectieve behandeling om te gebruiken, vooral als cliënten nog niet klaar zijn voor verbale uiting. Cliënten krijgen de opdracht een persoonlijk dagboek bij te houden waarin ze hun ervaringen en emoties opschrijven. Cliënten moeten zowel schrijven over belemmerende als over bevrijdende ervaringen uit het verleden en het heden. Schrijven over plezierige ervaringen en bevrijdende emoties, verhogen het gevoel van welzijn. Kunnen schrijven over bevrijdende emoties, maakt het voor cliënten makkelijker om ook te schrijven over andere emoties. Expressief schrijven, helpt cliënten om te gaan met herinneringen en gevoelens uit het verleden. Het bijhouden van een dagboek, verhoogt de deelname van cliënten en laat hen verder werken tussen therapeutische sessies in.

De therapeutische effecten van schrijven zijn uitgebreid onderzocht. Vingerhoets (1997[598]) vermeldde de onderzoeken van Pennebaker e.a. (1988[599]) en Smyth (1998[600]).

> **Schrijven is emotionele expressie en lucht op**

Pennebaker e.a. lieten cliënten 20 minuten schrijven over hun meest stressvolle ervaringen, 3 tot 4 dagen achter elkaar. De resultaten lieten duidelijk zien dat degenen die over hun meest stressvolle ervaringen hadden geschreven zich fysiek beter voelden dan de controlegroep. De schrijfgroep vermeldde ook minder problemen en liet een verbetering van gezondheid zien, gemeten door het verminderde aantal bezoeken aan hun dokter. Zelfs hun immuunsysteem liet een hogere efficiëntie zien (d.w.z. hun T-celactiviteit). Enkele jaren later herhaalde Smyth (1999[601]) het onderzoek en hij nam een vermindering van symptomen waar bij astmatische en reumatische cliënten.

Antoni (1991[602]) en Esterling e.a. (1990[603]) concludeerden dat schrijven over emotionele trauma's een positief effect had op het psychologische welzijn. Dit welzijn had een positief effect op het fysieke welzijn. Hun schrijfgroepen vertoonden ook meetbare veranderingen in hun immuun werking. Schrijven over emotioneel verstorende onderwerpen verhoogt de immuun werking van cliënten meetbaar en vermindert hun onrust.

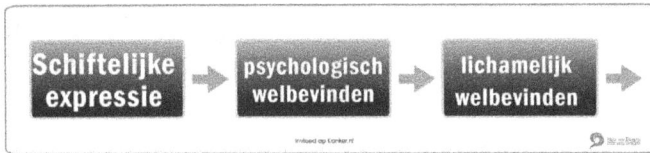

Behandeling:

"Ik wil graag dat je de komende drie dagen je diepste gedachten en gevoelens over een extreem belangrijke emotionele kwestie die jou en je leven heeft beïnvloed, opschrijft. Hierbij is het van belang dat je echt loslaat en je diepste emoties en gedachten onderzoekt. Je zou je onderwerp misschien kunnen verbinden aan je relaties met anderen, zoals ouders, geliefden, vrienden of familieleden, aan je verleden of je toekomst of aan waar je bent geweest, wie je wilt zijn of wie je nu bent.

Je mag elke dag over dezelfde algemene kwesties of ervaringen schrijven of elke dag andere onderwerpen behandelen. Al je schrijfwerk zal volledig vertrouwelijk zijn. Maak je geen zorgen over spelling, zinstructuur of grammatica. De enige regel is dat je, zodra je begint te schrijven, doorgaat tot je het gevoel hebt dat je jezelf volledig hebt geuit."

Bewerking van Pennebaker (1997[604]).

Smyth merkte op dat er een sterker effect is als het schrijven over een langere periode plaatsvindt. Het is effectiever om een maand lang één keer per week te schrijven dan 4 keer in een enkele week.

12.4.1.2 Verbale expressie

Als cliënten leren zich bewust te worden van hun emoties en ze te uiten, kunnen ze beginnen met een enkele emotie in een setting die ze het makkelijkst vinden. Ze kunnen bijvoorbeeld beginnen met het uiten van verdriet tegen hun beste vriend. Op deze manier krijgen ze ervaring in het uiten van emoties. Via deze ervaring krijgen ze zelfvertrouwen. Als cliënten doorhebben dat er voor hen een tijd en een plaats is om hun emoties te uiten, zijn ze vaak ook beter in het beheersen van emoties in andere situaties (Spiegel 1995[605]).

Ze zouden hun emoties ook kunnen uiten in een therapeutische groepssetting of tegen zichzelf, familieleden of de therapeut. Het belangrijkste is dat ze hun emoties uiten, wat emotionele opkropping voorkomt. Als ze hun emoties uiten tegen hun geliefden, zal dit niet alleen hun welzijn verbeteren, maar ook de intimiteit van hun relaties (Spiegel 1995[606]). Langzaam maar zeker kan de therapeut overgaan op de expressie van andere emoties en emotionele expressie in andere situaties.

> **Emoties uiten tegen geliefden verbetert welzijn en relaties**

"Openheid en emotionele uitdrukkingskracht is een centraal doel in deze behandeling."
- David Spiegel –

Een behandeling die wordt gebruikt door Temoshok (1992[607]) is met cliënten een moment bespreken waarop ze echt boos waren. Ze laat cliënten over dat incident uitweiden en vraagt hen zich bewust te worden van hun emoties op dat moment. Tijdens de bespreking kunnen de cliënten hun emoties tegen de therapeut uiten.

12.4.1.3 Expressie controleren

Als cliënten vertrouwd zijn met het uiten van emoties, moeten ze leren hun emotionele expressie te beheersen. Dit lijkt misschien de eerdere beweringen over expressie en anti-emotionaliteit tegen te spreken, maar dat is niet zo. De eerste stap is om cliënten hun emoties te laten herkennen en uiten. De volgende stap is het verfijnen van hun emotionele expressie. Dit bestaat uit het uiten van emoties op een gepaste manier.

 Het eerste wat cliënten duidelijk moet worden gemaakt, is dat emotionele uiting niet de ongecontroleerde expressie van emoties is (emotioneel braken).

Onderzoek concludeerde dat de expressie van emoties gezond is. Sommige mensen dachten dat dit betekende dat elke emotie altijd geuit moet worden. Hun mening was dat alle verontrustende emoties en gedachten schadelijk waren. Staps e.a. (1991[608]) en Yang (1997[609]) maakten een belangrijk onderscheid in deze kwesties. Ze concludeerden dat niet alleen de expressie van emoties van primair belang was voor het therapeutische werk. De gepaste en effectieve expressie van emoties die relevant zijn is het belangrijkst.

Staps en Yang leren cliënten selectief te zijn in hun expressie. Soms is het onderdrukken van emoties goed, terwijl de emoties op andere momenten, met andere mensen, geuit zouden moeten worden. Hun primaire therapeutische doel is dat cliënten de keuze moeten maken tussen het uiten of onderdrukken van hun emoties. In het onderzoek dat ontdekte dat onderdrukking verband hield met slechtere gezondheid, ontdekten ze dat cliënten deze keuze niet zagen. Degenen die een keuze waarnamen ("flexibel type C, " volgens Temoshok), vertoonden niet de negatieve gezondheidseffecten van onderdrukking.

Bij emotionele expressie zijn cliënten op de een of andere manier bang dat van hen verwacht wordt dat ze gaan emotiebraken. Als het concept van gepaste expressie uitgelegd is, zijn ze vaak opgelucht. Op basis van de gewenste effecten van hun expressie, kiezen cliënten of voor expressie of voor tijdelijke onderdrukking.

Aan de andere kant geloven veel mensen dat uitgebreide, langdurige emotionele expressie gezond is. Dit is ook onjuist. Er is geen bewijs dat langdurig huilen catharsis vergemakkelijkt. Huilen kan helpen om wat stress te verlichten of hulp te vragen van anderen. Labott (1987[610]) demonstreerde dat huilende studenten vaker verhoogde niveaus van stemmingsstoornissen, angst, depressieve gevoelens en boosheid lieten zien. In een literatuurbespreking concludeerde Vingerhoets (2001[611]) dat er weinig bewijs is dat tranen gezondheid of welzijn verbeteren op korte of lange termijn. Zowel emotionele onderdrukking als langdurig huilen, lijken ongezond te zijn (Bolstad 2004[612]).

Sommige cliënten uiten hun emoties en voelen zich altijd emotioneel overspoeld. Ze lijken continu te huilen en zijn volledig afhankelijk van anderen. Dit type expressie is voor hen een gewoontecoping strategie. Ervaring heeft laten zien dat deze mensen de neiging hebben om alleen hun oppervlakkige emoties te laten zien. Door te huilen, vermijden ze de expressie van hun ware, diepere emoties. Deze cliënten moeten het vermogen ontwikkelen om hun emotionele gebraak te stoppen en zo nu en dan de emotionele uitlaatklep te sluiten. Ze moeten ook leren andere emoties te uiten, vooral de emoties die ze vermijden door te huilen. Binnen een groep van 204 cliënten met verschillende kankertypen, merkte Stavraky (1968[613]) op dat degenen die hun emoties uiten zonder de controle te verliezen, hogere overlevingstijden hadden.

Cliënten moeten leren dat ze hun eigen emotionele uitlaatklep kunnen controleren, zoals ze dat kunnen met een ventiel. Ze zijn in controle en kunnen het openen en sluiten om gepaste hoeveelheden geselecteerde emoties te uiten.

Behandeling:

- ⊘ **Leg uit wat verwacht wordt van emotionele uiting, dat beheerste uiting belangrijk is en dat aanhoudend huilen geen goede vorm van expressie is.**

- ⊘ **Help de cliënt een emotie te uiten.**

⊙ Onderbreek de cliënt, laat hem zijn uiting stoppen en ga verder naar een ander onderwerp.

⊙ Als hij begint met het uiten van een emotie en dan moet stoppen, leert hij zijn eigen emotionele ventiel te controleren.

⊙ Leg uit dat de cliënt door het oefenen van deze behandeling zijn emotionele ventiel kan leren beheersen.

Andere cliënten lijken te geloven dat als ze werkelijk hun emoties uiten, ze andere mensen overbelasten. Als deze cliënten op kleine schaal experimenteren met emotionele expressie, zullen ze opmerken dat mensen dankbaar zijn als ze eindelijk hun echte emoties uiten. Dit verandert hun visie en maakt het makkelijker voor hen om hun emoties vrij te uiten.

> **Experimenteer met emotionele expressie**

Deze cliënten denken dat ze weten wat andere mensen willen en hoeveel ze aankunnen. Zulke overtuigingen moeten tijdens therapie veranderd worden.

Soms is het op een bepaald moment niet gepast om een emotie te uiten. Als dit het geval is, kunnen cliënten wachten, erover schrijven en het een andere keer uiten. De herkenning van zulke situaties en het vermogen om de emotie achter te houden is een grote stap vooruit.

Behandeling:

Help de cliënt:

⊙ Bij het ontdekken van zijn doel, op het moment dat hij zijn emoties uitte.

⊙ Bij het onderzoeken wanneer en op welke manier hij zijn emoties kan uiten en het gewenste resultaat kan behalen.

12.4.1.4 Communicatievaardigheden

Om emoties te uiten, moeten cliënten communiceren. Temoshok (1992[614]) leert cliënten communicatievaardigheden, zodat ze hun emoties effectief kunnen overbrengen en kansen op afwijzing kunnen verkleinen. Zij beredeneert dat ze dit doet, omdat cliënten anders geconfronteerd worden met hun angst dat andere mensen hen niet begrijpen.

Bij het uiten van een emotie, moeten cliënten proberen geen andere mensen de schuld te geven. Beschuldigen vergroot de afweer van anderen. Hetzelfde geldt voor de verwachtingen van anderen. Cliënten moeten niet verwachten dat anderen zich wonderbaarlijk anders gaan gedragen, alleen omdat zij hun emoties hebben geuit.

De volgende richtlijnen kunnen van toepassing zijn tijdens het aanleren van effectieve communicatievaardigheden aan cliënten.

Richtlijnen:

- ⓥ **Uit je emoties zonder anderen te beschuldigen.**

- ⓥ **Formuleer het in de ik-vorm zonder naar anderen te verwijzen.**

- ⓥ **Verwacht niets van de ander. Probeer de ander niet te veranderen; uit de emotie gewoon en meld je waarden en behoeften.**

- ⓥ **Laat de ander voor zichzelf beslissen wat hij moet doen met die informatie.**

- ⓥ **Als je je zo voelt vanwege een verzoek van iemand aan jou, zeg dan nee.**

- ⓥ **Zeg ja tegen de mensen die je hulp aanbieden.**
  Bewerking van Temoshok (1992[615]).

Vrienden, familie, artsen of anderen zouden de emotionele expressie van cliënten kunnen onderbreken. Dit kan cliënten uit het lood slaan. Cliënten kunnen hen vragen om stil te zijn tot ze klaar zijn. De volgende introductie vermindert de kans op zulke onderbrekingen.

Voorbeeld:

"Als ik heel erg van streek ben, is dit wat ik wil dat je doet. Luister gewoon naar me. Laat me je mijn probleem vertellen en mijn gevoelens uiten, zolang als het duurt.

Onderbreek me alsjeblieft niet.

Ik weet dat dit raar klinkt, maar zeg niet eens "oké" of "uh-huh" of "Ik begrijp het." Wees zo stil als je kan. Kijk naar me, ik wil je reactie zien, maar meng je er niet in om troost of advies te geven.

Wacht tot ik helemaal klaar ben. Dat kan vijf of vijfentwintig minuten duren. Ik laat het je weten als ik klaar ben. Nadat ik klaar ben, zou ik graag met je over het probleem willen praten.

Tot dan is het mooiste wat je voor me kunt doen, naar me luisteren."

Bewerking van Temoshok (1992[616]).

Deze introductie bereid anderen voor om naar het hele verhaal te luisteren. Het vermindert verdedigende reacties en frustraties voor zowel de cliënten als de andere aanwezigen. Cliënten kunnen hun emoties en gedachten volledig uiten. Het helpt cliënten vaak om een beter beeld van zichzelf te krijgen.

Fiore (1986[617]) geeft extra communicatievaardigheden die bruikbaar kunnen zijn voor cliënten als ze hun emoties overbrengen, vooral als ze bang zijn dat de andere persoon hen niet begrijpt.

12.4.1.5 Sociale Steun

Veel onderzoekers zijn het erover eens dat de beschikbaarheid van een (steunsysteem) de gezondheid op een bepaalde manier beïnvloedt. De echte bemiddelende variabele moet nog geïdentificeerd worden. Dit element zou het vermogen kunnen zijn om emoties te uiten in een accepterende omgeving. Tijdens groepssessies (Spiegel 1993[618]) uiten cliënten hun emoties en zijn ze er zeker van dat anderen luisteren en hun emotionele expressie zullen accepteren.

> **'Buddy' helpt met emotionele expressie en acceptatie**

Simonton (1992[619]) vraagt de cliënt een buddy mee te nemen die hetzelfde therapeutische programma volgt. Deze steunpersoon moet iemand zijn die de cliënt vertrouwt. Dit kan de partner zijn en/of een totale buitenstaander. Hoewel in eerste instantie mensen meestal alleen denken aan hun partner, is dit niet de enige geschikte persoon. De primaire buddy dient een goede vriend of zelfs een onbekende te zijn. Iemand waartegen alles gezegd kan worden, zonder consequenties.

Voorbeeld

Het doel van een buddy is om alles te kunnen bespreken. Stel iemand heeft als buddy haar partner, en ze wil eigenlijk scheiden maar wil dat nog niet vertellen. Dit kan ze dan ook niet uitten tegen haar buddy. Met een volledige buitenstaander kan ze dit wel bespreken.

Echter dit neemt niet weg dat de steun van de partner erg belangrijk is. De buddy maakt hetzelfde programma door als de cliënt. Dit zorgt ervoor dat de buddy het doel van de therapie en de algemene kwesties kent die de cliënt moet verwerken. Tijdens het programma suggereert de therapeut dat de cliënt en de buddy openlijk praten over veel onderliggende gedachten en gevoelens. De kwesties die niet eerder besproken waren, zoals onuitgesproken gevoelens of gedachten, worden vooral aangesproken. Zo'n emotionele expressie van de cliënt in de aanwezigheid van een buddy versterkt ook de band tussen hen.

Cliënten moeten ook aangemoedigd worden hun emoties te uiten bij hun familieleden. Dit verhoogt hun vermogen om emoties te uiten, versterkt de band tussen hen en hun familieleden en vermindert het gevoel geïsoleerd te zijn (Cohen 1974[620]; Spiegel 1983[621]).

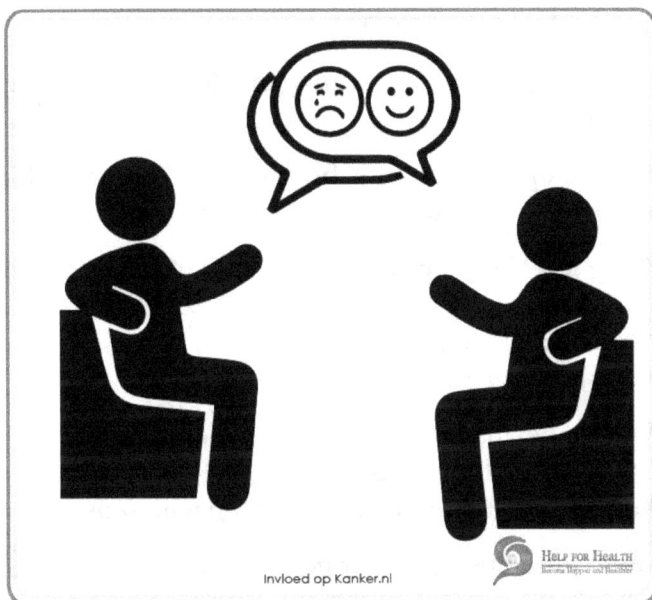

Invloed op Kanker.nl

HELP FOR HEALTH

12.4.2 Anti-emotionaliteit

De term "anti-emotionaliteit" wordt gebruikt wanneer cliënten niet reageren op hun emoties of ze hun emoties niet vertrouwen. Deze cliënten over rationaliseren hun emoties. Anti-emotionaliteit is niet de onderdrukking van emoties, maar het niet in staat zijn ernaar te handelen. Het tegenovergestelde van onderdrukking is expressie en het tegenovergestelde van anti-emotionaliteit is over dramatisering.

Therapeutische behandelingen bevatten vaak de herkenning van fysieke en emotionele signalen. Door zich bewust te worden van de fysiologische signalen, kunnen cliënten emotionele signalen makkelijker herkennen. Om anti-emotionaliteit te verminderen, richt Temoshok (1992[622]) zich op het bewust worden van lichamelijke en psychologische gevoelens.

Behandeling:

> Leun achterover en ontspan

> Adem diep in en uit en ontspan alle spanning in je lichaam

> Richt je op de top van je hoofd, adem in en word je bewust van de sensaties en gevoelens daar

> Vraag jezelf af, met die bewustheid: "Wat voel ik in mijn hoofd? Spanning? Hardheid? Tinteling? Zachtheid? Pijn? Flexibiliteit? Warmte? Kou?"
> Word je bewust van alle fysieke sensaties

> Word je bewust van de emoties. Voel je angst? Opwinding? Boosheid? Verlangen?
> Word je bewust van alle psychologische sensaties

> Adem uit en ontspan dat gebied

> Richt je op je ogen, adem in en word je van ze bewust

> Word je bewust van alle fysieke sensaties

> Word je bewust van alle psychologische sensaties

> Adem uit en ontspan dat gebied

> Volg hetzelfde proces met je kaak, keel, gezicht, borst, armen, buik, bekken, benen en voeten
> Bewerking van Temoshok (199[623].)

Om cliënten te helpen bij het herkennen van hun emoties, kan de therapeut suggereren een persoonlijk dagboek te gebruiken (Pennebaker 1988[624]; 1990[625]; 1997[626]). Schrijven over dagelijkse zaken, emoties en verborgen verlangens, helpt cliënten zich bewust te worden van sensaties en verontrustende en geruststellende emoties. Naast het leveren van persoonlijke inzichten, is schrijven ook een vorm van emotionele expressie (zie ook 12.4.1.1 Schriftelijke expressie).

> **Herkennen van de emotie en actie nemen op de boodschap ervan**

Als de therapeut cliënten vraagt bevrijdende emoties te bespreken en erover uit te weiden, beginnen cliënten ze te herkennen. Bevrijdende emoties zijn vaak makkelijker te herkennen. De therapeut gaat langzaam maar zeker over op geblokkeerde emoties tot deze geïdentificeerd en herkend zijn door de cliënten.

De therapeut kan de cliënten ook helpen bij het zich bewust worden van de ware natuur van hun emoties. Dit helpt cliënten hun emoties te herkennen en zich naar de boodschap in die emotie te gedragen.

Behandeling:

⊙ **Word je bewust van de emotie en stel jezelf de volgende vragen:**

⊙ **Waarom ben ik van streek of voel ik me zo?**

⊙ **Wat voelt er verkeerd, oneerlijk of wreed aan wat er is gebeurd?**

⊙ **Wat zijn mijn behoeftes in deze situatie?**

⊙ **Wat kan ik doen om het goed te maken?**

⊙ **Heeft deze emotie betrekking op de huidige situatie of herinnert het me aan een moment in het verleden?**
Bewerking van Temoshok (1992[627]).

Wat zijn je inzichten tot nu toe?

Schrijf je grootste inzichten op die je tot nu toe hebt gehad

Wat gaan je acties zijn?

Inzichten alleen zijn niet voldoende. Schrijf de acties op die je vanaf vandaag gaat nemen op basis van bovenstaande inzichten?

13

Gezond omgaan met emoties

Veel cliënten onderdrukken hun verontrustende emoties (en worden in het onbewuste vastgezet) en richten zich alleen op andere dingen. In het vorige hoofdstuk besprak ik de gezonde effecten van het uiten van deze emoties. Dit hoofdstuk behandelt het echt verwerken van zulke emoties. Als verontrustende emoties verwerkt worden (vrijgelaten), zitten ze de cliënt niet meer dwars, bewust of onbewust.

> *"Als je lang genoeg gelooft dat dat gevoel slecht is of dat je zorgen maken een gebeurtenis in het verleden/ toekomst zal veranderen dan leef je op een andere planeet met een ander realiteitssysteem."*
> *- William James -*

Het verschil tussen het ontkennen en verwerken van verontrustende emoties is belangrijk. Het ontkennen of onderdrukken van emoties, dringt de emoties naar het onbewuste. Verwerken betekent dat de verontrustende losgelaten wordt en verdwijnt.

Voorbeeld:

Probeer een met lucht gevulde ballon onder water te duwen. Misschien zie je hem niet meer en kun je je richten op andere dingen, maar het kost nog steeds veel energie. Zodra je stopt met duwen, springt de ballon op en ontploft hij in je gezicht. Dit is de onderdrukking van emoties. De emotie kan er niet uit omdat het geblokkeerd is.

Verwerken (of de emotie vrijlaten) is hetzelfde als de lucht uit de ballon laten (deblokkeren). De energie die eerst gebruikt werd om de ballon onder water te houden, kan nu voor andere dingen gebruikt worden.

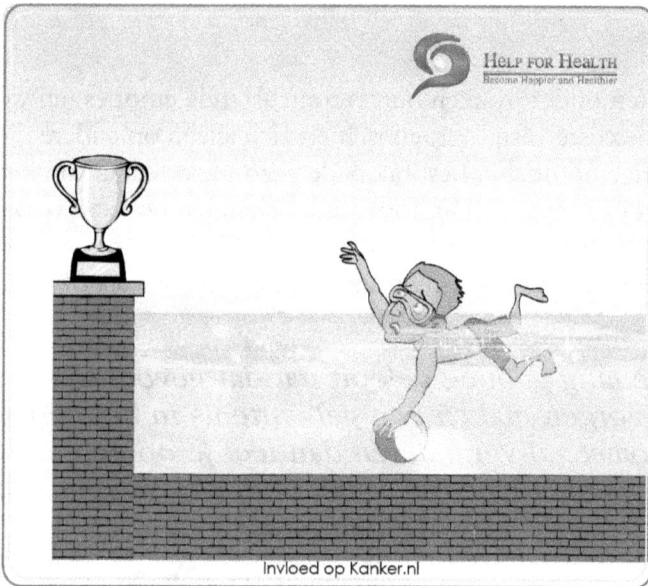

HELP FOR HEALTH
Become Happier and Healthier

Invloed op Kanker.nl

In hun onderzoek naar spontane genezing van kanker merkten Baalen e.a. (1987[628]) op dat de mensen met de meeste verbetering, hun wanhoop accepteerden en de betrokken kwesties oplosten. Ze suggereerden dat de therapeut niet zou moeten proberen de cliënten uit hun depressie of wanhoop te dwingen, maar hen moet helpen bij het accepteren en verwerken van die emoties. In plaats van de emotie te blokkeren, deze te accepteren en te laten gaan.

In het vorige hoofdstuk hebben ik geblokkeerde en vrije emoties al geïntroduceerd. In dit hoofdstuk ga ik verder in op hoe mensen geblokkeerde emoties kunnen laten gaan, hierdoor wordt de onrust minder en kan het lichaam zich richten op herstel.

Zoals in het gedeelte over overtuigingen is vermeld, kunnen behandelingen die emotionele rust bieden, worden verdeeld in algemene en specifieke behandelingen. Naast deze therapie gaat dit hoofdstuk over specifieke behandelingen om het welzijn te verhogen.

Algemene emotionele behandelingen kunnen gebruikt worden om cliënten te helpen bij hun welzijn. Deze behandelingen verminderen de geblokkeerde emoties. De meest gebruikte algemene emotionele behandelingen zijn relaxatieoefeningen en lichaamsbeweging.

Specifieke emotionele behandelingen worden gericht op de verwerking van een bepaalde geblokkeerde emotie of de verbetering van een specifieke plezierige emoties. De vermindering van vijandigheid en spanning en de stijging van plezier, worden meestal gebruikt als specifieke punten.

13.1 Diagnose

De primair geblokkeerde emoties van cliënten worden meestal duidelijk tijdens de therapeutische besprekingen. Hoewel veel verschillende geblokkeerde emoties aanwezig kunnen zijn, moet de therapeut beginnen met de verwerking van de meest prominente of meest duidelijke.

De therapeut kan cliënten vragen wat hun meest vervelende emoties zijn. Deze moeten als eerste worden opgelost. Als cliënten zich niet bewust zijn van hun emoties, moet de therapeut eerst werken aan herkennen van deze emoties (zie ook de paragraaf over anti-emotionaliteit) of beginnen met algemene emotionele behandelingen.

De toepassing van algemene emotionele behandelingen is altijd goed voor cliënten.

13.2 Therapie: Algemene emotionele behandelingen

Behandelingen die algemene geblokkeerde gevoelens verminderen en plezierige of vrije gevoelens verhogen, kunnen "algemene" of "aspecifieke" behandelingen worden genoemd. Waar onrust het immuunsysteem onderdrukt (Rossi 1986[629]), verbetert relaxatie de immuun werking (Sachar 1966[630]; Katz 1969[631]). Onrust is een algemeen gevoel. Er zijn geen behandelingen die stress direct verminderen, hoewel sommigen een effect kunnen hebben op het niveau van de waargenomen stress.

Het onderwerp onrust vermindering kan in bijna alle therapeutische programma's gevonden worden, vooral in programma's die gericht zijn op mensen met kanker. De behandelingen die worden gebruikt bij de diverse programma's, verschillen niet heel erg van elkaar. De meest gebruikte zijn de verschillende vormen van relaxatie en meditatie. Spiegel (1993[632]) gebruikt een meer hypnotische vorm van ontspanning, terwijl Simonton (1978[633]) imaginatie en progressieve spierontspanning gebruikt. Sommige programma's omvatten ook lichamelijke beweging om gevoelens van ontspanning te creëren.

13.2.1 Ontspanning, meditatie, hypnotische trance

Ontspanning reduceert onrust en verhoogt gevoelens van welzijn. Cliënten kan ook geleerd worden hoe ze dit alleen kunnen doen, wat hun gevoel van controle verhoogt. Met relaxatie hebben cliënten een hulpmiddel dat ze op zichzelf kunnen toepassen om hun geest en lichaam tot rust te brengen. Naast deze positieve effecten, hebben Kiecolt-Glaser e.a. (1985[634]) laten zien dat relaxatie de immuun werking direct verhoogt.

Om onrust gevoelens te verminderen, gebruikt Fawzy (1990[635]; 1990[636]) ontspanning. Cliënten leerden van tevoren te ontspannen, zodat ze het, als ze later ontspanning nodig hadden, zelf op konden roepen. Fawzy suggereerde ontspanning ook te gebruiken als voorbereiding op situaties waarin cliënten een stresstoename verwachten, zoals operaties, familiebijeenkomsten of iets anders dat stressvol zou kunnen zijn.

> **Voorbereiding op situaties verlaagt stress**

Simonton e.a. (1978[637]; 1980[638]) maakten uitgebreid gebruik van spierontspanning en ademhalingsoefeningen. Deze oefeningen verbeterden de levenskwaliteit van de cliënten en verhoogden in sommige gevallen zelfs de overlevingstijd. Ontspanningsoefeningen waren de basis voor al hun imaginatie oefeningen.

Het leren van ontspanning, vergt oefening. Cliënten moeten hun oefeningen dagelijks uitvoeren. Ontspanning zal deze voordelen niet bieden als het slechts wordt uitgevoerd in tijden van nood. Hoe vaker cliënten de oefeningen doen, hoe makkelijker ze kunnen ontspannen. Alleen als ze

> **Hoe vaker men oefent hoe meer profijt**

technieken echt beheersen, kunnen ze deze oproepen als ze ontspanning nodig hebben. Regelmatig oefenen, draagt ook bij aan positieve persoonlijkheidsveranderingen. De tijd nemen om te oefenen, vereist veranderingen in de schema's van cliënten; ze moeten tijd voor zichzelf vrijmaken om de oefeningen uit te voeren. Dit verbetert ook hun assertiviteit en het gevoel dat ze controle hebben over hun leven. Een gedetailleerdere bespreking van de technieken en voordelen van ontspanning kan gevonden worden in Benson e.a. (1975[639]).

Meditatie kan gezien worden als een dieper niveau van ontspanning. Meditatie voegt een andere dimensie toe: het bewust zijn van het onbewuste. Borysenko (1984[640]) definieert meditatie als "elke activiteit die de aandacht prettig verankert in het huidige moment". (Meares 1982[641]). Ondanks de verschillen lijken ze soortgelijke fysieke en psychologische resultaten voort te brengen (Benson 1975[642]; Goleman 1978[643]; Chopra 1991[644]).

De meeste benaderingen richten zich op het verstillen van de geest en het concentreren op een enkel onderwerp, zoals ademhalen, een herhaald woord of een afbeelding.

Meares (1979[645]; 1982[646]; 1983[647]) gebruikte een vorm die hij "intensieve meditatie" noemde. Deze methode verschilt in essentie van andere types en wordt gekarakteriseerd door eenvoud. Het doel is de geest stil te houden, zonder focus (niet eens een geluid of afbeelding). Als er een focus is op ademhaling of een mantra, is de geest niet volledig stil. De geest hoort zo stil te zijn dat cliënten zich er niet eens van bewust zijn dat hun geest stil is. Meares beweert dat zulke meditatie het immuunsysteem en endocriene systeem in staat stelt effectiever te werken (Meares 1983[648]). Hij kent spontane remissie ook toe aan de effecten van dit type meditatie (Meares 1978[649]; 1979[650]; 1982[651]; 1982[652]).

> **Ontspanning verbetert direct het immuun systeem**

Net als ontspanning moet meditatie regelmatig beoefend worden om de gewenste effecten te hebben. Volgens Meares zorgt twee keer per dag 15 minuten al voor positieve fysieke veranderingen.

Een heel diepgaand niveau van ontspanning kan bereikt worden via hypnose. De tijdens een hypnotische sessie opgewekte trance functioneert als ontspanning. LeBaw e.a. (1975[653]), Newton (1982[654]) en Kiecolt-Glaser e.a. (1986[655]; 1992[656]) gebruikten hypnotische ontspanning in combinatie met imaginatie om onrust te verlichten.

Onder een groep medische studenten merkten Kiecolt-Glaser
een direct verband op tussen het aantal keer dat de studenten
hypnotische ontspanning hadden uitgeoefend en de effectiviteit van
hun immuunsystemen. De ontspanning had directe invloed op hun
immuunsystemen.

13.2.2 Lichamelijke beweging

Van lichamelijke beweging is bewezen dat het gevoel van ontspanning
en welzijn verhoogt. Beweging vermindert de onrust niet alleen, maar
verbetert ook het fysieke welzijn. Veel complementaire therapieën
omvatten lichamelijke beweging om het algemene gevoel van
welzijn te verhogen. Hoewel dit onderzoek gaat over psychologische
behandelingen, wil ik de waarde van lichamelijke beweging kort
behandelen.

De waarde van lichamelijke beweging is onderzocht door Silvertsen
e.a. (1921[657]). Ze analyseerden 86.000 aan kanker gerelateerde
sterfgevallen en merkten op dat sterfte het hoogst was onder
mensen van wie het beroep minder spierinspanning vereiste. Bij de
mensen van wie hun beroepen meer spierinspanning vereiste, kwam
kankersterfte minder vaak voor.

Silvertsen e.a. (1938[658]) ondersteunden deze ideeën met
experimenten op muizen. Van een familie muizen die gefokt waren
op gevoeligheid voor ontwikkeling van kanker, kreeg maar 16% van
degenen die bewogen kanker. De muizen [...]
een kans van 88% om kanker te krijgen.
Andere dierproeven bevestigden deze
bevindingen. De positieve
gezondheidseffecten werden ook
vermeld nadat dieren chemisch verwekte en getransplanteerde
tumoren kregen (Rusch e.a. 1944[659]; Hoffman e.a. 1960[660]; 1962[661];
Thompson e.a. 1995[662]; Westerlind e.a. 2003[663]).

> **Dagelijkse beweging verkleint de kanker**

Onderzoeken lieten zien dat wanneer dieren gestrest waren en
beroofd werden van de mogelijkheid om lichamelijke beweging uit
te oefenen, hun lichamen verslechterden. Als gestreste dieren fysiek
actief konden zijn, werd de schade aan hun lichaam geminimaliseerd.
Zielinski e.a. (2004[664]) lieten zelfs zien dat dagelijkse langdurige,

intense beweging de groeisnelheid en grootte van een tumor kon verminderen. Er werd gedacht dat de gezondheidseffecten van beweging veroorzaakt werden door het verminderen van onrust (Selye 1956[665]). Het lijkt bijna alsof onrust iets opbouwt dat bevrijd kan worden met beweging.

Voorbeeld:

Stel je een elastiekje voor. Draai en blijf een kant opdraaien. Uiteindelijk zal het elastiek breken.

Maar als het elastiekje zo nu en dan de kans krijgt om de spanning los te laten, zal het niet breken.

Lichamelijke beweging kan gebruikt worden in psychotherapie. Als cliënten actief worden en manieren vinden waarop ze hun fysieke onrust los kunnen laten, verhogen ze hun fysieke en psychologische welzijn.

Simonton e.a. (1978[666]) gaf cliënten de opdracht om lichamelijk zo actief te worden als hun lichaam hen toestond. Tijdens lichamelijke beweging daalden de onrust van de cliënten en tegelijkertijd veranderde hun geestestoestand. De onderzoekers meldden ook dat lichamelijke activiteit de psychologische flexibiliteit stimuleerde. Bij cliënten die deelnamen aan een gewoon programma voor lichamelijke activiteit, verhoogden hun gevoel van zelfvoorzienendheid en zelfacceptatie. Ze toonden ook minder boosheid en minder depressieve gevoelens. Zo'n verbeterd, versterkt psychologisch profiel, beïnvloed door lichamelijke beweging, wordt vaak geassocieerd met een betere prognose.

> **Dagelijkse activiteit verhoogt zelfacceptatie en vermindert depressei**

Simonton e.a. (1978[667]; 1992[668]) adviseren cliënten om minimaal drie keer per week minstens een uur te trainen, aangezien kortere programma's niet dezelfde positieve effecten voortbrachten. De oefeningen die zij suggereerden, konden bestaan uit verschillende soort sporten, lopen, de trap nemen, naar het toilet lopen of zitten en met armen en benen zwaaien. De cliënten kregen in wezen de opdracht om zoveel mogelijk beweging te creëren met zoveel mogelijk lichaamsdelen: armen, benen, hoofd, nek, enz. In het geval van fysieke of energieke beperkingen kunnen cliënten zich zelfs levendig inbeelden dat ze aan het bewegen zijn of hun favoriete sporten aan het uitvoeren zijn.

Lichamelijke beweging moet opgenomen worden in het therapeutische programma. De therapeut moet benadrukken dat cliënten het niet moeten overdrijven. Lichamelijke beweging moet uitgevoerd worden op basis van het competentieniveau van de cliënt. Oefeningen moeten regelmatig, op een rustig tempo uitgevoerd worden, zonder pijn of ongemak te veroorzaken en in de loop van de tijd progressief energieker. De gekozen activiteiten moeten plezierig zijn voor de cliënt.

Activiteiten moeten plezierig zijn

Naast het verminderen van emotionele onrust en het verhogen van fysiek welzijn, geeft beweging cliënten ook de kans om actief deel te nemen aan het herstelproces.

13.2.3 Selectief steunsysteem

Een techniek die vaak over het hoofd wordt gezien door zijn eenvoud, is het selectieve gebruik van familie en vrienden. Sommige mensen brengen cliënten energie en vreugde, terwijl anderen de energie en de hoop van cliënten verminderen. Wanneer cliënten selectief zijn in hun steunsysteem, ervaren ze meer situaties die bevrijdende emoties met zich meebrengen en minder situaties die blokkerende emoties met zich meebrengen.

Simonton e.a. (1978[669]) adviseert cliënten selectief te zijn met betrekking tot de mensen die hen omringen.

Behandeling:

- ⊘ Identificeer de mensen en bronnen om je heen die je hoop en energie *positief* beïnvloeden.

- ⊘ Identificeer de mensen en bronnen om je heen die je hoop en energie *negatief* beïnvloeden.

- ⊘ Label elke persoon als volgt: "Luister naar deze persoon om meer hoop te krijgen, " of "Vergeet wat deze persoon zegt - gezondheidsrisico!"
  Bewerking van Simonton e.a. (1978[670])

Voorbeeld

In de laatste weken was dat mijn vrouw (Diana) nog in leven was wist ze heel duidelijk wie ze wel op bezoek wilde hebben en wie niet. Ze kreeg erg veel aanbiedingen van mensen die op bezoek wilde komen. Vele aanbiedingen van mensen die zich schuldig voelde dat ze zo lang niets van zich hebben laten horen.

Ze wist goed te bepalen wie er wel... en nog belangrijker wie er niet welkom waren. Sommige mensen kostte haar gewoon te veel energie, daar had ze niets aan. Sommige mensen stonden te ver weg, ook daar had ze niets aan. Ze koos zeer bewust voor om alleen haar meest dierbare en mensen waar zij steun bij ervoer te ontvangen.

13.3 Therapie: Specifieke emotionele behandelingen

13.3.1 Geblokkeerde emoties

Vasthouden aan geblokkeerde emoties of ze ontkennen, wordt vaak geassocieerd met een slechtere prognose. Naast het uiten van emoties, wat al besproken is in het vorige hoofdstuk, moeten cliënten hun geblokkeerde emoties verwerken. Het verwerken en laten gaan van zulke emoties, die in de loop van de jaren zijn opgebouwd, vermindert hun onrust drastisch.

Emoties zoals boosheid, wrok, angst, opwinding, eenzaamheid, isolatie en uitzichtloosheid zijn vaak geassocieerd met de ontwikkeling van kanker of kanker met een slechte prognose. Het verwerken van deze emoties, is het onderwerp van deze paragraaf.

Onverwerkte verontrustende emoties worden opgeslagen in het lichaam (als neuropeptiden). Elke keer dat de emotie wordt ervaren, wordt het aan de rugzak toegevoegd. In de loop van de jaren klonteren soortgelijke emoties aan elkaar vast en vormen ze een 'emotioneel cluster'.

Elke keer dat soortgelijke emoties worden ervaren en niet worden verwerkt, wordt het cluster groter. Dit gaat door totdat het cluster zo groot is dat de persoon "ontploft". Ze uiten alle opgeslagen emoties in één keer.

Voorbeeld:

> ⊙ Dit kan vergeleken worden met het opblazen van een ballon. De eerste onverwerkte emotie creëert de ballon. De volgende keer dat dezelfde emotie niet verwerkt wordt, wordt adem de ballon ingeblazen. De ballon groeit (een groeiend emotioneel cluster).

⊘ **Dit gaat door tot de laatste ademstroom de ballon laat ontploffen.**

⊘ **Deze explosie bevat alle lucht die in zijn leven in de ballon gestopt was.**

Als een emotie aan het cluster wordt toegevoegd, wordt de emotionele inhoud van het cluster opnieuw ervaren. Dit fenomeen kan gemakkelijk herkend worden als cliënten op een bepaalde situatie met veel meer emotie reageren dan op basis van de situatie verwacht kan worden. Cliënten ervaren een enkele emotie in combinatie met de volledige emotionele inhoud van hun verleden. Ze uiten dan zowel de enkele emotie van dat moment als de soortgelijke emoties die ze ooit hebben ervaren (die opgeslagen waren). Deze geblokkeerde emotionele clusters, bezorgen de cliënten elke keer dat ze die emotie ervaren weer stress.

Voorbeeld:

Iemand dringt voor in de supermarkt. Een gepaste reactie zou zijn om een beetje boosheid te voelen.

Als deze persoon in elkaar geslagen wordt voor het voordringen, is de reactie ongepast.

In het tweede geval was de lading boosheid niet verbonden met de eigenlijke situatie. De persoon die de overtreder in elkaar sloeg, voelde een beetje boosheid naast het opnieuw voelen van alle boosheid uit het verleden.

Als de emoties uit het verleden van een cliënt worden verwerkt, is hun rugzak geleegd. De volgende keer zal de cliënt een gepaste emotionele inhoud ervaren, zonder de lading van het verleden.

13.3.1.1 Verwerken van enkelvoudige emoties

Boosheid en wrok

Uit onderzoek blijkt dat mensen met kanker hun boosheid en wrok normaal gesproken inhouden. Zoals behandeld in het hoofdstuk over het psychosomatische model en emoties, is er een relatie tussen de boosheidniveaus van de cliënt en het ontstaan van kanker. Sommige therapeuten hebben typische boosheids- en wrokkwesties gemeld die stammen uit verlating en afwijzing. Het verwerken en laten gaan van deze emoties zal veel van de onrust van de cliënt verminderen. Simonton e.a.

> **Onderdrukte boosheid verhoogt kans op kanker**

(1978[671]) merkten op dat veel cliënten met kanker ten opzichte van zichzelf wrokgevoelens koesteren voor het hebben van kanker. Ze moeten die wrok verwerken.

Er is een verschil tussen boosheid en wrok. Boosheid duurt vaak maar kort, terwijl wrok op de langere termijn doorwerkt en steeds maar weer opnieuw wordt herbeleefd. Sommige therapeuten schrijven over wrok, terwijl anderen verwijzen naar opgekropte boosheid. Je zou kunnen zeggen dat wrok de emotionele cluster is of opkropping en blokkering van boosheid.

Cliënten kunnen lijden aan geblokkeerde emoties die stammen uit hun jeugd. Van tijd tot tijd worden deze oude geblokkeerde emoties getriggerd en herbeleefd. Zulke wrok kan herkend worden als cliënten:

- ⟩ **Een verontrustende periode steeds opnieuw beleven**

- ⟩ **Zich aan de emotie vast lijken te houden**

- ⟩ **Blijven nadenken over hoe ze het aan hadden moeten pakken**

- ⟩ **Het gedrag van anderen, dat ze afkeurden, blijven oproepen**

Als cliënten op veel mensen boos zijn, kan het nuttig zijn om ze de opdracht te geven een lijst te maken van deze mensen en waarom ze zich zo voelen. Elke naam op de lijst kan dan gebruikt worden als startpunt om boosheid ten opzichte van die persoon te verwerken. Dit kan doorgaan tot de lijst leeg is en alle boosheid verdwenen is.

Om emoties uit het verleden te verwerken, gebruikt Simonton imaginatie:

Behandeling:

1. **Leid de cliënt naar een toestand van ontspanning.**

2. **Laat hem de persoon op wie hij boos is, verbeelden.**

3. **Laat de cliënt alle goede en positieve dingen die met die persoon gebeuren, verbeelden. Zie de andere persoon liefde ontvangen, geld, aandacht of iets anders waarvan de cliënt werkelijk gelooft dat het iets goeds en positiefs is.**

4. **Help de cliënt zich bewust te worden van zijn eigen gedachten, gevoelens en reacties tijdens het proces dat er goede dingen gebeuren met die persoon.**

5. **Onderzoek de rol van de cliënt in de stressvolle situatie waaruit de wrok stamt.**

6. **Onderzoek de rol van de andere persoon in die situatie.**

7. **Help de cliënt het gedrag van de andere persoon te herinterpreteren.**

8. **Verbeeld de situatie vanuit het oogpunt van de andere persoon.**
   Bewerking van Simonton e.a. (1978[672]; 1992[673]), Fox (1938[674]).

Deze imaginatie oefening maakt gebruik van herkaderen (het herinterpreteren van de situatie) en een techniek waarbij cliënten vanuit verschillende perspectieven naar de situatie kijken. Deze verschillende

> **Verborgen redenen om boos te blijven**

perspectieven worden "waarnemingsposities" genoemd. De verschillende gebruikswijzen van waarnemingsposities en hun effecten worden in meer detail beschreven door Dilts e.a. (1990[675]) en Dilts (1990[676]; 1994[677]).

Andere technieken die effectief zijn voor het overwinnen van boosheid en wrok zijn ho'oponopono (James 1993[678]), herkaderen (zie het gedeelte over beoordeling) en tijdlijntherapie (James 1988[679]; 2000[680]).

In sommige gevallen kunnen cliënten zich geen positieve dingen verbeelden voor die persoon. Als dit het geval is hebben cliënten misschien enkele verborgen redenen voor het volhouden van hun wrok. De therapeut moet deze redenen eerst onderzoeken voordat de emoties verwerkt kunnen worden.

Angst en spanning

Angst is vaak dominant aanwezig bij mensen met kanker. Dit is niet alleen angst voor de ziekte of voor de dood, maar angst in het algemeen. Er is vaak gesuggereerd dat angst tijdens hun hele leven aanwezig is geweest. Door angst te verlagen, ervaren

> **Angst laten gaan is versterkt de gezondheid**

cliënten een hogere levenskwaliteit en kunnen ze alle andere therapeutische kwesties beter aan. De verwerking van angst, wordt vaak geassocieerd met een gezondere prognose in het geval van kanker.

Angst is het inbeelden van ongewenste uitkomsten (bv denken dat je pijnlijk dood gaat), mogelijk gecombineerd met een al aanwezige emotionele clusters als resultaat van

> **Angst is het inbeelden van ongewenste uitkomsten**

voorgaande angsten. Cliënten kan geleerd worden, gewenste doelen te stellen. Dit helpt cliënten de gewenste resultaten te verbeelden, die op hetzelfde moment angst tegengaan. Als cliënten doelen definiëren en verbeelden dat die realiteit worden, wordt hoop groter en angst minder.

Het emotionele cluster kan verwerkt worden door de tijdlijntherapie te gebruiken (James 1988[681]; 2000[682]).

Eenzaamheid en isolatie

Eenzaamheid is een gevoel dat bij veel cliënten is waargenomen, lang voor het ontstaan van kanker. Om deze emoties te verwerken, raden therapeuten cliënten aan om lid te worden van een steungroep, waarin elk lid dezelfde gevoelens en kwesties deelt. Als alle leden dezelfde ziekte hebben, wordt de ziekte een bindmiddel dat eenzaamheid vermindert. Cliënten hebben het gevoel dat de groep hen zal steunen als ze dat nodig hebben. Andere leden begrijpen ook wat de cliënt doormaakt en dit versterkt het gevoel dat ze erbij horen. Lid worden van zo'n steungroep, helpt isolatiegevoelens te verminderen (Spiegel 1981[683]).

De steungroepen die Spiegels richtlijnen volgen, worden aangemoedigd om ook buiten de therapeutische setting contact te houden. Als cliënten buiten de therapeutische context contact met elkaar houden, creëren ze een soort vriendschap en vertrouwen die niet geassocieerd wordt met therapie. Dit leidt tot sterkere relaties tussen groepsleden en vermindert de eenzaamheid.

Als cliënten niet in staat zijn om lid te worden van zo'n groep of het gewoon niet willen, kan de therapeut alternatieven suggereren. Cliënten zouden een hobby kunnen nemen die hen helpt mensen te ontmoeten of voor een huisdier gaan zorgen. Andere mensen ontmoeten, vermindert de eenzaamheid, vooral wanneer ze dezelfde hobby of interesse delen. Een huisdier heeft liefde en zorg nodig, wat cliënten stimuleert om zelf opnieuw liefde en zorg te voelen.

Verder kan er gebruik worden gemaakt van sociale media om mensen op de hoogte te houden en zo ook dingen van je af te schrijven.

Voorbeeld

Diana (mijn vrouw) had veel baat bij het bijhouden van een blog, dagboek op internet. Hierdoor kon zij een aantal dingen van zich af schrijven en gelijktijdig een klankbord vinden bij andere mensen. Dit was ook een makkelijk medium om veel mensen op de hoogte te stellen zonder telkens het hele verhaal te hoeven doen.

Ze heeft wel gekozen om dit blog anoniem te houden, en alleen vrienden wisten dat het over haar ging.

Hopeloosheid

Hopeloosheid of uitzichtloosheid ontstaat als cliënten geloven dat gewenste uitkomsten niet bereikbaar zijn of dat de uitkomst ongewenst is. Dit maakt duidelijk dat het verkrijgen van hoop sterk verbonden is met het verminderen van angst (zie 13.3.1.1.2 Angst en spanning). Hoop stijgt automatisch als angst wordt verminderd.

Door het verminderen van angst, kan hoop gestimuleerd worden door cliënten bereikbare doelen te laten stellen en zich de gewenste uitkomst te laten verbeelden. De therapeut kan overtuigingen activeren die hoop geven en overtuigingen die uitzichtloosheid veroorzaken, elimineren. (Dit is eerder besproken.) De therapeut moet ervoor zorgen dat de cliënten niet alleen op hoop vertrouwen; ze moeten ook gepaste acties ondernemen.

"Geloof in God en zet je fiets op slot."
- Arabisch gezegde -

13.3.1.2   Laten gaan van emotionele clusters

Omgaan met emotionele clusters, is belangrijk om de intensiteit van de onrust van de cliënt te verminderen. Hoewel veel therapeuten naar zulke clusters verwijzen, bespreken maar een paar van hen behandelingen om emotionele clusters direct aan te pakken. De meeste behandelingen, zoals hypnotische regressie en de verschillende tijdlijntechnieken van NLP, pakken alleen een specifieke emotie in het verleden aan, niet de emotionele clusters. De enige behandeling die daadwerkelijk het cluster zelf aanpakt, is de tijdlijntherapie (James 1988[684]). Die verwerkt eerst het cluster en dan alle emoties die de cluster gevormd hebben.

Behandeling:

- ⊙ **De therapeut helpt de cliënt terug te keren naar de tijd voor de eerste gebeurtenis die de oorsprong was van het emotionele cluster.**

- ⊙ **Met emotionele verwerkingstechnieken worden de emoties van deze gebeurtenis (die het cluster vormde) verwerkt. Als deze emoties opgelost zijn, verdwijnt het cluster zelf.**

- ⊙ **De cliënt beoordeelt zijn volledige leven opnieuw op basis van de gebeurtenissen die het cluster vormden. De therapeut helpt de cliënt ook bij het verwerken van deze emoties.**

- ⊙ **De cliënt komt terug naar het heden. Het emotionele cluster zelf is opgelost, net als alle emoties die deel uitmaakten van het cluster.**
  Bewerking van James (1988[685]).

13.3.2 Bevrijdende emoties

"Net zoals het leven niet ophoudt serieus te zijn als mensen lachen, houdt het leven niet op leuk te zijn als mensen overlijden."
- George Bernard Shaw -

Het verminderen van geblokkeerde emoties, is de enige manier om de levenskwaliteit van cliënten te verhogen. Men kan ook werken aan het vermeerderen van bevrijdende emoties, zoals plezier en geluk, om welzijn te ontwikkelen.

Voorbeeld:

Norman Cousins was gediagnosticeerd als terminaal ziek met nog maar een paar maanden te leven. Zijn pijn was zo erg dat hij geen nacht door kon slapen.

Hij besloot een verbond te sluiten met zijn dokter, waarbij ze allebei werkten aan zijn gezondheid. De dokter zou zorgen voor de standaard medicijnen en Norman geloofde dat hij zijn lichaam kon helpen genezen door te lachen. Hij huurde alle films die hij kon vinden die hem aan het lachen konden maken. Hij las grappige verhalen, vroeg zijn vrienden hem te bellen als ze een grappig verhaal hadden of iets hadden meegemaakt dat hem aan het lachen zou kunnen maken. Hij greep elke kans om te lachen met beide handen aan.

Terwijl hij dat deed, merkte hij op dat een lach van 10 minuten ervoor zorgde dat hij een paar uur pijnloos was, lang genoeg om de nacht door te slapen.

Uiteindelijk herstelde hij volledig en leefde hij nog 20 extra gezonde en productieve jaren. Hij kende zijn opmerkelijke herstel toe aan de combinatie van medische behandelingen, een actieve houding van zijn eigen kant en zijn zelf ontwikkelde lachtherapie.

Hij schreef een boek over zijn verhaal om het lachen te stimuleren.

Gebaseerd op Cousins (1979[686]).

Lachen is een uiting van intense emoties van plezier, geluk en vreugde. Sommige onderzoekers suggereren zelfs dat doen alsof je lacht ook een gevoel van plezier creëert. De emotie plezier, geuit door lachen, is het onderwerp van deze paragraaf.

Hoewel onderzoekers het er niet over eens zijn of plezier het ziekteproces zelf beïnvloedt, zijn ze het er wel over eens dat plezier de algemene fysiologische en psychologische toestand van cliënten beïnvloedt. Plezier vermindert zorgen, elimineert onrust en verhoogt daardoor de levenskwaliteit.

"Geneeskunde bestaat uit het amuseren van de patiënt, terwijl de natuur de ziekte geneest."
- Voltaire -

Dillon (1985[687]) demonstreerde dat het kijken van een humoristische video de immuun werking verbeterde in vergelijking met het kijken

Lachen verbetert de immuun werking

naar een didactische video. Berk (2001[688]) merkte op dat de verbetering in immuun werking 12 uur duurde, na het kijken van een 1 uur durende humoristische video. Levy (1988[689]) merkte op dat patiënten met borstkanker, die aan het begin van haar onderzoek vreugde ervoeren, een hogere overlevingskans hadden dan degenen die dat niet ervoeren. Cliënten die vreugdevolle activiteiten uitvoerden, hadden langere ziektevrije intervallen.

Futterman (1994[690]) onderzochten de effecten van opgewekte emotionele toestanden op het immuunsysteem. Acteurs die getraind waren in "method acting" (waarbij ze de emotie die ze uitbeelden daadwerkelijk ervaren), waren in staat emotionele toestanden te creëren. Futterman e.a. demonstreerden dat 'positieve' emoties de immuun werking van de acteurs verhoogden, terwijl vervelende emoties het verlaagden. Toen de acteurs 'positieve' emoties opwekten, kon een verhoging in hun aantal NK-cellen worden waargenomen. De NK-cellen functioneerden effectiever dan eerst.

Vreugdevolle activiteiten zorgt voor meer gezonde dagen

Deze verhoging in activiteit vond binnen 20 minuten van de start van de opgewekte emotie plaats. Toen de acteur stopte met het opwekken van de emotie, hield de verhoogde immuun werking nog 30 minuten aan.

Blakeslee (-jaar onbekend- [691]) schreef samen met Grossarth-Maticek een artikel dat een vervolgstudie bevatte van hun vorige onderzoek onder 3055 mensen. In het originele onderzoek, dat in 1973 is uitgevoerd, beoordeelden ze het welzijn van deze proefpersonen.

Hun vervolgonderzoek liet zien dat, van de groep die hoog had gescoord op welzijn, 78% nog steeds in leven was en 4% kanker had gekregen. Van degenen met lage scores was nog maar 5% in leven en had 49% kanker gekregen. Deze welzijnsscore had een voorspellende waarde bij het bepalen van wie kanker kreeg. Je goed voelen, vermindert je kansen op kanker.

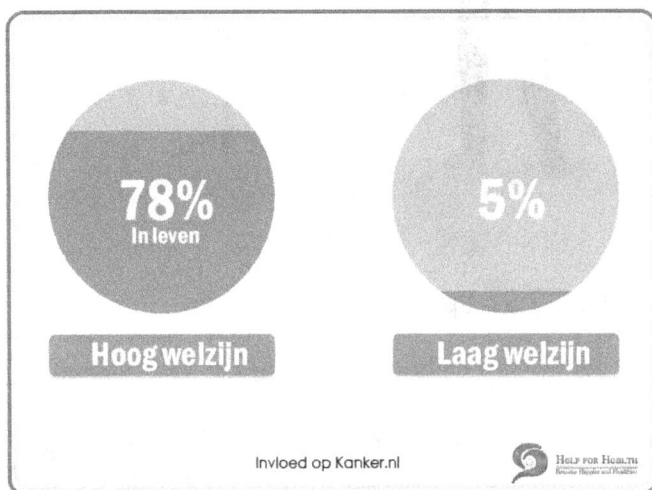

13.3.2.1 Vinden en maken van plezier

Plezier verhoogt iemands immuun werking en gevoelens van welzijn. De therapeut moet cliënten helpen manieren te vinden om zoveel mogelijk plezier in hun leven te krijgen. Door te herkennen wat hen plezier bezorgt, kunnen cliënten beginnen deze activiteiten te vermeerderen en ervan te genieten.

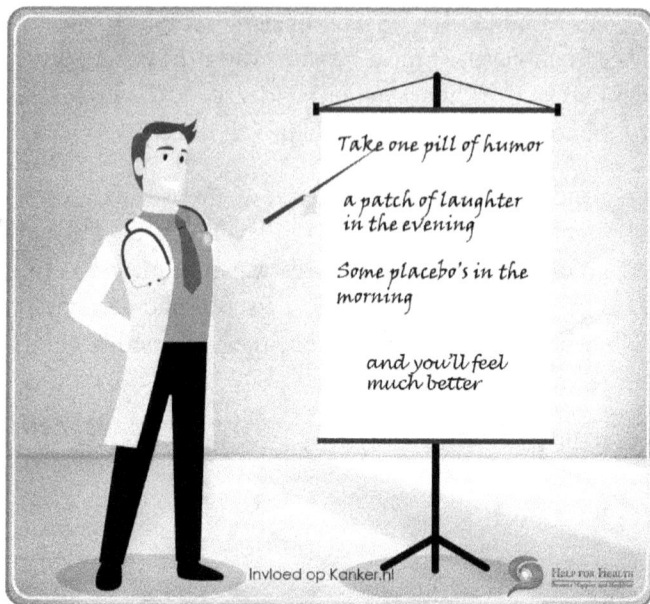

Take one pill of humor

a patch of laughter
in the evening

Some placebo's in the
morning

and you'll feel
much better

Invloed op Kanker.nl

13.3.2.2 Speelse activiteiten

Een andere manier om de hoeveelheid plezier van cliënten te
verhogen, is door ze aan te raden om speelse activiteiten te
ondernemen. Simonton e.a. (1992[692]) lieten cliënten een lijst van
minstens 50 activiteiten maken die leuk en gratis zijn (of minder
kosten dan €5).

Om ervoor te zorgen dat je zo min mogelijk bezwaren krijgt van
cliënten, moeten deze dingen het liefst goedkoop zijn en zo min
mogelijk tijd kosten. Cliënten kunnen aan deze activiteiten deelnemen
als ze een plezier-energie-injectie nodig hebben of gewoon als
vermaak.

Cliënten moeten regelmatig nieuwe activiteiten toevoegen aan deze
lijst. Hetzelfde type behandeling werd gebruikt door McDermott
e.a. (1996[693]). Deze lijst kan lijken op degene die in het gedeelte
over overtuigingen is besproken. Het verschil is dat de lijst in het
overtuigingsgedeelte gaat over activiteiten die betekenis geven aan
het leven van cliënten, terwijl de lijst die hier behandeld wordt alleen
maar speelse en leuke activiteiten bevat.

De lijst met speelse activiteiten zou alleen plezierige activiteiten moeten bevatten. Als cliënten een activiteit zien als iets dat betekenis aan hun leven geeft, moet dit toegevoegd worden aan de lijst in het overtuigingsgedeelte. Door deze lijsten apart te houden, kunnen cliënten zich echt richten op het genieten en het maken van plezier. De therapeut raadt de cliënten aan hun lijst bij zich houden, zodat ze nieuwe dingen kunnen toevoegen die hen te binnen schieten.

Als toevoeging aan de lijst van pleziertjes vroeg McDermott cliënten om een "dagelijkse plezierscore" bij te houden. Hij gaf cliënten de opdracht om een dagboek bij te houden van elke plezierige gebeurtenis of gelegenheid.

> **Dagelijkse plezierscore bijhouden**

Behandeling:

◇ **Houd je lijst met activiteiten bij de hand.**

◇ **Geef elke gebeurtenis een score: 1 punt als je een beetje plezier had, 2 als je ervan genoten hebt en 3 als je er echt heel erg van genoten hebt.**

◇ **In lachen uitbarsten is goed voor 10 extra bonuspunten.**
  Bewerking van McDermott e.a. (1996[694]).

Er is één voorbehoud. Soms richten cliënten zich alleen op deze speelse activiteiten om de echte psychologische kwesties te vermijden. Dit moet voorkomen worden. Deze activiteiten kunnen gezien worden als een beloning die ze zichzelf geven of als stimulans om ze te helpen met het werken aan hun psychologische kwesties.

13.3.2.3 Imaginatie

Imaginatie kan ook gebruikt worden om plezier of vreugde te geven of te intensiveren. Met behulp van imaginatie kunnen cliënten plezierige activiteiten en gebeurtenissen ophalen en beleven met dezelfde emoties. Margolis (1983[695]) gebruikte hypnose om cliënten te helpen vrolijke en plezierige imaginatie te ontwikkelen. Ze hielp cliënten ook bij het ontwikkelen van ervaringen die een sterk gevoel van welzijn genereerden.

Een ander gebruik van imaginatie is plezier maken door leuke activiteiten mentaal te repeteren. Dit kan ter vervanging werken als het uitvoeren van de echte activiteit niet mogelijk is. In dat geval is hypnotische ervaring een goede tweede.

Elke behandeling die cliënten helpt om toegang te krijgen tot fijne herinneringen en activiteiten, kan gebruikt worden om hun welzijn te verbeteren.

Wat zijn je inzichten tot nu toe?

Schrijf je grootste inzichten op die je tot nu toe hebt gehad

Wat gaan je acties zijn?

Inzichten alleen zijn niet voldoende. Schrijf de acties op die je vanaf vandaag gaat nemen op basis van bovenstaande inzichten?

Notes

14

Verander je lichaam met je geest

In vorige hoofdstukken heb ik verschillende psychologische behandelingen besproken die gebruikt kunnen worden om cliënten te helpen bij het terugkrijgen van hun gezondheid en welzijn. Deze behandelingen beïnvloeden de mentale en emotionele toestand van cliënten en (1) beïnvloeden via die toestand hun fysiologie (2). Hoewel dit model de meest mogelijke behandelingen inhoudt die in psychologische behandeling bij kanker gebruikt worden, laat het twee belangrijke kwesties achterwege. Dit zijn die psychologische interventies die de fysiologie direct beïnvloeden (3) en psychologische pijnbeheersing.

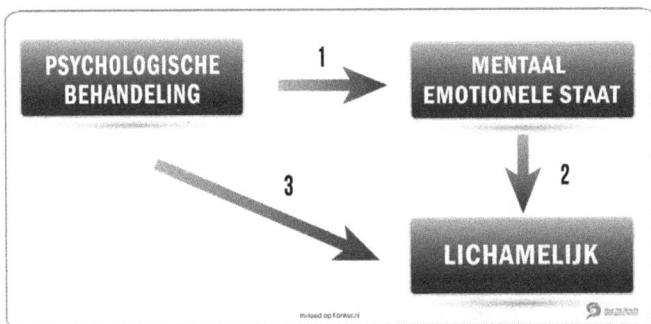

Onderzoeken naar hypnose, imaginatie en suggestie hebben bewezen dat de fysiologie ook direct beïnvloed kan worden door de psychologische processen. Bepaalde fysiologische processen helder voor de geest halen, beïnvloedt deze processen ook daadwerkelijk. Als cliënten ervaren dat ze het vermogen hebben om hun eigen fysiologie te controleren, stijgt hun algemene gevoel van controle, wat weer gezonde effecten voortbrengt. Simonton e.a. (1978[696]) ontdekten dat het immuunsysteem beïnvloed kan worden door cliënten zich levendig voor te laten stellen dat hun witte bloedcellen de kankercellen aanvallen. Op basis van deze ontdekking begonnen ze imaginatie te gebruiken als een van de belangrijkste hulpmiddelen om het lichaam met de geest te beïnvloeden.

Een andere kwestie, die vaak over het hoofd wordt gezien, is pijnbeheersing. Deze kwestie alleen al zou het onderwerp kunnen zijn voor een compleet ander boek. Bij het helpen van een cliënt bij zijn welzijn, zijn vaardigheden om met pijn om te gaan van essentieel belang. Ik zal enkele van de meest gebruikte behandelingen met je doornemen in het hoofdstuk over het direct beïnvloeden van pijn.

In deze sectie zal ik de psychologische behandelingen bespreken die gebruikt kunnen worden om de fysiologie direct te te beïnvloeden en de behandelingen die pijn direct beïnvloeden.

15

Beïnvloeden van symptomen

Dit hoofdstuk zal de vier manieren bespreken waarop psychologische behandelingen fysiologie kunnen beïnvloeden: conditionering, hypnotische suggesties, communicatie met symptomen, en imaginatie.

15.1 Conditionering

Conditionering is de associatie van een bepaalde stimulans met een niet gerelateerde reactie.

Voorbeeld:

Als honden gevoerd worden, reageren ze door te kwijlen (respons). Pavlov luidde een bel (stimulus) als de honden gevoerd werden. Deze honden associeerden het geluid van de bel met het krijgen van eten. Na een tijdje begonnen de honden te kwijlen als ze de bel hoorden, ongeacht of er eten aanwezig was.

In dit geval produceerde de bel (stimulans) de fysieke kwijlreactie.

"Als twee dingen normaal gesproken samen voorkomen, zal de verschijning van de een aan de ander doen denken."
- Aristoteles -

Metalnikov e.a. (1926[697]) zetten Pavlovs onderzoek naar conditioning voort en merkten op dat het immuunsysteem geconditioneerd kon worden om te reageren op een stimulans. Ze combineerden de injectie van bacteriën met een kras op de huid (stimulans). De bacterie triggerde een reactie van het immuunsysteem (reactie).

> **Bewuste conditionering van het immuun systeem**

Ze slaagden erin een kras te associëren met een reactie van het immuunsysteem zonder de bacterie te gebruiken. Door een kras op de huid te geven, waren ze in staat exact dezelfde immunologische reacties op te wekken die de bacterie had voortgebracht (maar nu zonder de bacterie).

Een Mantouxreactie (rode zwelling van de huid) ontstaat by een besmetting met mycobacterium tuberculosis. Smith e.a. (1983[698]) waren in staat om deze Mantoux reactie te vertonen (rode zwelling van de huid) zonder feitelijke bacterie, alleen door een conditionerings reactie.

In hun onderzoek naar conditioning, bevestigden Ader e.a. (1990[699]) dat het immuunsysteem geconditioneerd kan worden om te reageren op een stimulans. Ze injecteerden ratten zodat hun immuunsysteem verzwakt werd en gaven hen tegelijkertijd suikerwater. De smaak (stimulans) en het onderdrukte immuunsysteem (reactie) werden geassocieerd met elkaar. Als de ratten het suikerwater dronken, werd hun immuunsysteem tegelijkertijd onderdrukt. Later vertoonden de ratten dezelfde immunologische veranderingen als ze alleen het suikerwater kregen. Deze ratten is een specifiek placebo-effect geleerd.

Buske-Kirschbaum e.a. (1992[700]) stelden gezonde proefpersonen bloot aan een conditioneringsproces. De proefpersonen kregen een snoepje en tegelijkertijd een injectie met medicatie die hun natuurlijke killercell activiteit verhoogde. Deze procedure werd meerdere keren herhaald om de conditionering te handhaven. Zowel het snoepje als de injectie werkte als stimulans. Toen de proefpersonen later alleen een snoepje kregen en een neutrale injectie (een stimulans, maar zonder medicatie), werd eenzelfde stijging in natuurlijke killercell activiteit waargenomen. Andere onderzoekers waren in staat het geluid van een hoorn te gebruiken als stimulans om de immuun werking te verhogen (Pert 1997[701]).

Er is genoeg bewijs om aan te tonen dat het immuunsysteem geconditioneerd kan worden om te reageren op een neutrale stimulans, zoals smaak, geur, aanraking of beeld. Hoewel de bestaande psychologische 'behandelingen bij kanker deze techniek niet gebruiken, zou het wel van grote waarde kunnen zijn. De therapeut kan dit niet alleen doen, aangezien hij geen immuun verbeterende medicatie mag toedienen. Cliënten kunnen leren hoe ze het conditioneringsproces moeten uitvoeren. Dit zorgt ervoor dat ze zichzelf in samenwerking met hun medische team kunnen conditioneren als ze immuun verbeterende medicatie krijgen. De therapeut kan cliënten helpen door hen het conditioneringsproces aan te leren.

Vaak vindt conditionering plaats zonder dat mensen het weten. Kornblith e.a. (1998[702]) lieten zien dat cliënten misselijk werden als ze geconfronteerd werden met een bepaalde stimulans. De misselijkheid was geconditioneerd door een stimulans die ze jaren terug hadden ervaren, tijdens een verblijf in het ziekenhuis. Er zijn genoeg verhalen bekend van mensen die misselijk werden bij het zien van de verpakking van hun medicatie. Het zien van de dokter of de geur van een ontsmettend middel, veroorzaakte dezelfde symptomen als toen. Deze stimuli waren jaren na de eigenlijke conditionering nog steeds effectief. Bovbjerg e.a. (1990[703]) merkten op dat een ziekenhuissetting geconditioneerd kon worden met het krijgen van immuun onderdrukkende medicatie. Als deze cliënten later geconfronteerd werden met dezelfde stimulans, reageerde hun lichaam alsof ze het onderdrukkende medicijn hadden gekregen. Als zo'n eerdere conditionering bestaat, waarin de stimulans een ongewenste reactie veroorzaakt, moet de therapeut de associatie doorbreken.

15.2 Hypnotische suggesties

Het met hypnotische suggesties veranderen van fysiologische processen, bestaat al heel lang en is een algemeen bekende en effectieve techniek.

"Suggestie is het proces waarin een fysieke of mentale toestand wordt beïnvloed door een gedachte of idee."
- Merriam-Webster - online dictionary 2004

Als gewone suggesties fysiologische processen beïnvloeden, wordt dit normaal gesproken een placebo reactie genoemd. Deze suggestieve behandelingen worden zelden opzettelijk gebruikt, maar het komt voor.

Hypnotische suggestie is het gebruik van een hypnotische trance om de effecten van suggestie te vergroten en om suggestie met een bepaalde intentie te gebruiken. Er zijn veel onderzoeken beschikbaar die de effectiviteit van hypnotische suggestie op fysiologie beschrijven. Een onderwerp dat intensief onderzocht is, wordt besproken in paragraaf 15.2.2 Behandeling van wratten. De effectiviteit van hypnotische suggestie is ook aangetoond door het laten ontstaan van blaren, blauwe plekken en wratten, slechts door suggestie (Bellis 1966[704]; Johnson 1976[705]; Gravitz 1981[706]).

Hypnotische suggestie als behandeling wordt vaak geassocieerd met formele opwekking van een hypnotische trance. Een hypnotische trance is echter niet per se nodig voor een effectieve suggestie.

Bennett (1984[707]; 1985[708]; 1993[709]) ontdekte de enorme invloed van een discussie die tijdens de operatie plaatsvond. Hij merkte op dat cliënten, terwijl ze onder narcose waren, de gesprekken oppikten die ze hoorden. Cliënten reageerden op zulke discussies alsof het hypnotische suggesties waren. Bennett speelde tijdens een operatie een bandje van drie minuten met hypnotische suggesties af. Een week later interviewde hij de proefpersonen. Ze konden zich niet herinneren het bandje gehoord te hebben en konden de inhoud niet voor zich halen. Toch reageerde 82% van deze cliënten volgens de suggesties op het bandje. Bennett concludeerde dat cliënten zich niet zullen herinneren wat de chirurgen zeggen, maar op hun woorden zullen reageren alsof het post-hypnotische suggesties waren.

De effecten van zulke suggesties kunnen ook in het veld van de placebo reactie worden waargenomen. Een placebo reactie kan verklaard worden als een suggestief effect. De arts legt uit (suggereert) dat een pil zal helpen en de cliënt zal verlichting ervaren, ongeacht de ingrediënten van de pil.

In sommige gevallen is (hypnotische) suggestie zelfs effectiever bij het verlichten van fysiologische aandoeningen dan reguliere behandelingen.

15.2.1 Bereiken of vermijden

De effecten van suggestie zijn meerdere keren bewezen. Er is echter geen overtuigend bewijs voor de krachtigste soorten suggestie. Een van de tegenstrijdigheden van suggestie gaat over het gebruik van bereiken/ "er-naar-toe"- of vermijdende/ "er-van-af"-suggesties.

Bereikende-suggesties duiden een doel aan om "naartoe" te werken, een gewenste situatie om te bereiken. Vermijdende suggesties, duiden, zoals de naam aangeeft, een suggestie aan die de persoon "van" een ongewenste situatie af brengt.

Voorbeeld:

Je zult je bed droog houden en op tijd wakker worden om naar de wc te gaan.

(*Naar* een droog bed.)

Je zult niet in je bed plassen en zult niet doorslapen als het tijd is om naar de wc te gaan.

(*Weg van* een nat bed.)

Onder therapeutische professionals lijkt de algemene kennis te zijn dat positieve suggesties effectiever zijn dan negatieve suggesties.

> **Positieve suggesties zijn beter voor de cliënt**

Yapko (1990[710]) heeft een voorkeur voor bereikende-suggesties, omdat ze beter ondersteunen en motiveren. Zulke suggesties duiden op iets gewensts. Yapko en veel andere clinici raden therapeuten aan bereikende-suggesties te gebruiken. Ze beweren dat vermijdende suggesties niet verwerkt kunnen worden door het onbewuste. Yapko beweert dat de geest geen ontkenningen kan verwerken en alleen reageert op de bereikende-kant van de suggestie.

Voorbeeld:

"Denk niet aan je een paarse krokodil."

Het eerste wat je te binnen schiet is een paarse krokodil. Het brein heeft de neiging de ontkenning over te slaan.

Als dit allemaal waar is dan zouden alle vermijdende suggesties een tegenovergesteld effect hebben.

Voorbeeld:

De suggestie:

"Je zult niet in je bed plassen en niet doorslapen als het tijd is om naar de wc te gaan."

Deze suggestie zou door de geest verwerkt worden als:

"Jij zult …. in je bed plassen en …. door slapen als het tijd is om naar de wc te gaan."

Het effect van deze suggestie zou een nat bed zijn.

Zulke tegenovergestelde effecten zijn niet gemeld. Bij het onderzoeken van de literatuur en het lezen van hypnotische scripts, zijn veel verslagen over het intensieve gebruik van vermijdende suggesties. De vermelde resultaten van deze onderzoeken kwamen overeen met de bedoelingen van de therapeut, niet met het omgekeerde zoals Yapko veronderstelde.

Onderzoek naar het gebruik van vermijdende- en bereiken-suggesties is zeer beperkt. Het onderwerp zelf wordt nauwelijks behandeld en de meeste onderzoek publicaties bevatten de gebruikte suggestiescripts niet.

In zijn onderzoek naar de invloed van hypnose op het immuunsysteem beschreef Hall (1982[711]) zijn experiment met vijf proefpersonen.

Deel I: De proefpersonen kregen P.P.D. (Purified Protein Derivative van tuberculine) ingespoten en werden getest op de Mantouxreactie. De reactie werd gemeten door de mate van zwelling en erythema (abnormale roodheid van de huid). In de eerste test vertoonden vier van de vijf proefpersonen de Mantouxreactie.

Deel II: Om te onderzoeken of het immuunsysteem beïnvloed kon worden door hypnose, voerde Hall een 12 dagen durende hypnosecursus uit.

Gebruikte suggesties tijdens de cursus:

"…Je zult niet langer op de injectie reageren zoals je eerder deed: er zal geen roodheid zijn, geen zwelling, geen warmte, geen jeuk, geen pijn."

"De huid zal na de volgende injecties volledig normaal blijven aan beide kanten van je linkerarm…"

Deel III: Na de cursus kregen de proefpersonen opnieuw P.P.D. ingespoten. De vier proefpersonen die eerder de Mantouxreactie hadden gekregen, vertoonden na de cursus helemaal geen reactie. De hypnotische cursus voorkwam de Mantouxreactie. Hiermee demonstreerde Hall de invloed van hypnotische suggesties op de immuunreactie.

Het eerste deel van de suggesties die hij gebruikte, bevatte veel vermijdende patronen. Het tweede deel bevatte bereiking-suggesties.

Als bereiken-suggesties werkelijk door de geest genegeerd werden, zouden de suggesties die Hall gebruikte de symptomen hebben verergerd. Dat was niet zo.

Er zijn veel effectieve hypnotische suggestiescripts die vermijden-suggesties gebruiken. Dit geldt voornamelijk voor de suggesties die bedoeld zijn om de fysiologie te beïnvloeden.

Hammond, e.a. (1990[712]) gaven aan dat er geen wetenschappelijk bewijs is om de bewering te ondersteunen dat bereiken-suggesties beter werken dan vermijden-suggesties. Echter, op basis van zijn klinische ervaring, raadt hij nog steeds het gebruik van bereiken-suggesties aan.

15.2.2 Behandeling van wratten

Wratten vormen een interessant onderzoeksgebied. Ze zijn heel succesvol behandeld met hypnose en zijn pathologisch verwant aan tumoren.

Wratten worden al heel lang succesvol behandeld met suggesties. Het gebruik van hypnose bij zulke behandelingen komt veel voor en is algemeen bekend (Bonjour 1929[713]; Sulzberger e.a. 1934[714]; McDowell 1949[715]; Obermayer e.a. 1949[716]; Allington 1952[717]; Ahser 1956[718]; Schneck 1959[719]; Sinclair-Geiben e.a. 1959[720]; Ullman e.a.1960[721]; Surman e.a. 1973[722]; Finkelstein e.a. 1982[723]; Spanos e.a. 1988[724]; 1990[725]).

Clawson e.a. (1975[726]) waren zeer succesvol met suggestieve behandeling van wratten. Zij leverden zelfs een "no cure no pay"-garantie voor cliënten die kwamen voor wrattenverwijdering. Na de hypnose, suggereerde hij dat de bloedstroom naar de wratten afgesloten moest worden. Na zo'n sessie verdwenen wratten die al maanden (of zelfs jaren) aanwezig waren, binnen een paar weken.

Voorbeeld:

"… Je onbewuste heeft het vermogen om de bloedtoevoer naar elk deel van je lichaam te beïnvloeden. Nu wil ik dat je de bloedtoevoer stopt naar elke wrat op je lichaam."
Bewerking van Clawson (1975[727]).

Er zijn zelfs meldingen over het laten ontstaan van wratten via suggestie. Baudouin suggereerde dat door het aanraken van de arm van de proefpersoon een aantal wratten op die plek zouden verschijnen. Toen deze suggestie gegeven was, verschenen de wratten. Hij was ook in staat de wratten door suggestie te verwijderen (Gravitz 1981[728]).

15.3 Communicatie met symptomen

Bij het direct aanpakken van de fysiologie maken therapeuten vaak gebruik van een techniek voor het communiceren met symptomen. Ze laten cliënten met hun symptomen communiceren, of met hun organen, om de betekenis van de symptomen te onderzoeken. Therapeuten zien het symptoom als een boodschap van het lichaam. Door met de symptomen te communiceren, of met de organen waar de symptomen zich ophouden, krijgen cliënten inzicht in deze verborgen boodschappen. Als cliënten naar deze boodschap luisteren, die respecteren en ernaar handelen, is het symptoom (dat nodig was om het bericht over te brengen) niet langer nodig (LeShan 1977[729]; Rossi

> **Onderzoek de betekenis van symptomen**

1986[730]; Rossi 1986[731]; Brouwer 1996[732], McDermott 1996[733]). Hoe cliënten handelen als reactie op de boodschap, hangt natuurlijk af van de inhoud en de diepere bedoeling van het bericht. Als cliënten de boodschap negeren, verergeren de symptomen vaak.

Voorbeeld:

Enkele jaren geleden trok ik door de Grand Canyon. Na vijf dagen trekken, ik was op mijn weg naar buiten, ontstond er een verschrikkelijke pijn in mijn linkerknie. Zelfs na een korte rustpauze was ik niet in staat verder te lopen en het steile pad op te komen.

Ik besloot te communiceren met mijn knie. Ik weet dat het vreemd klinkt, maar ik maakte een deal met mijn knie. Ik vroeg de pijn te stoppen, omdat ik uit het ravijn moest komen, voor mijn eigen gezondheid. Ik sprak af dat als de knie aandacht nodig had, de pijn terug kon komen als ik uit het ravijn was.

De pijn stopte en ik kon het ravijn uitkomen. De volgende dag moest ik naar een dokter, omdat de pijn was teruggekomen.

Natuurlijk praten cliënten niet echt tegen het fysieke orgaan. Ze communiceren met hun onbewuste. Het onbewuste kan het bewustzijn dan de betreffende boodschap overbrengen. Als cliënten leren deze berichten te accepteren en ernaar te luisteren, accepteren ze ook hun symptomen. De meeste cliënten verachten hun symptomen en negeren dus de boodschap die aanwezig zou kunnen zijn.

> **Pijn symptomen hebben een boodschap**

Pijnsymptomen staan erom bekend dat ze een boodschap hebben die ze willen overbrengen. Als het bericht begrepen is en ernaar gehandeld wordt, verdwijnt de pijn meestal weer.

Een boek van Edelstien (1981[734]) citeert LeCron die de meest voorkomende redenen uitlegt waarom symptomen ontstaan en wat cliënten zouden kunnen doen om ze op te lossen.

Een symptoom kan aangevoerd worden als:

> Een symbolische voorstelling van ongeuite gevoelens: Cliënten moeten deze emoties uiten.

> Een resultaat van de onbewuste acceptatie van een idee of beeld van zichzelf uit een eerder leven: Cliënten moeten dat beeld loslaten.

> Een resultaat van vroegere traumatische ervaringen: Cliënten moeten het trauma oplossen.

> Een manier om huidige levensproblemen op te lossen: Cliënten moeten andere methodes vinden om met de situatie om te gaan.

> Een resultaat van onbewuste identificatie met een belangrijk persoon in je leven: Cliënten moeten die persoon loslaten en hun identificatie met hen veranderen.

> Een manifestatie van een inwendig conflict: Cliënten moeten het conflict oplossen.

> Het resultaat van een onbewuste behoefte aan straf: Cliënten moeten hun behoefte aan straf verwerken.

Door symptomen op deze manier te bekijken, heeft de therapeut enkele richtlijnen waar hij psychologisch naar kan kijken om de symptomen te verlichten. Dit kan ook ontdekt worden door ideomotorische signaleringstechnieken te gebruiken.

Er zijn meerdere technieken ontwikkeld om met symptomen te communiceren. Het symptoom wordt door cliënten op een bepaalde manier voorgesteld tijdens imaginatie oefeningen. Vervolgens leren ze respectvol te discussiëren met de symptomen, alsof het een persoon is. De therapeut moet ervoor zorgen dat cliënten de antwoorden accepteren en respecteren, ook al zijn deze misschien raar of niet

> Boodschap
> accepteren en
> respecteren

plezierig. Als cliënten de symptomen beschuldigen of oneerbiedig behandelen, of proberen uit te leggen dat de antwoorden verkeerd zijn, verdwijnt de communicatie.

Behandeling:

> Ontspan en sluit je ogen.

> Wees nieuwsgierig en respectvol naar wat er gaat komen.

> Vraag het symptoom om zichzelf te laten zien als een symbool, persoon of object.

> Neem de grootte, kleuren, geluiden, bewegingen, enz. van de voorstelling waar.

> Erken de bereidheid van het symptoom om zichzelf te tonen en zijn bereidheid om te communiceren.

> Geef het symbool een stem.

> Vraag wat het symptoom probeert te communiceren. Vraag zijn positieve bedoeling en wat er gedaan moet worden om het symptoom overbodig te maken.

> Kijk en luister naar de antwoorden, en meng je niet in een discussie.

> Communiceer naar het symbool toe hoe jij je erbij voelt, en je positieve bedoeling. Neem zoveel tijd als je nodig hebt.

> Verbeeld je dat je boven jezelf zweeft en kijk even naar het symptoom.

> Zweef naar beneden, het symptoom in, en kijk naar jezelf. Hoe denk jij, als het symptoom, over de cliënt? Uit wat jij (als symptoom) wilt, hoopt en voelt.

> Zweef naar boven en kijk hoe de cliënt communiceert met het symptoom.

> Luister goed naar hun interactie, zonder je erbij te betrekken.

> Zweef terug je lichaam in en kijk naar het symptoom. Bedank hem voor zijn medewerking.
>
> *Bewerking van Dilts (1999[735]).*

Bij het gebruiken van een gelijksoortige techniek, vraagt Temoshok: "Als het deel van jouw lichaam met melanoom kon spreken, wat zou het dan zeggen?" Deze vraag is heel effectief, aangezien het direct binnenkomt bij het onbewuste.

Een andere veelgebruikte techniek om te gebruiken bij de communicatie met symptomen, is "innerlijke gids imaginatie". Dit is een soort imaginatie waarbij cliënten zich verbeelden contact te maken met hun onbewuste. Deze innerlijke gids zou de vorm van een wijs persoon kunnen aannemen of een ander metaforisch beeld. Op deze manier kunnen cliënten advies vragen aan hun eigen onbewuste.

Als de boodschap, die in het symptoom besloten ligt, duidelijk is voor de cliënt, moet hij er nog steeds op een geschikte manier naar handelen.

Voorbeeld:

In het geval van mijn knie was de boodschap dat mijn knie aandacht en rust nodig had.

In eerste instantie reageerde ik op het bericht door een korte rustpauze te nemen. Ik maakte een overeenkomst dat, als ik uit het ravijn was, de pijn opnieuw kon opkomen om me te vertellen dat de knie medische aandacht nodig had en ik onmiddellijk zou reageren door zulke hulp te zoeken.

Dit was in dit geval voldoende om de pijn te laten verdwijnen.

15.4 Imaginatie

Imaginatie is een proces waarbij cliënten een situatie levendig meemaken die op dat moment niet via hun zintuigen ervaren kan worden. Het is een mentaal proces dat toegepast kan worden op een brede variatie aan psychologische procedures, die onder andere gebruikt worden bij behandelingen bij kanker. Therapeutische disciplines die imaginatie gebruiken, zijn ontelbaar. Bijvoorbeeld: biofeedback, desensibilisatie, neuro-linguïstisch programmeren, gestalt therapie, rationele emotieve therapie en hypnotherapie.

Imaginatie heeft een variatie aan namen. Er kan ook naar verwezen worden met gerichte concentratie, visualisatie, actieve imaginatie, gerichte fantasie, mindfullness of meditatie.

De literatuur gebruikt "imaginatie" en "visualisatie" uitwisselbaar. Beide verwijzen naar een mentale ervaring die alle zintuigen omvat. Imaginatie definieert de compleetheid van de zintuigen in het beeld (d.w.z. zicht, gehoor, reuk, smaak, beweging, positie en aanraking), terwijl visualisatie zich meer richt op mentaal zien. De volledigheid van de ervaring is van essentieel belang voor het effect om de psychologie en fysiologie te kunnen beïnvloeden. Daarom heb ik gekozen voor de term imaginatie.

Imaginatieprocedures zijn gericht op het veranderen van overtuigingen, het veranderen van gedrag, het verbeteren van coping vaardigheden, het verminderen van onrust, het stellen van doelen of het veranderen van fysiologische reacties. De meeste behandelingen bij kanker gebruiken een bepaalde soort imaginatie.

"Imaginatie is belangrijker dan kennis."
- Albert Einstein -

Deze paragraaf behandelt het algemene concept, de verschillende soorten en de fysiologische toepassingen van imaginatie voor mensen met kanker. De technieken en principes die ze beschrijven, kunnen ook gebruikt worden voor psychologische verandering, maar deze behandelingen zijn al besproken in eerdere hoofdstukken.

Merriam-Webster definieert imaginatie als "Het product van de handeling of kracht van het vormen van een mentaal beeld van iets dat niet aanwezig is voor de zintuigen of nooit eerder in werkelijkheid volledig is waargenomen."([736]) Imaginatie wordt vaak gedefinieerd als een gedachte die een zintuigelijke kwaliteit heeft, zoals zicht, geluid, gevoel, geur of smaak, Horowitz (1970[737]). In haar boek beschrijft Achterberg (1985[738]) dit als een mentaal landschap waarin een gedachteproces alle zintuigen oproept en gebruikt.

Voorbeeld:

De zee imagineren betekent dat:

⊙ Je de kleur, vorm enz. van de zee ziet.

⊙ Je de structuur, temperatuur enz. van de zee voelt.

⊙ Je het volume, de geluiden enz. hoort.

⊙ Je de ziltigheid van de zee proeft.

⊙ Je de geuren van de zee ruikt.

Een ander interessant concept is ontwikkeld door Paivio (1971[739]) en McGuigan (1966[740]; 1978[741]). Zij zagen imaginatie als de creatie (of recreatie) van waarneming. Deze visie omvat de bewering dat de geest geen onderscheid kan maken tussen wat in werkelijkheid gebeurd is en wat levendig verbeeld is (Shannon e.a. 1963[742]; Birnbaum 1964[743]; Epstein 1967[744]; Nomikos e.a. 1968[745]).

Voorbeeld:

Als iemand bang is, terwijl ze in een donkere gevaarlijke steeg loopt, spiegelt hun fysiologie hun emoties.

Als deze persoon zich levendig voorstelt door zo'n steeg te lopen, zal hij dezelfde emotionele en fysiologische reacties geven, alsof het echt is.

Zijn geest maakt geen verschil tussen realiteit en levendig verbeelde beelden.

De interacties tussen imaginatie en fysiologische reacties kunnen vergeleken worden met de werking van een "bureaublad" op een computer (Rossman 2003[746]).

Als je een object naar de "vuilnisbak" sleept, is dat object gewist. Er is geen vuilnisbak in de computer. De plaatjes op het scherm zijn niet de werkelijke processen die plaatsvinden; alleen een voorstelling van de bedoeling. Het scherm visualiseert de bedoeling, de verwijdering van een object, en de computer regelt het wisproces.

Zoals het lichaam bestaat uit cellen, bestaat de computer alleen uit de getallen (0 en 1). Het bureaublad is ontworpen om een persoon de computer te laten interpreteren en instrueren. Imaginatie is ontworpen om het lichaam te interpreteren en instrueren; om de cellen te instrueren iets te doen. Of, zoals Achterberg het definieert: "Imaginatie is het communicatiemechanisme tussen waarneming, emotie en lichamelijke veranderingen."

> *"De geest is de meester, de imaginatie het gereedschap en het lichaam het plastische materiaal."*
> *- Paracelsus -*

15.4.1 Soorten imaginatie

Er zijn verschillende soorten imaginatie. Er kan onderscheid gemaakt worden om de manieren waarop het beeld je te binnen schiet en de natuur van de structuur van het beeld zelf te beschrijven. Op basis van Achterberg (1994[747]) en onderzoek naar de complementaire kankertherapieën die tegenwoordig beschikbaar zijn, zijn de volgende categorieën vastgesteld. Elke categorie bestaat uit twee soorten en sluit andere onderdelen uit. Alle imaginatie bevat een onderdeel uit elke categorie.

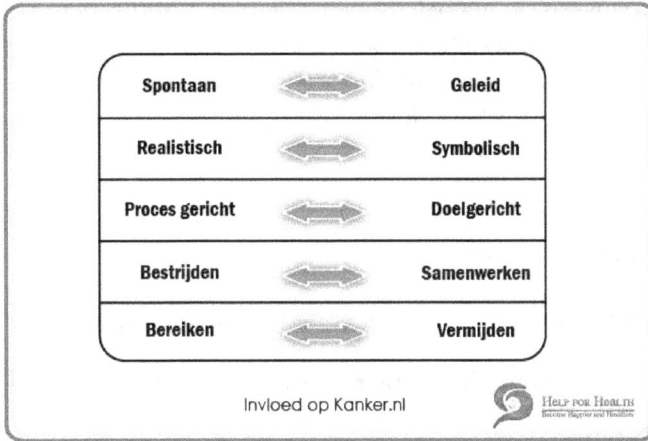

Invloed op Kanker.nl

In deze paragraaf zal ik deze verschillende types bespreken. De daadwerkelijke toepassing van deze types wordt besproken in een andere paragraaf (15.4.3 Toepassingen).

15.4.1.1 Creatie van imaginatie

De creatie van het beeld is gebaseerd op de bron van de imaginatie. Ontstond de imaginatie spontaan bij de cliënt of was de symbologie opgedragen? Spontane imaginatie (ook naar verwezen als autogene of receptieve imaginatie) stamt uit de psyche van de cliënt, zonder instructie. Geleide imaginatie is als de therapeut de cliënt leidt met zijn instructies, terwijl ze bepaalde beelden creëren of herinneren.

Spontane imaginatie

Spontane imaginatie betekent dat de beelden direct uit het onbewuste van de cliënt stammen. De therapeut geeft geen begeleiding of suggesties voor de inhoud van de imaginatie of de symbolen, maar helpt de cliënt toegang te krijgen tot hun eigen onbewuste beelden. De meest voorkomende vormen van spontane imaginatie zijn die vormen die in dromen verschijnen. Dit type kan ook gebruikt worden voor diagnostische doeleinden.

Door te focussen op gevoelens, gedachten of symptomen, komt het beeld spontaan op. De therapeut kan vragen stellen over de verschenen beelden. Zulke beelden worden vaak gebruikt voor diagnostische doeleinden (Simonton e.a. 1978[748]; Achterberg 1985[749]; Rossman 2000[750]).

Behandeling:

De therapeut zou de volgende instructies kunnen geven:

⊗ **Wees nieuwsgierig naar wat er gaat gebeuren**

⊗ **Ontspan**

⊗ **Richt je op de symptomen, lichaamsdelen, overtuigingen of iets anders wat je doel is**

⊗ **Accepteer elk beeld dat je te binnen schiet. Het eerste beeld is vooral belangrijk**

⊗ **Bedank je onbewuste geest voor het ophalen van dat specifieke beeld**

⊗ **Accepteer het beeld en bestudeer hem tot in detail**

⊗ **Stel jezelf de vraag: "Wat zou het bericht van dit beeld kunnen zijn?"**
   Gebaseerd op Achterberg (1985[751]).

Geleide imaginatie

Als de inhoud van de beelden in opdracht is van de therapeut, wordt dit geleide imaginatie genoemd. Op basis van de gewenste resultaten wordt de imaginatie opgebouwd en worden geschikte symbolen toegevoegd.

Om voorafgaand aan een operatie een gevoelloze hand te krijgen, wordt vaak het beeld van de "hand in een emmer ijs" gebruikt. De therapeut helpt de cliënt zich levendig voor te stellen dat zijn hand in die emmer zit om de gewenste gevoelloosheid te creëren. Vanwege zijn geïnstrueerde aard, is deze vorm niet geschikt voor diagnostische doeleinden. Dit type imaginatie is zeer effectief voor het teweegbrengen van specifieke fysiologische resultaten.

15.4.1.2 Structuur van imaginatie

Realistische of symbolische imaginatie

Realistische of symbolische imaginatie kan alleen gevonden worden in fysiologische imaginatie. Deze categorie is gebaseerd op de mate waarin de imaginatie overeenkomt met wetenschappelijke kennis. Realistische imaginatie is een wetenschappelijke voorstelling van wat er verbeeld moet worden. Symbolische imaginatie gebruikt metaforische voorstellingen.

Realistische imaginatie

Realistische imaginatie komt overeen met wetenschappelijke feiten. Cliënten maken een mentaal beeld alsof de procedure onder een microscoop wordt bekeken. Deze methode wordt vaak gebruikt bij directe fysieke imaginatie. Om realistische imaginatie te gebruiken, moet de therapeut en de cliënt realistische, gedetailleerde kennis hebben van de werking van het menselijk lichaam.

Voorbeeld:

"De mestcellen in de luchtwegen zijn hyperactief. De cellen reageren daarop door histamine af te geven, veroorzaakt dit een vernauwing in de luchtweg.

Verbeeld je dat de mestcellen die histamine binnenhouden."

Symbolische imaginatie

Symbolische imaginatie gebruikt een metaforische voorstelling van het gewenste resultaat. Het komt niet overeen met wetenschappelijke modellen of het menselijk lichaam. De gebruikte metaforen kunnen bedacht worden door cliënten of therapeuten. Als de therapeut de metaforische beelden samenstelt, moet hij zich ervan bewust zijn dat interpretaties persoonlijk zijn. Dezelfde symbolische beelden kunnen verschillende betekenissen hebben voor verschillende mensen. De metafoor moet overeenkomen met de interpretatie van de cliënt.

Voorbeeld:

Symbolische imaginatie voor het immuunsysteem om alle kankercellen te elimineren:

⊙ **Je kunt Pacman verbeelden die alle "zwarte bobbels" opeet die hij kan vinden.**

Proces- of doelgerichte imaginatie

Afhankelijk van de tijd en het gewenste effect, kan gekozen worden voor proces- of doelgerichte imaginatie. Het proces stap-voor-stap meemaken, veel opeenvolgende beelden creëren om het gewenste resultaat te behalen, wordt procesgerichte imaginatie genoemd.

Voorbeeld:

⊙ **Stel je voor dat je immuunsysteem alle kankercellen opeet.**

⊙ **Verbeeld je vervolgens dat je ze transporteert.**

⊙ **Uiteindelijk verbeeld je je dat je de cellen je lichaam uit begeleid.**

⊙ **Verbeeld je een genezen, gezond lichaam.**

Tijdens doelgerichte imaginatie, wordt het einddoel direct verbeeld. Het lichaam wordt bijvoorbeeld voorgesteld als genezen en gezond.

Vechtende of samenwerkende imaginatie

Dit onderscheid wordt bijna alleen gemaakt voor fysiologische imaginatietoepassingen. Het is gebaseerd op hoe iemand de ziekte over het algemeen ziet: als iets dat verslagen moet worden of als een boodschap waarnaar geluisterd moet worden. Bestrijdende imaginatie is

Ziekte als vijand versus Ziekte als vriend

gebaseerd op het idee dat cliënten de situatie moeten overwinnen door sterker te zijn dan de kanker. Samenwerkende imaginatie is wanneer cliënten met de kanker samenwerken om gezondheid te bewerkstelligen.

De imaginatiescripts uit het werkboek en uit de trainingen bevatten voorbeelden van bestrijdende imaginatie en een van meewerkende imaginatie.

Vechtend

Een vechtende metafoor ziet de ziekte als een vreemd lichaam dat vernietigd moet worden.

⊚ **Behandeling:**

⊚ **Stel je het immuunsysteem voor als een heel sterk leger dat zijn krachten bundelt met een ander groot, sterk leger in de vorm van de medische behandeling (chemotherapie/bestraling).**

⊚ **De kleine, zwakke en verwarde tegenstander kan de enorme vechtmacht van het immuunsysteemleger niet aan.**

⊚ **Kogels vliegen door het lichaam, alle kankercellen in het gebied vermoordend.**

⊚ **Uiteindelijk roept het lichaam het afvalvernietigingsteam op die alle dode kankercellen bij elkaar rapen en de enkele cellen die het hebben overleefd vermoorden.**

⊚ **De afvalverzamelaars dragen de dode cellen het lichaam uit.**

Er zijn verschillende graden van agressiviteit voor het bestrijden. Het bovenstaande is een agressief voorbeeld. Dilts e.a. (1990[752]) beschrijven een imaginatiescript waarin ze een bestrijdend metafoor gebruiken, maar eentje die wat minder agressief is. Ze gebruikten een imaginatie van schapen (de medische behandeling) die in het gras graasden, zodat het verdwijnt (tumor).

Samenwerkend

Dit type imaginatie ziet de ziekte als iets dat bij het lichaam hoort, dat probeert een boodschap over te brengen. Samenwerken met de ziekte, zal daarom het gewenste gezondheidseffect geven.

Voorbeeld:

> Stel je voor dat de ziekte je helpt. Wat wil hij je laten weten?

Er is niet veel onderzoek beschikbaar naar de toepassing van meewerkende imaginatie bij psychologische behandeling bij kanker.

15.4.2 Elementen van imaginatie

Er zijn veel verschillende vormen en manieren waarop imaginatie gebruikt kan worden. Deze paragraaf richt zich op de elementen van imaginatie die de grootste effecten hebben bij cliënten.

Als je cliënten imaginatietechnieken leert, worden al deze richtlijnen niet meteen de eerste keer toegepast. Imaginatie is een ontwikkelingsproces, waarin elke opvolgende imaginatiesessie meer van de voorgestelde richtlijnen moet gebruiken om het effect te vergroten.

15.4.2.1 Voorbereiding

Voor de beste resultaten van imaginatie, is het belangrijk dat cliënten zich voorbereiden en er echt de tijd voor nemen. De volgende richtlijnen kunnen cliënten helpen bij hun voorbereiding.

Voorbereidingstips:

> Plan vaste tijden in om te ontspannen en de imaginatie oefeningen te doen.

> Maak een speciale zit plek, plaats of kamer waar de imaginatie gedaan kan worden.

⊙ Haal voordat je begint de telefoon van de haak en zorg ervoor dat je niet gestoord wordt.

⊙ Pak een stuk papier en schrijf alles op wat je wilt onthouden. Nu hoef je er niet meer aan te denken.

⊙ Neem genoeg tijd om achterover te leunen en te ontspannen.

⊙ Verwacht en geloof dat je voordeel zult halen uit de imaginatie oefeningen.

⊙ Geloof dat je het verdient om beter te worden.

15.4.2.2 Ontspanning

Voordat de werkelijke imaginatie oefening begint, moeten cliënten een fysiek ontspannende houding vinden.

Deze ontspannende houding is een voorloper van imaginatie en produceert tegelijkertijd veel positieve effecten (zie relaxatie). De meest gebruikte ontspanningsmethode is de door Jacobson (1964[753]) ontwikkelde progressieve relaxatietechniek. Deze techniek is relatief simpel om te gebruiken en zorgt ervoor dat cliënten zich ontspannen, zelfs als ze zeer gestrest zijn. De gekozen methode moet er een zijn die cliënten zelf kunnen uitvoeren als ze het nodig hebben of willen doen.

15.4.2.3 Alle zintuigen gebruiken

De effecten van imaginatie worden vergroot als de beelden realistischer worden gezien. Dit betekent dat imaginatie zoveel mogelijk alle zintuigen (alle modaliteiten) gebruiken. Dit zijn: zicht, gehoor, emoties, aanraking, reuk en smaak.

Als een of meer zintuigen niet gebruikt worden, moet de therapeut de cliënten helpen die erbij te halen. Dit kan gedaan worden door de cliënten naar het missende zintuig te vragen. De therapeut kan bijvoorbeeld vragen: "Wat ruik je?" Dit helpt cliënten het missende zintuig aan het beeld toe te voegen.

Hoe meer zintuigen gebruikt worden, hoe sterker de effecten van imaginatie zijn.

15.4.2.4 Optimaliseren van submodaliteiten

Elke modaliteit (zintuig) bestaat uit kleinere elementen die submodaliteiten heten. De modaliteit "zicht" bestaat onder andere uit de elementen kleur, beweging en maat. Terwijl "tastzintuigen" bestaan uit gewicht, temperatuur en trilling.

Submodaliteiten beïnvloeden de effecten van een enkel beeld. Door de submodaliteiten te veranderen, stijgen of dalen de effecten van het beeld. De afstand veranderen van "dichtbij" naar "ver weg" bij de horizon, verandert de effecten van de imaginatie drastisch. Als dit gedaan wordt bij het beeld van een probleem, wordt de normaal gesproken waargenomen grootte van het probleem verminderd. Trestman (1981[754]) en Achterberg e.a. (1978[755]) schreven dat het veranderen van submodaliteiten het immuunsysteem onmiddellijk beïnvloedt.

Afhankelijk van de situatie moeten verschillende submodaliteiten gebruikt worden. In sommige gevallen is een kleurrijk beeld effectiever, terwijl op andere momenten een zwart-wit beeld een grotere impact maakt. Beelden zijn persoonlijk, net als de effecten van verschillende (sub)modaliteiten. Er is geen voorkeur voor een bepaalde set (sub)modaliteiten.

Door te experimenteren met verschillende zintuigen en submodaliteiten kan de therapeut bepalen welke het effectiefst zijn voor een bepaalde cliënt en een bepaald resultaat. Cliënten kunnen kleuren, geluiden en gevoelens veranderen in de mate waarvan zij denken dat die voor hen het effectiefst zijn (Rossman 2000[756]). Door nauwkeurig te observeren welke submodaliteiten de grootste effecten hebben, leren cliënten hun eigen effectiefste submodaliteiten te gebruiken.

Trestmans (1981[757]) onderzoek met betrekking tot de effecten van kleuren suggereert dat het gebruik van lichte kleuren in imaginatie andere effecten heeft dan donkere kleuren. Zijn waarnemingen zijn niet eenduidig over welke kleuren gebruikt zouden moeten worden.

Om de effectiviteit van imaginatie te vergroten, gebruikten McDermott e.a. (1996[758]) een techniek die "kopiëren van submodaliteiten" wordt genoemd. Ze merkten op dat veel cliënten beelden in een set submodaliteiten creëerden die overeenkwamen met het gevoel van twijfel of hoop. McDermott e.a. suggereerden dat cliënten submodaliteiten gebruikten die overeenkwamen met hun verwachtingen.

Behandeling:

Definieer de submodaliteiten van iets waarvan de cliënt verwacht dat het gaat gebeuren.
(Bijvoorbeeld: Mijn verwachting bevat de submodaliteiten "dichtbij" en "in kleur")

Breng deze submodaliteiten in kaart om het nieuw geconstrueerde beeld te definiëren.
(Bijvoorbeeld: Mijn nieuw geconstrueerde beeld zou de submodaliteiten "dichtbij" en "in kleur" moeten bevatten)

Dit nieuwe beeld is nu gecodeerd in de submodaliteiten van verwachting.
Bewerking van McDermott e.a. (1996[759])

15.4.2.5 Levendigheid

Sommige therapeuten streven naar levendige imaginatie, terwijl anderen de voorkeur geven aan vagere beelden. Na jaren experimenteren stopte Newton (1982[760]) met het streven naar levendige beelden. Hij merkte op dat niet alle levendige beelden de gewenste effecten hadden en dat vage beelden ook hele goede resultaten gaven. Hij concludeerde dat cliënten onder druk zetten voor levendige imaginatie extra onrust veroorzaakte en de kans op mislukking voor de cliënten hierdoor groter werd. Daarom instrueerde Meares (1983[761]) cliënten gewoon om hun natuurlijke beelden te laten verschijnen. Of de imaginatie van cliënten levendig of vaag is, is afhankelijk van hun voorkeuren.

Hoewel de nadruk op levendige beelden de spanning bij de klant vergroot, en zwakkere beelden ook goede resultaten opleveren, zijn levendige beelden vaak sterker. De therapeut moet cliënten motiveren de beelden zo levendig mogelijk te maken, zonder hen onder druk te zetten als ze daar niet toe in staat zijn.

15.4.2.6 Frequentie van imaginatie

"Oefening baart kunst" is ook van toepassing op imaginatie. De effecten van imaginatie worden sterker als de oefeningen herhaald worden. Cliënten die imaginatie het vaakst en het enthousiast uitvoeren, zullen de grootste voordelen oogsten.

Oefening baart kunst

Richardson e.a. (1997[762]) concludeerden dat het vaker uitvoeren van imaginatie oefeningen de effecten vergrootte. Ze gebruikten immunoverbeterende imaginatie en namen een duidelijk verband waar tussen de frequentie van de imaginatie oefeningen en een verbeterde immuun werking. Sommige therapeuten vragen cliënten om elke dag imaginatie oefeningen te doen (Shapiro 1982[763]), terwijl anderen aanraden om het 3 keer per dag minstens 15 minuten te doen (Simonton e.a. 1978[764]; Rossman 1987[765]).

Imaginatie oefeningen hoeven niet altijd uitgevoerd te worden op een stille plek. Als cliënten de oefeningen een paar keer hebben gedaan, zijn ze vertrouwd met het proces. Ze kunnen het doen bij het wachten op de bus of tijdens hun dagelijkse routines. Hoe meer ze oefenen, hoe sterker de effecten zullen zijn.

15.4.3 Toepassingen

Imaginatie is het bekendst vanwege het vermogen om fysiologische veranderingen te produceren. Hoewel deze toepassing heel oud is, waren Simonton e.a. (1978[766]) de eersten die de enorme resultaten publiceerden die ze hadden verkregen door fysiologische imaginatie te gebruiken bij mensen met kanker. Ze introduceerden imaginatie als een manier om het immuunsysteem te verbeteren. Cliënten kregen de opdracht om zich voor te stellen dat hun immuunsysteem de kankercellen aanviel en vernietigde door hun krachten te bundelen met hun medische behandeling. Ze meldden dat herhaalde imaginatiesessies in verband stonden met verhoogde overlevingstijden en soms remissie onder de doelgroep. Op basis van hun resultaten namen anderen hun benaderingen over of pasten die aan (Siegel, 1986[767]; Borysenko 1987[768]).

> **Herhaalde sessies verhoogde overleving kansen**

Gruber e.a. (1988[769]) bestudeerden de effecten van ontspanning- en imaginatietraining op cliënten die kampten met uitgezaaide kanker. Ze kregen de opdracht zich te verbeelden dat hun immuunsysteem actiever betrokken raakte bij hun medische behandeling om te helpen bij hun genezingsproces. Ook kregen ze de opdracht om zich te verbeelden dat ze elke dag gezonder werden. Na zes maanden oefening werkte hun immuunsysteem meetbaar beter dan daarvoor. In een ander onderzoek merkte Batt (1996[770]) op dat het immuunsysteem kankercellen actiever vernietigde na beoefening van zulke imaginatie.

Rossi (1986[771]) citeerde een onderzoek van Schneider e.a. (1984[772]) die hun bevindingen over de effecten van imaginatie op het immuunsysteem rapporteerden. Studenten kregen een video te zien over de biologische werking van het immuunsysteem en luisterden vervolgens naar een opgenomen imaginatiesessie. Na zes sessies waren de studenten in staat om de circulatie van neutrofielen in hun bloedbaan te verhogen/verlagen. In een bespreking van 22 onderzoeken concludeerde Hall (1993[773]) dat 18 onderzoeken hadden bewezen dat cliënten hun immuunsystemen konden veranderen met behulp van imaginatie.

Er zijn oneindig veel mogelijke fysiologische effecten van imaginatie. Deze effecten zijn onder andere:

> Pijnvermindering

> Verminderde misselijkheid

> Minder overgeven in verband met chemotherapie (Frank 1985[774]; Scott e.a. 1986[775])

> Verminderde bijwerkingen

> Herstel van brandwonden (Kenner 1983[776])

> Voorbereiding voor rugoperatie (Lawlis 1985[777]).

Imaginatie is ook gebruikt voor de verandering van:

> Het glucoseniveau bij diabetes (Stevens 1983[778])

> Zuurstoftoevoer (Olness e.a. 1985[779])

> Patronen van hart- en bloedvaten (Barber 1969[780])

> Bloedstroom en -temperatuur (Green 1977[781])

> Snelheid hartslag en electrische geleiding van de huid (Jordan e.a. 1979[782])

> Activiteit maagdarmstelsel (Barber 1978[783])

Het wordt ook gebruikt als herstelbenadering voor hartpatiënten (Ornish e.a. 1983[784]; Ornish, 1990[785]).

De effecten van imaginatie op fysiologische processen zijn ook goed gedemonstreerd door Green e.a. (1977[786]) in hun biofeedbackonderzoeken. Ze concludeerden dat er geen mentaal beeld is zonder een geschikte fysieke tegenhanger. Dit betekent dat alle mentale beelden (gewenst of ongewenst) de fysiologie beïnvloeden. Het is aangetoond dat wanneer mensen een voetbalwedstrijd kijken, kleine spieren in hun benen actief worden, bijna alsof het lichaam denkt dat het zelf voetbal aan het spelen is.

De effecten van imaginatie kunnen ook heel specifiek zijn. Hall e.a. (1992[787]) beschrijven een onderzoek waarin studenten imaginatietechnieken uitoefenen. De studenten kregen de opdracht om zich te verbeelden op een specifieke manier hun immuunsysteem te verbeteren. Bepaalde cellen van hun immuunsysteem kregen via imaginatie de opdracht om hun hechting aan andere cellen te verhogen. Enkele weken later werden speeksel- en bloedmonsters afgenomen om de immuun werking van de proefpersonen te onderzoeken. De enige waarneembare grote verandering was de hechting tussen de cellen, zoals de imaginatie had opgedragen. Andere specifieke immunologische veranderingen werden gemeld door Achterberg (1978[788]), Peavey e.a. (1985[789]) en Kiecolt-Glaser e.a. (1985[790]).

Als je werkt met imaginatie om fysieke effecten te verkrijgen, zijn er enkele keuzes die gemaakt moeten worden met betrekking tot de structuur van de beelden en de ondersteunende taalpatronen. In deze deelparagraaf worden de meest voorkomende structuren besproken.

15.4.3.1 Spontane of begeleide imaginatie

Begeleide imaginatie wordt in de meeste toepassingen voor fysiologische en psychologische verandering gebruikt. Spontane imaginatie wordt het meest gebruikt voor diagnostische doeleinden. Cliënten kunnen via spontane imaginatie met hun symptomen communiceren.

Een andere toepassing is om spontane imaginatie te gebruiken als startpunt voor begeleide imaginatie. De therapeut helpt cliënten om toegang te krijgen tot hun startbeeld voor de huidige situatie en vervolgens wordt begeleide imaginatie gebruikt om de huidige situatie te transformeren in de gewenste situatie.

Voorbeeld:

⊙ Therapeut: "Hoe zie je jouw kanker en je huidige behandeling?" (Spontane imaginatie)

⊙ Cliënt: "Mijn kanker is als witte paddenstoelen op het gazon, terwijl de grasmaaier het gras maait."

⊙ Therapeut: "Verbeeld je dat 's nachts, als het gazon rust, een kleine groep eekhoorns alle paddenstoelen opeet. Ze genieten van hun avondeten." (Begeleide imaginatie)

Andersom kan het beginnen met een geleide imaginatie en dan overgaan op een spontane imaginatie enorm helpen bij cliënten die wat meer moeite hebben met imagineren.

15.4.3.2 Realistische of symbolische imaginatie

Bij het gebruiken van realistische imaginatie, dat realistisch moet zijn volgens de huidige medische denkwijzen, worden cliënten beter geïnformeerd over hun aandoening. Ze kunnen dat wat ze horen van hun medische teams gemakkelijk vertalen en direct toepassen op hun imaginatie.

Voorbeeld:

In de huidige denkwijze gaan we ervan uit dat er altijd kanker-cellen in het lichaam zijn. Dit kan in de imaginatie gebruikt worden door te verbeelden dat het immuunsysteem continu in gevecht is met de kankercellen en met elke strijd sterker wordt.

Tegenwoordig blijft de hierboven beschreven overtuiging intact als de cliënt iets hoort over altijd aanwezige kankercel-len en hun visualisatie is al aangepast aan deze situatie.

Realistische imaginatie wekt niet per se de reactie op die de therapeut wil.

Probeer het volgende:

⊘ **Stel je voor dat je je speeksel vermeerdert.**

⊘ **Stel je voor dat je bloed je gezicht in stroomt.**

Realistische imaginatie kent wel beperkingen. Cliënten zouden informatie kunnen krijgen die de imaginatie die ze uitoefenen tegenspreekt. Als ze die nieuwe informatie echt geloven, zou hun imaginatie nutteloos kunnen worden of zelfs negatieve invloed kunnen hebben op hun fysiologie. Verder kent de therapeut niet altijd alle specifieke processen die plaats moeten vinden om een bepaald biologisch effect te veroorzaken.

Voorbeeld:

Een cliënt heeft zich ingebeeld dat zijn behandeling zich vasthecht aan de receptoren van de kankercellen, waardoor de kankercellen niet langer gevoed worden. Nu heeft hij gehoord, van de media of een arts, dat dit concept verouderd is en dat de behandeling helemaal anders werkt.

Deze nieuwe informatie maakt al zijn vorige oefeningen nutteloos.

Of erger, de wetenschap heeft geconcludeerd dat hechting van de chemicaliën de tumor eigenlijk vergroot. De vorige imaginatie van de cliënt kan een negatief effect hebben op zijn fysiologische welzijn.

Volgens Barrios (1961[791]) vindt fysiologische verandering plaats via onbewuste associatie. Om deze reacties te beïnvloeden moet men fysiologisch overeenkomende ervaringen vinden. Als er behoefte is aan het vermeerderen van speeksel, zou de therapeut een overeenkomende ervaring kunnen gebruiken, zoals het eten van een citroen. Als er een behoefte ontstaat dat de handen van de cliënt zweterig worden, zou de therapeut de overeenkomende ervaring van het geven van een presentatie kunnen geven. Overeenkomende ervaringen zijn voorbeelden van symbolische imaginatie.

Probeer het volgende:

- ⊙ **Stel je voor dat je een citroen snijdt en opeet en je speeksel zal waarschijnlijk vermeerderen.**

- ⊙ **Stel je voor dat iemand je in de daad betrapt en je zult waarschijnlijk blozen.**

- ⊙ **Stel je voor dat je een hele belangrijke presentatie moet gaan geven. Het is zeer waarschijnlijk dat je handen een beetje gaan zweten.**

Achterberg e.a. (1978[792]; 1994[793]) en Battino (2001[794]) geloven dat symbolische imaginatie krachtiger is dan realistische imaginatie. Symbolische beelden brengen de effecten over naar het onbewuste in plaats van de fysieke procedure. Het is voor cliënten makkelijker om te denken aan hun hand die in een emmer ijs gevoelloos wordt dan om fysiek alle processen te verbeelden die plaats moeten vinden voordat de hand gevoelloos wordt.

Pelletier (-jaar onbekend-[795]) vermeldde dat het niet de soort imaginatie is die het verschil maakt, maar de gedetailleerdheid. Rossman (2003[796]) gebruikt de imaginatie die de persoonlijkste betekenis en positiefste emotionele reactie heeft voor cliënten.

Margolis (1983[797]) gaf aan dat de therapeut moet putten uit de eigen ervaringen van de cliënt. Dit impliceert dat cliënten kiezen voor een realistische of symbolische voorstelling van het genezingsproces gebruikt moet worden. Hoewel Rossman (2000[798]) concludeerde dat er geen verschil was tussen de effecten van realistische of symbolische imaginatie, zijn de meeste imaginatiescripts nog steeds gebaseerd op symbolische imaginatie.

15.4.3.3 Proces- of doelgerichte imaginatie

Om de beste effecten te verkrijgen, moet gebruik gemaakt worden van zowel proces- als doelgerichte imaginatie. Procesgericht imaginatie wordt gebruikt voor het genezingsproces, gevolgd door de doelgerichte imaginatie voor de algehele gezondheid (Achterberg 1985[799]).

15.4.3.4 Vechtende of samenwerkende imaginatie

Zoals eerder besproken, gebruikten Simonton e.a. (1978[800]), die het gebruik van imaginatie in complementaire kankertherapie initieerden, een agressieve vechtende imaginatiestijl om de ziekte tegen te gaan. Bij deze vorm gaat het immuunsysteem een bondgenootschap aan met de chemotherapie of straling om weerstand te bieden aan de kankercellen. Deze vechtende benadering ziet kanker als een vreemde indringer die gedood moet worden. Het ondersteunt het medische paradigma van het bestrijden van de ziekte.

Vechtende imaginatie komt niet overeen met de holistische benadering, waarin alles in het lichaam onderling verbonden is. Met vechtende imaginatie start de cliënt ook een gevecht met zichzelf, en ontkent een eventuele diepere betekenis van de kanker. Dilts e.a. (1990[801]) stelden het gebruik van samenwerkende imaginatie voor. Ze concludeerden dat cliënten, bij het gebruik van vechtende imaginatie, het gevoel hadden dat ze betrokken waren in een gevecht. En een gevecht heeft altijd een winnaar en een verliezer. Het stoomt de cliënt klaar voor mislukking als de strijd niet op tijd gewonnen wordt of als er een tijdelijke terugval plaatsvindt. De strijd zou ook vroegere conflicten en verontrustende emoties naar boven kunnen brengen. Hoewel ze suggereerden samenwerkende imaginatie te gebruiken, gebruikten ze voorbeelden van vechtende imaginatie in hun boek. Ze gebruikten voorbeelden van "schapen die al grazend de kanker weg aten". Het is minder agressief, maar nog steeds een vechtende imaginatietechniek.

Bij het gebruik van vechtende imaginatie moeten therapeuten ervoor zorgen dat het beeld de volgende elementen bevat.

Richtlijnen voor imaginatie:

◇ De ziekte is te genezen.

◇ Behandeling is sterk, krachtig en effectief.

◇ Het lichaam kan zichzelf genezen.

◇ Kankercellen zijn zacht, zwak, verward en breekbaar.

◇ Kankercellen kunnen gemakkelijk afgebroken en binnengedrongen worden door het immuunsysteem.

◇ Witte bloedcellen zijn sterk en in de meerderheid ten opzichte van de kankercellen.

◇ Gezonde cellen kunnen zichzelf gemakkelijk genezen als ze beschadigd zijn door de behandeling.

◇ Het immuunsysteem is krachtig en alomtegenwoordig.

◇ Witte bloedcellen zijn sterk, slim en gebrand op strijd.

◇ Dode kankercellen worden op een natuurlijke manier het lichaam uitgespoeld.

◇ Je voelt je tijdens het hele genezingsproces goed.

◇ Je levensdoelen zijn bereikt en je geniet ervan vitaal, energiek en gezond te zijn.

◇ Er is actie en beweging richting gezondheid.

Bewerking van Simonton e.a. (1978[802]), Temoshok (1992[803]) en Rossman (2000[804]; 2003[805]).

De imaginatie moet zich niet alleen aan bovenstaande richtlijnen houden, maar ook krachtig en actief zijn. Het vergroten van de kracht en de actie in het beeld, verbetert de effecten op het immuunsysteem (Achterberg e.a. 1978[806]).

Margolis (1983[807]), Newton (1983[808]) en Shapiro (1983[809]) maakten ook gebruik van bestrijdende imaginatie. Het immuunsysteem werd gezien als iets dat met de medische behandeling samenwerkt om de kankercellen aan te vallen. Rosch (1984[810]) suggereerde dat mensen bij het bestrijden van een ziekte, vechtende imaginatie moeten gebruiken. Derogatis et al. (1979[811]) en Achterberg (1985[812]) suggereerden dat vechtende imaginatie meer effect heeft dan samenwerkende imaginatie. Temoshok (1992[813]) had een andere benadering. Ze geloofde dat de imaginatie de cliënt niet opgelegd kon worden. De imaginatie moest voortkomen uit het onbewuste van de cliënt, of het nu vechtend of samenwerkend is. De therapeut helpt de cliënt deze beelden te doorgronden.

15.4.4 Veelvoorkomende problemen bij imaginatie

Als cliënten beginnen met imaginatie, kunnen ze tegen enkele problemen aanlopen. Ze zouden kunnen merken dat beelden niet zo snel of duidelijk verschijnen als ze verwachtten. Ze zouden bang kunnen zijn zichzelf voor de gek te houden of op kunnen merken dat hun gedachten afdwalen. Net als bij het leren van andere dingen, geldt ook bij het leren van imaginatie: oefening baart kunst.

15.4.4.1 Onvermogen te verbeelden

Sommige mensen geloven dat ze levendige mentale beelden duidelijk voor zich moeten zien voor imaginatie (Rossman 2000[814]). Ze denken dat ze niet in staat zijn tot imaginatie, omdat ze aannemen dat ze plaatjes moeten zien. Imaginatie kan via alle zintuigen gedaan worden. Sommige mensen nemen vooral hun gevoelens waar, terwijl anderen vooral geluiden of overheersende emoties opmerken. De vijf zintuigen kunnen allemaal aanwezig zijn of er kan een nadruk liggen op een of twee. Dat maakt niet uit. Iedere imaginatie is beter dan niets doen.

Een mentaal beeld is niet zo duidelijk als iets ervaren via de zintuigen. Er is een verschil tussen het meemaken van dingen in het echte leven en via imaginatie. Imaginatie hoeft niet duidelijk of levendig te zijn (zie ook 15.4.2.5 Levendigheid). Veel mensen hebben aangegeven de gewenste effecten te hebben verkregen met alleen vage beelden.

15.4.4.2 Ontkenning van beelden

Soms proberen cliënten de toepasselijkste beelden te vinden.
Soms kunnen ze geen bevredigend beeld vinden, dus verschijnt
er een ander beeld. De eerste indruk beelden worden ontkend en
onderdrukt, omdat ze voor de cliënt niet voldeden.

De therapeut moet uitleggen dat elk beeld dat te binnen schiet een
goed beeld is om mee te beginnen. Elk
beeld dat verschijnt, is geschikt. Als
cliënten bepaalde beelden ontkennen,
ontkennen ze hun onbewuste dat
aanwezig is in de beelden.

> **Elk beeld dat
> verschijnt is goed**

15.4.4.3 Mislukking toestaan voor genezing

De betekenis van de imaginatie kan suggereren dat cliënten zichzelf
niet toestaan te genezen. Als dit het geval is, moet de therapeut
zich eerst op deze (bewuste of onbewuste) overtuiging richten.
De behandelingen die de therapeut kan gebruiken om zulke
overtuigingen te veranderen, zijn al besproken in het hoofdstuk over
het veranderen van het beoordelingsproces in therapie.

Voorbeeld:

De imaginatie kan laten zien dat de kankercellen zich verspreiden en het immuunsysteem overheersen of een hele
machtige en sterke tegenstander zijn.

15.4.4.4 Angst zichzelf voor de gek te houden

Cliënten kunnen beweren dat de imaginatie niet echt is en dat ze
zichzelf voor de gek houden door zichzelf als gezond voor te stellen.
In dit geval moet de therapeut
uitleggen dat imaginatie niet over
realiteit gaat, maar over focus en
richting. Focussen op je doel, vergroot
de waarschijnlijkheid dat je het behaalt (Rossman 2003[815]).

> **Focus op je doel
> verhoogt de kans**

15.4.4.5 Afgeleid worden

Als cliënten beginnen met het uitoefenen van imaginatie, merken ze soms dat hun gedachten afdwalen. Dit is heel natuurlijk. Veel dingen kunnen ervoor zorgen dat je gedachten afdwalen. Het kan zijn dat je dingen moet onthouden. Dat kan opgelost worden door cliënten tijdens de voorbereiding van de sessie te vragen alles wat ze willen onthouden op te schrijven.

Andere kwesties kunnen overtuigingen zijn als "Ik heb hier geen tijd voor." In dat geval moet de therapeut met de cliënt aan deze kwestie werken of ze tijd laten nemen voor zichzelf en hun genezingsproces. Er kan een overtuiging aanwezig zijn die lijkt op een gebrek aan zelfwaarde of het idee dat andere mensen belangrijker zijn.

Een andere manier om te gaan met afdwalende gedachten is om cliënten zich bewust te laten worden van de plekken waar hun gedachten naar afdwalen. De therapeut kan de cliënten vragen om te observeren wat hun gedachten hen proberen te vertellen door af te dwalen of door naar die specifieke locatie te gaan.

Wat zijn je inzichten tot nu toe?

Schrijf je grootste inzichten op die je tot
nu toe hebt gehad

Wat gaan je acties zijn?

Inzichten alleen zijn niet voldoende. Schrijf de
acties op die je vanaf vandaag gaat nemen op
basis van bovenstaande inzichten?

16

Pijn verminderen

Pijnbeheersing is een belangrijke kwestie bij het werken met mensen met kanker. Pijn beïnvloedt hun psychologische welzijn en verhoogt onrust. Onrust verhoogt op zijn beurt weer pijn. In dit hoofdstuk laat ik manieren zien waarop de therapeut met pijn kan werken.

> *"Verandering en pijn zijn deel van het leven, maar lijden is optioneel."*
> *- Anoniem-*

Het duidelijkste voordeel van het aanleren van technieken voor pijn beheersing bij cliënten, is de pijnvermindering zelf, maar dat is niet het enige. Cliënten zouden medicatie kunnen nemen om de pijn te verminderen. Het belangrijkste bij het leren van pijnvermindering, is het vergroten van het gevoel van controle voor de cliënt. Dit gevoel van controle vergroot hun welzijn en vermindert uiteindelijk hun pijnwaarneming.

Cliënten die controle over hun pijn ervaren, ervaren ook controle over hun lichaam. Deze verhoogde controle vermindert meestal de effecten van stressors op het leven van de cliënten. Het vermogen om pijn te verminderen, resulteert vaak ook in een vermindering van angst. Pijn en angst versterken elkaar. De vermindering van pijn vermindert onrust en de vermindering van onrust vermindert ook de pijn.

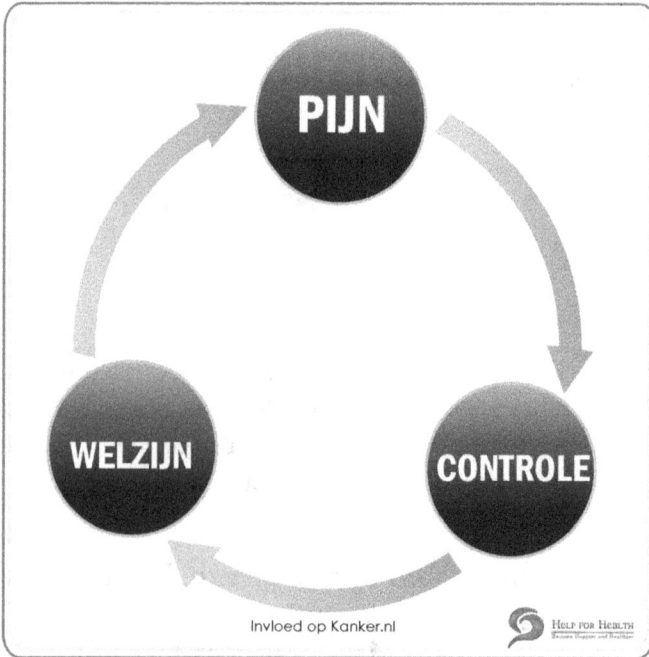

Invloed op Kanker.nl

De meeste gezonde personen merken kleine pijntjes niet eens op, maar de meeste mensen met kanker voelen ieder pijntje. Deze pijntjes worden vaak geïnterpreteerd als signalen voor terugkeer of andere slechte voortekenen. Zulke interpretaties kunnen de angst van de cliënt verergeren. Dit is een vicieuze cirkel. Het leren controleren van de pijn, breekt deze cyclus.

Als cliënten net beginnen met het leren van deze technieken om pijn te verminderen, melden ze vaak een verergering van pijn. Volgens Spiegel wordt dit veroorzaakt door het feit dat cliënten hun pijn beginnen op te merken en ermee gaan communiceren. Daarvoor werd de pijn zoveel mogelijk onderdrukt of genegeerd, maar nu wordt het echt ervaren. Door dit aan de cliënten uit te leggen, blijft hun motivatie om aan pijnbeheersing te werken hoog, zelfs als de pijn in het begin erger wordt.

In dit hoofdstuk bespreek ik een aantal therapieën die gebruikt kunnen worden om de controle en invloed die cliënten op hun pijn hebben, te vergroten.

16.1 Imaginatie

Imaginatie wordt ook gebruikt als een pijnbeheersingsbehandeling. Voor acute pijn gebruiken Simonton e.a. (1978[816]) een techniek om cliënten te helpen zichzelf voor te stellen in een gezond lichaam. Dit verandert de focus van de cliënt en vermindert de pijn op dat moment. Daarnaast gebruikten Simonton e.a. imaginatie om pijn in het algemeen te verminderen met technieken die "verbeeld je de genezende bronnen van je lichaam" en "verbeeld je de pijn" worden genoemd.

"Verbeeld je de genezende bronnen van je lichaam" is een imaginatieproces waarin cliënten een reis door hun lichaam maken. Als ze bij de locatie van de pijn aankomen, krijgen ze de opdracht om zich voor te stellen dat deze spieren en pezen ontspannen. Tegelijkertijd verbeelden de cliënten zich dat ze die locatie aan het herstellen is.

Het helings proces "Verbeeld je de pijn" laat de cliënt onder andere de pijn verbeelden en alle eigenschappen ervan beschrijven. Ze beschrijven alle submodaliteiten, zoals kleur, maat, vorm, textuur, gewicht, geluiden, enz. Dan krijgen cliënten de opdracht enkele submodaliteiten te veranderen. De voorstelling van pijn zou veranderd kunnen worden door zijn grootte te verminderen, het beeld verder weg te duwen, het naar links te schuiven of de kleuren te veranderen. Door de submodaliteiten te veranderen, krijgen cliënten het gevoel dat ze controle krijgen over hun pijn.

De imaginatiesessie eindigt met een voorstelling van de pijn en een veranderde perceptie ervan. Deze veranderde perceptie omvat meestal een vermindering van de intensiteit en meer rust en ontspanning.

Behandeling:

> ❯ Leun achterover en ontspan.

> ❯ Focus op de pijn. Observeer zijn kleur, vorm, maat, geluid, enz. Heb je opgemerkt hoe het eruit ziet?

> ❯ Verbeeld je dat je de voorstelling van de pijn langzaam wegduwt tot hij dertig meter van je af is.

> ❯ Merk op hoe je lichaam reageert.

> ❯ Stel je voor dat je de pijn dichterbij brengt en zijn maat verandert, zo klein als een speldenkop.

> ❯ Merk op hoe je lichaam reageert.

> ❯ Verbeeld je dat je de vorm en kleur verandert.

> ❯ Merk op hoe je lichaam reageert.

> ❯ Open je ogen.
> *Gebaseerd op Simonton e.a. (1978)*

16.2 Communicatie met pijn

Pijn zelf wordt vaak gezien als communicatie tussen lichaam en geest. De pijn zou een boodschap kunnen overbrengen over de activiteiten, gedachten of emoties die op dat moment aanwezig zijn. Het ontvangen van dit bericht, zorgt ervoor dat de cliënt hierop kan reageren. Zodra er wordt gehandeld naar de betekenis van het bericht, is de pijn niet langer nodig om de boodschap over te brengen. Dit zorgt er meestal voor dat de pijn vermindert. Als het bericht wordt

Wat is de betekenis van de pijn?

genegeerd of cliënten geen actie ondernemen, moet de pijn nog steeds zijn boodschap overbrengen. Als cliënten niet luisteren, moet de pijn misschien "schreeuwen" (de intensiteit verhogen) om zijn boodschap over te brengen.

Voorbeeld:

Een patiënt zou ons kunnen vertellen dat hij bij het wakker worden pijnvrij is. Maar als hij begint te denken over uit bed komen, begint de pijn.

Nadat hij zijn eigen gedachten heeft onderzocht, zou hij op kunnen merken dat de pijn erger wordt als hij zich herinnert dat hij ziek is en zich niet als "zijn oude zelf" voelt.

Gedurende de dag zou hij een lage intensiteit pijn kunnen voelen tot de telefoon gaat. Op dat moment is er een plotselinge, enorme stijging.

Bewerking van Simonton e.a. (1978[817]; 1992[818])

Dit voorbeeld kan aangeven dat de cliënt negatieve verwachtingen heeft voor de dag en vooral van de betekenis van de rinkelende telefoon.

Zodra de boodschap die de pijn probeert over te brengen bekend is, kan cliënt er iets aan doen. De volgende behandeling helpt cliënten om de boodschap te begrijpen.

Behandeling:

> Leun achterover en ontspan.

> Verbeeld je de pijn als een vriendelijk persoon of wezen dat er is om je te helpen.

> Verbeter de imaginatie door het met al je zintuigen te ervaren.

> Maak contact met de persoon of het wezen.

> Bedank de persoon/wezen voor zijn medewerking.

> Vraag waarom hij/zij/het er is, welke boodschap hij/zij/het aan jou probeert over te brengen.

> Luister respectvol naar de antwoorden.

> Vraag hij/zij/het wat jij kunt doen, zodat de pijn niet langer nodig is.

> Vraag hij/zij/het het pijnsignaal te vervangen met een ander signaal waarbij je afspreekt daar naar te luisteren.

> Open je ogen en handel naar de informatie die je net hebt gekregen.
> *Gebaseerd op Simonton e.a. (1978[819], 1992[820])*

16.3 Ziektewinst van pijn

Als cliënten pijn ervaren, zijn andere mensen sneller geneigd om te helpen en hen van bepaalde taken te verlichten. In het geval van kanker moeten cliënten zich bewust worden van de voordelen die aan de pijn verbonden zitten. Herkenning en acceptatie van deze voordelen is de eerste stap.

Elke situatie heeft een positieve en negatieve kant. Dit geldt ook voor pijn. In het gedeelte over therapie voor het veranderen van het beoordelingsproces, behandelde ik de ziektewinst van de huidige situatie. Pijn heeft vaak specifieke ziektewinst. Dit geldt niet alleen voor mensen met kanker, maar voor elk gebied waarin pijn aanwezig is. Als cliënten zich bewust worden van hun secundaire voordelen en actie ondernemen om die op andere manieren te verkrijgen, resulteert dit vaak in vermindering van hun pijn.

De therapeut kan beginnen met het onderzoek naar de mogelijke voordelen van pijn door cliënten de volgende diepgaande vragen te stellen:

Behandeling:

- ⊘ **Waarom heb ik deze pijn nodig?**
- ⊘ **Welk doel heeft het?**
- ⊘ **Wat laat het me doen of wat niet?**
- ⊘ **Wat krijg ik ervan?**
- ⊘ **Wanneer krijg ik het?**
- ⊘ **Wat maakt het erger?**
- ⊘ **Wat vermindert de pijn?**

Bewerking van Simonton e.a. (1978[821])

Deze vragen zijn, zoals alle vragen over ziektewinst, vaak moeilijk en heel confronterend om te beantwoorden. Soms willen cliënten de mogelijkheid dat pijn voordelen met zich meebrengt helemaal niet bespreken. Sommige cliënten weten de antwoorden en vinden het heel moeilijk die te accepteren. Normaal gesproken is het eerste wat ze zeggen dat er geen voordelen zijn en dat ze gewoon van de pijn af willen. De therapeut moet het verlangen van de cliënt, om van de pijn af te komen, continu erkennen en hem er tegelijkertijd op wijzen dat er voordelen zijn aan de situatie, hoe klein ze ook mogen zijn.

16.4 Plezier creëren

Een van de bekendste methodes van pijnbeheersing is cliënten iets laten doen wat ze leuk vinden. Dit wordt echter nauwelijks gebruikt in therapie. Door mee te doen aan plezierige activiteiten, vergeet je op dat moment makkelijker zowel de fysieke als mentale pijn.

Simonton e.a. (1978) stimuleerden actief het zoeken van plezier om pijn te verminderen, vooral nadat ze hadden geobserveerd dat mensen met pijn de neiging hebben om minder leuke activiteiten te ondernemen. Ook merkten ze op dat als cliënten wel meededen aan aangename activiteiten, ze minder pijn meldden.

16.5 Focus veranderen

De ervaring van pijn verandert in de loop van de tijd en verschilt afhankelijk van de situatie. Soms kan de pijn ondraaglijk zijn, terwijl het op andere momenten heel gering is. Cliënten hebben de neiging om hun pijn te beschrijven als constant en altijd aanwezig. Cliënten motiveren om te onderzoeken wanneer ze pijn hebben en wanneer de pijn verminderd, zorgt ervoor dat ze onderscheid maken in hun perceptie. Hun geest wordt opener voor extra momenten van verminderde pijn. Als cliënten erop gefixeerd zijn dat hun pijn altijd aanwezig is, verergeren ze deze. Cliënten moeten zich realiseren dat er momenten zijn van pijn en momenten van comfort.

Behandeling:

> Help de cliënt met het bijhouden van een "comfortdagboek".

> Laat de cliënt elke dag opschrijven hoe comfortabel hij zich voelt (op een schaal van 1 tot 10).

> Laat de cliënt observeren wat zijn comfort verhoogt/ verlaagt.

Als de pijn overweldigend wordt, kunnen ontwijkingstechnieken worden toegepast. Dit kan bereikt worden door cliënten te helpen focussen op andere delen van hun lichaam, bijvoorbeeld de druk van hun voeten op de grond, het gevoel van hun rug tegen de stoel, hun billen op de stoel, de zon op je huid of de wind op hun oren. Elke sensatie die door andere lichaamsdelen wordt ervaren is goed.

16.6 Hypnotische pijnbeheersing

Spiegel (1978[822]) leerde mensen met kankerzelfhypnose voor pijnbeheersing en om de bijwerking van medische behandelingen te controleren. Deze technieken kunnen ook gebruikt worden als cliënten psychologische pijn hebben.

Hypnotische pijnbehandelingen zijn bekend en effectief. Esdaile (1846[823]) paste hypnotische narcose al toe bij het uitvoeren van een operatie. Andere bekende bronnen voor hypnotische pijnbehandelingen zijn Hilgard e.a. (1975[824]), Zeig (1982[825]), Hilgard e.a. (1984[826]), Zilbergeld e.a. (1986[827]) en Rossi e.a. (1988[828]).

Wat zijn je inzichten tot nu toe?

Schrijf je grootste inzichten op die je tot nu toe hebt gehad

Wat gaan je acties zijn?

Inzichten alleen zijn niet voldoende. Schrijf de acties op die je vanaf vandaag gaat nemen op basis van bovenstaande inzichten?

17

Conclusies

Dit onderzoek heeft veel individuele psychologische elementen aangestipt die op de een of andere manier verbonden zijn met kanker. Omwille van de duidelijkheid heb ik ze apart besproken, maar in werkelijkheid kunnen ze niet gescheiden worden. Ze zijn alomtegenwoordig en altijd met elkaar in wisselwerking. De coping strategieën van cliënten kunnen bijvoorbeeld niet apart gezien worden van hun overtuigingen of emoties. Tijdens onze trainingen en individuele begeleidingen besteden we daar veel aandacht aan de integratie en praktische toepassing hiervan.

17.1 Algemene conclusies

17.1.1 Psychotherapie speelt een belangrijke rol in kankerbehandeling

Op basis van dit boek kan geconcludeerd worden dat psychotherapie een belangrijke rol speelt in de kankerbehandeling.

Er zijn op het moment geen psychologische behandelingen die een cliënt daadwerkelijk kunnen genezen. Er is een groot aantal therapieën beschikbaar om cliënten te helpen hun fysieke gezondheid terug te krijgen. Een behandeling die alle psychologische aspecten behandeld is buiten onze eigen aanpak niet beschikbaar.

Cliënten hoeven niet langer passief te zijn in hun behandelingen - ze kunnen actieve deelnemers worden van hun eigen genezingsproces. Door het zoeken van professionele hulp, helpen cliënten zichzelf bij hun genezingsproces. Cliënten die actief betrokken zijn in hun genezingsprocessen, verhogen hun psychologische welzijn en beïnvloeden hun fysiologie positief.

Actieve deelname aan genezingsproces

"Niemand maakt een grotere fout dan hij die niets deed, omdat hij toch altijd een beetje kon doen."
- Edmund Burke-

17.1.2 Men zou "complementair" als beschrijvende term moeten gebruiken

Reguliere behandelingen van kanker heeft vaak een afkeer van psychologische behandeling om gezondheid te ondersteunen. Ze accepteren over het algemeen dat psychologische behandeling helpt om het psychologische welzijn te vergroten, maar de mogelijkheid dat het gebruikt kan worden om het fysieke genezingsproces te steunen, wordt vaak afgewezen.

Deze afwijzing komt gedeeltelijk door slechte communicatie van werkende psychologische therapeuten. Enkele van deze therapeuten promoten "alternatieve" therapieën. "Alternatief" betekent per definitie dat zulke therapieën *in plaats* van gewone geneeskunde worden gebruikt. Zulke therapeuten communiceren dus dat ze reguliere kankerbehandeling afwijzen. Dit is niet alleen onnadenkend, maar ook onjuist. Het leidt tot de generalisatie dat elke therapeut die niet reguliere medische behandelingen promoot, alternatief is en daarom verworpen zou moeten worden. Dat is niet waar.

Zoals in de inleidende gedeeltes besproken is, heeft geneeskunde veel te bieden aan cliënten. Dit onderzoek geeft aan dat andere therapeutische disciplines ook veel te bieden hebben, zowel psychologisch als fysiologisch. Om een duidelijk onderscheid te maken tussen de behandelingen die ik beschrijf en de zogenaamde "alternatieve" therapieën, stel ik voor de term "complementaire" behandeling te gebruiken. Hoewel de termen "alternatief" en "complementair" vaak inwisselbaar gebruikt worden (zelfs onder therapeuten, die beter zouden moeten weten), zit er een groot verschil tussen de twee.

"Complementaire" therapeuten werken samen met het medische team aan de kwesties die niet onder de specialisaties van de artsen vallen. Ze erkennen de waarde van het medische team en helpen cliënten om hun psychologie op genezen te richten. Het medisch personeel en complementaire therapeuten zouden een team moeten vormen. Artsen hebben zich gespecialiseerd in het genezen van het lichaam en psychologische therapeuten zijn gespecialiseerd in het helpen van de geest om te genezen. De een "complementeert" de ander.

Therapeuten die de medische benadering afwijzen (om wat voor reden dan ook) moeten de term "alternatieve behandeling" blijven gebruiken om hun benadering te beschrijven. De therapeuten die in samenwerking met het medische team werken en aanvullende psychologische behandeling aanbieden, zouden de correcte beschrijvende term "complementair" moeten gebruiken. Alleen door continu de juiste term te blijven gebruiken, kunnen deze benaderingen geaccepteerd en geïntegreerd worden in de reguliere behandeling bij kanker. Dit is nodig. Medische beoefenaars kunnen hun Hippocratische eed volledig gehoorzamen als ze complementaire psychologische behandeling bij kanker accepteren en ondersteunen.

"Om het goed van de patiënt als hoogste prioriteit te houden."
- Hippocratische eed -

17.1.3 Er is altijd hoop

Dit onderzoek heeft laten zien dat er altijd hoop is op het verbeteren van psychologisch en fysiologisch welzijn. Daarom zou ik dit hoofdstuk af willen sluiten met mijn belangrijkste conclusie. Als je maar één ding onthoudt, onthoud dan dit:

Zelfs als de situatie uitzichtloos lijkt, zijn er nog steeds veel dingen die je kunt doen om zowel je psychologische als fysiologische gezondheid te verbeteren.

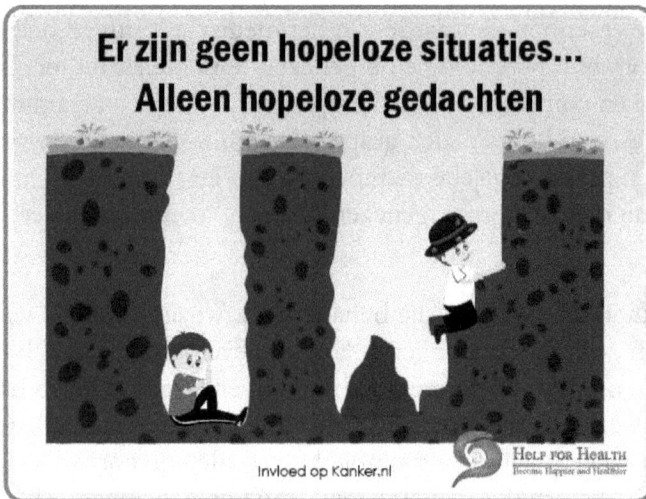

Er zijn geen hopeloze situaties...
Alleen hopeloze gedachten

Invloed op Kanker.nl

HELP FOR HEALTH
Become Happier and Healthier

17.2 Een nieuw psychosomatisch model

Het deel over het direct beïnvloeden van fysiologie heeft laten zien dat behandelingen zoals imaginatie, hypnotische suggesties en taal de fysiologie direct beïnvloeden, zonder de psychologische elementen te hoeven "doorlopen". Dit kan niet verklaard worden met behulp van het huidige psychosomatische model. Daarom is een herzien model van belang.

Het originele psychosomatische model bestond uit een opeenvolgende ketting van psychologische elementen die uiteindelijk de fysiologie beïnvloeden. Er werden behandelingen gebruikt om een specifiek psychologisch proces te veranderen dat ook alle volgende elementen beïnvloedde, inclusief het fysiologische resultaat aan het eind van de ketting.

Het volgende diagram illustreert het versimpelde model, inclusief behandelingen.

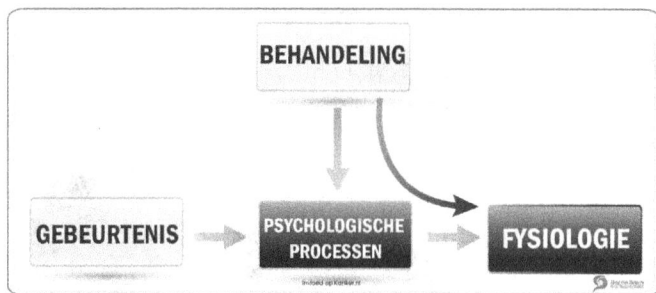

De behandelingen die zijn besproken in het gedeelte over directe psychologische invloeden op fysiologie, lijken niet in dit model te passen. Deze behandelingen beïnvloeden de fysiologie zonder de psychologische elementen te doorlopen.

Daarom suggereer ik dat er een bemiddelend element tussen de "psychologische elementen" en "fysiologie" bestaat dat ik het "fundamentele beeld" noem. Het fundamentele beeld kan gedefinieerd worden als een (diep) onbewust beeld, gerepresenteerd door alle zintuigen, dat de psychologie en fysiologie van de cliënt leidt.

Elk psychologisch proces beïnvloedt, en wordt beïnvloed door, het fundamentele beeld. De fysiologie wordt direct geleid door het fundamentele beeld. Het fundamentele beeld doet dienst als de kern die zowel elk psychologisch proces beïnvloedt als iemands volledige fysiologie.

Behandelingen kunnen georganiseerd worden in therapieën die de psychologische elementen beïnvloeden (beoordeling, coping, emoties of gedrag) of degenen die het fundamentele beeld zelf beïnvloeden. Het eerste type beïnvloedt het fundamentele beeld en de fysiologie via psychologische elementen. Het tweede type psychologische behandelingen verandert het fundamentele beeld zelf, zonder de psychologische elementen te doorlopen, waardoor het de fysiologie directer beïnvloedt.

Dit leidt tot het volgende (versimpelde) diagram.

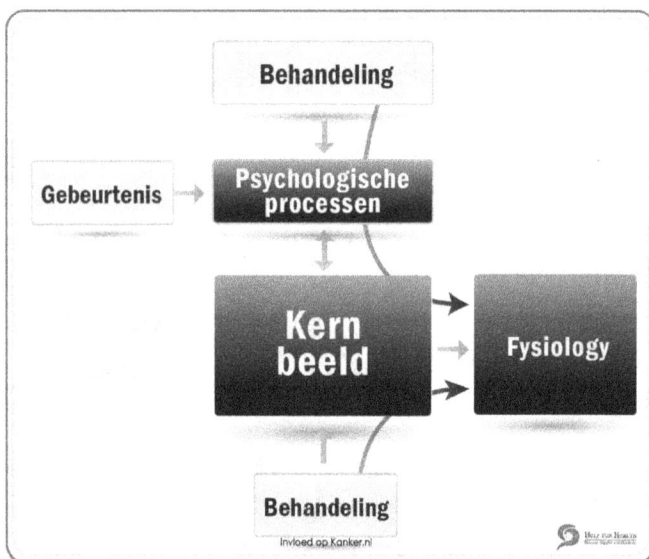

Het fundamentele beeld kan ook gebruikt worden om meer informatie van cliënten te krijgen. De beelden (of metaforen) van de cliënten zelf over hun gezondheidstoestand of over hun psychologie, komt voort uit dit fundamentele beeld. De therapeut kan deze beelden gebruiken als diagnostisch hulpmiddel of als startpunt voor een behandeling om het fundamentele beeld direct "van binnenuit" te veranderen.

Het fundamentele beeld formuleert ook taal. Taal die gecreëerd is door het fundamentele beeld, is vooral interessant in het geval van orgaantaal. Het observeren van de taalpatronen van een cliënt, kan de therapeut helpen inzicht te krijgen in het fundamentele beeld van de cliënt. Als cliënten orgaantaal uiten, bekrachtigen ze hun fundamentele beeld (omdat ze ook hun eigen patronen oppikken) en beïnvloeden zo hun eigen gezondheid. Dit illustreert dat taal zowel functioneert als diagnostisch hulpmiddel alsmede als een behandeling om het fundamentele beeld van de cliënt aan te spreken.

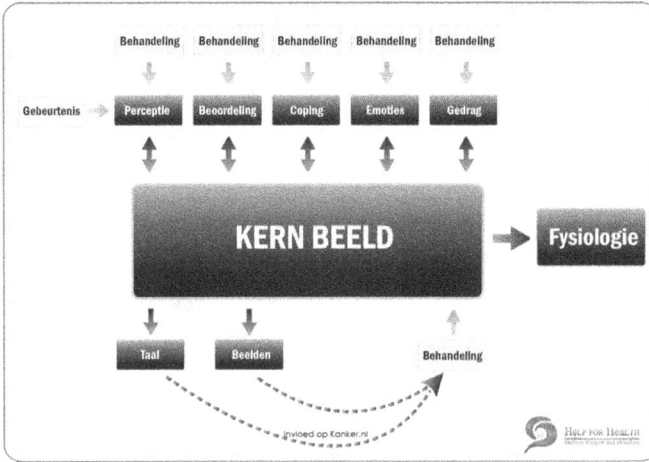

Het volgende diagram is het volledige model inclusief het fundamentele beeld en de behandelingen. Het vertegenwoordigt de functionele locatie van het fundamentele beeld, de psychologische elementen en de behandelingen.

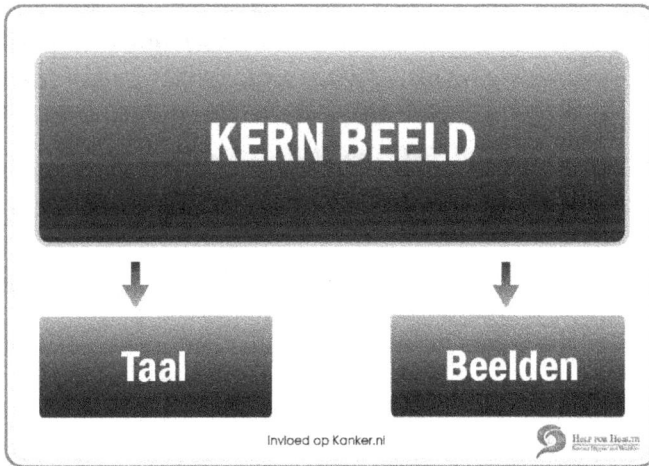

Het fundamentele beeld: Het herziene psychosomatische model

De psychologische elementen (perceptie, beoordeling, coping, emoties en gedrag) beïnvloeden elkaar niet direct, zoals het originele psychosomatische model het voorstelde. Ze beïnvloeden elkaar via het fundamentele beeld. De psychologische elementen beïnvloeden dit beeld en worden er tegelijkertijd door beïnvloed. Beoordeling beïnvloed coping bijvoorbeeld niet direct, maar beoordeling beïnvloedt het fundamentele beeld en dat beeld beïnvloedt coping. Tegelijkertijd beïnvloedt het fundamentele beeld ook de andere psychologische elementen, zoals perceptie, emoties en gedrag.

Dit nieuwe model, gebaseerd op het bestaan van een (bewust of onbewust) fundamenteel beeld, omvat ook de effecten die waargenomen zijn in onderzoeken naar regressie en Dissociatieve Identiteitsstoornis. Met dit model kunnen regressie en veranderende alterego's verklaard worden als een vervanging van het fundamentele beeld. Een volledig ander fundamenteel beeld resulteert onmiddellijk in radicale veranderingen in psychologie en fysiologie.

Dit herziene model verklaart hoe psychologische behandelingen de fysiologie kunnen beïnvloeden, direct of indirect, via de psychologische elementen. Tegelijkertijd verklaart het model de dramatische veranderingen die opgemerkt zijn tijdens regressie of bij veranderende alterego's.

Gezondheid wordt dus niet gecreëerd door de uitkomst van de psychologische elementen, zoals oude modellen aangeven, maar als gevolg van het fundamentele beeld, zoals dit nieuwe model aangeeft.

18

Vervolgstappen

Het lezen en doorwerken van dit boek gaat tot grote veranderingen leiden en een verhoging van de kwaliteit van leven. Echter soms is het lastig om alles te implementeren.

18.1 Haal je gratis hulpbronnen op

Download gratis een aantal extra hulpmiddelen als begeleidend materiaal bij dit boek. We hebben een aantal zaken voor je gemaakt, en we zijn bezig met nog meer materiaal te maken om je te helpen je kwaliteit van leven te vergroten. Hierbij kun je denken aan speciale unieke visualisaties, geluidsopnames, oefeningen, challenges, en zelfs geven we af en toe een gratis begeleidingstraject weg of een volledige training. Dus schrijf je snel in op https://invloedopkanker.nl/hulpbronnen

18.2 Neem actie

Neem actie met wat je geleerd hebt. Schrijf een review van dit boek en stuur dit naar office@helpforhealth.com. We horen graag wat je ervan vond. Deel je inzichten en acties die je hebt opgedaan met zoveel mogelijk mensen. Onderzoek wijst uit dat als je tegen meer mensen vertelt wat je geleerd hebt en gaat doen, dan je het beter kunt volhouden en dat er mensen zijn die je willen helpen.

18.3 Werkboek

In aanvulling op dit boek is er een werkboek. Dit neemt je stap voor stap mee in een persoonlijke ontwikkeling. In het werkboek staan veel oefeningen en reflectie vragen over bepaalde thema's in je leven. Het doorwerken van dit werkboek geeft je diepere inzichten en een verhoogde kwaliteit van leven.

Het werkboek is te verkrijgen door contact op te nemen met ons kantoor op: office@helpforhealth.com

18.4 Workshop

Op basis van dit werk worden er ook workshops gegeven. Deze workshops zijn speciaal bedoeld voor mensen met kanker en hun naasten. Tijdens deze workshops gaan we veel dieper de materie in, maar voornamelijk hoe je het toe kunt passen in je dagelijkse leven om op deze manier aan je eigen heling te werken. Het is zeer aan te raden om deze workshop samen met je partner te doen.

Meer informatie is te verkrijgen door contact op te nemen met ons kantoor op: office@helpforhealth.com

18.5 Coaching

Diepgaande persoonlijke verandering vindt (helaas) niet plaats door het lezen van een boek. Een coaching traject is de meest intense vorm van persoonlijke verandering die je je maar kunt wensen. Met name voor mensen met kanker is het belangrijk om snel te schakelen en snel emotionele clusters en rugzakken te legen. Hiervoor hebben we een coaching traject ontwikkeld.

Er is slecht beperkt ruimte voor trajecten, om te weten of je hiervoor in aanmerking kunt komen kun je contact met ons opnemen via: office@helpforhealth.com

18.6 Voor therapeuten

Speciaal voor therapeuten die met deze werkwijze aan de gang willen gaan hebben we opleidingen ontwikkeld. Na het behalen van het certificaat kun je aan de slag als "Invloed op Kanker®" coach. Tijdens de opleidingen krijg je alle tools en technieken in handen om snel en effectief resultaat te boeken bij je cliënten. Met dit certificaat heb je ook een unieke positie in de markt en ben je in staat veel mensen te helpen naar een hogere kwaliteit van leven.

Meer informatie is te verkrijgen door contact op te nemen met ons kantoor op: office@helpforhealth.com

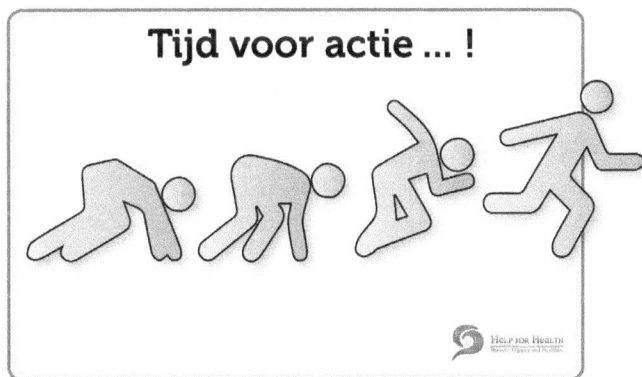

19

Referenties

1.   Siegel, Bernie S (1986) Love, Medicine and Miracles, New York: Harper and Row
2.   Greco, P.J. & Eisenberg, J.M. (1993) 'Changing physicians' practices,' New England Journal of Medicine, 329(17):1271-3
3.   O'Regan, Brendan (ed) & Hirshberg, Caryle (ed) (1993) Spontaneous Remission - An Annotated Bibliography: Inst. of Noetic Sciences
4.   Garssen, Bert (2004) 'Psychological factors and cancer development - Evidence after 30 years of research,' Clinical Psychology Review
5.   Spiegel, David (2002) 'Effects of psychotherapy on Cancer Survival,' Nature Reviews, 2:338-389
6.   Antwoord: Plaats een van de munten in de horizontale rij van 4, bovenop de munt die de horizontale en verticale rijen kruist.
7.   Inleiding tot de Constitutie van de Wereldgezondheidsorganisatie, zoals aangenomen door de Internationale Gezondheidsconferentie, New York, 19-22 juni, 1946; ondertekend op 22 juli, 1946, door de vertegenwoordigers van 61 staten (Officiële Gegevens van de Wereldgezondheidsorganisatie Records of the World Health Organization, no. 2, p. 100) en van kracht op 7 april 1948.
8.   Temoshok, Linda & Dreher, Henry (1992), Type C Connection, The - The Mind-Body Link to cancer and your Health, Random House
9.   National Institutes Of Health (1995), Alternative Medicine - Expanding Medical Horizons A Report to the National Institutes of Health on Alternative Medical Systems and Practices in the United States
10. Green, Elmer & Green, Alice M. (1977), Beyond Biofeedback, New York: Delacorte
11. Pelletier, Kenneth R. (1992), Mind as a Healer, Mind as a Slayer, New York: Delacorte
12. Cohen, S. & Smith, A.P. & Tyrrell, D.A.J. (1991), 'Psychological Stress and Susceptibility to the Common Cold,' New England Journal of Medicine, 325:606-612
13. 'Breast Cancer: How Your Mind Can Help Your Body,' American Psychological Association Practice Directorate, 1997
14. Eysenck, Hans Jurgen & Grossarth-Maticek, Ronald (1991) 'Creative novation behaviour therapy as a prophylactic treatment for cancer and coronary heart disease - Part II effects of treatment,' Behaviour Research and Therapy, 29:17-31
15. Grossarth-Maticek, Ronald & Bastiaan, Ronald Jan & Kanazir , Dusan T. (1985) 'Psychosocial factors as strong predictions of mortality from cancer, ischemic heart disease and stroke - Yugoslav Prospective Study,' J. of Psychosomatic Research, Vol. 29, pp. 167-176.
16. Grossarth-Maticek, Ronald & Eysenck, Hans Jurgen (1995) 'Self-regulation and mortality from cancer, coronary heart disease, and other causes - A prospective study,' Personality and Individual Differences, 19(6):781-795

17. Eugene Pendergrass, 1959, toen directeur van de American Cancer Society, in een toespraak aan de Society
18. Bahnson, Claus Bahne (1980), 'Stress and cancer - State of the Art,' Psychosomatics, 21(12):975-980 in Lerner, Michael (1994), Choices in Healing, Cambridge: MIT Press
19. Gendron, Enquiries into nature, knowledge, and the cure of cancers, in LeShan, Lawrence (1989), Cancer as a Turning Point: Penguin Putman
20. Burrows, J.A., 'A Practical Essay On Cancer,' 1783 in Simonton, O. Carl & Simonton - Matthews, Stephanie & Creighton, James L (1978), Getting Well Again, New York: Bantam Books
21. Nunn, T.h. 'Cancer of the breast,' J &A Churchill 1822 in Simonton, O. Carl & Simonton - Matthews, Stephanie & Creighton, James L (1978), Getting Well Again, New York: Bantam Books
22. Walshe, Walter Hoyle, 'Nature and Treatment of Cancer,' 1846, in LeShan, Lawrence (1989) Cancer as a Turning Point: Penguin Putman
23. Claus Bahne Bahnson 'Stress and cancer: The state of the art,' Psychosomatics 21(12):975 1980 in Lerner, Michael (1994) 'Choices in Healing,' Cambridge: MIT Press
24. Parker, Willard, Cancer : a study of ninety-seven cases of cancer of the female breast, 1885, in Pelletier, Kenneth R. (1992), Mind as a Healer, Mind as a Slayer, New York: Delacorte
25. Paget, Sir James, Surgical Pathology, Longman's Green, in LeShan, Lawrence (1989), Cancer as a Turning Point: Penguin Putman
26. Watson, Thomas, Sir, in LeShan, Lawrence (1989), Cancer as a Turning Point: Penguin Putman
27. Snow, Herbert (1893), Cancer and the cancer process, J &A Churchill , in Simonton, O. Carl & Simonton - Matthews, Stephanie & Creighton, James L (1978), Getting Well Again, New York: Bantam Books
28. Snow, Herbert (1893), Cancer and the cancer process, J &A Churchill , in LeShan, Lawrence (1989), Cancer as a Turning Point: Penguin Putman
29. Evans, Elida (1926), Psychological Study of Cancer, Dodd, Mead & Company
30. (2004) Kanker, wat moet je ervan weten? KWF Kankerbestrijding
31. (2004) Kanker, wat moet je ervan weten? KWF Kankerbestrijding
32. Chopra, Deepak (1989)'Quantum Healing - Exploring the frontiers of mind-body medicine, New York: Bantam
33. Dollinger, Malin & Rosenbaum, Ernest H. & Cable, Greg (1997) Everyone's Guide to cancer therapy - How cancer is Diagnosed, Treated and Managed Day to Day, Toronto: Summerville House Books
34. Dollinger, Malin & Rosenbaum, Ernest H. & Cable, Greg (1997) Everyone's Guide to cancer therapy - How cancer is Diagnosed, Treated and Managed Day to Day, Toronto: Summerville House Books
35. Riley, Vernon (1975) Mouse Mammary Tumors: Alteration of incidence as apparent function of stress in Simonton, O. Carl & Simonton - Matthews, Stephanie & Creighton, James L (1978) Getting Well Again, New York: Bantam Books
36. Glasser, Ronald (1976) The body is the hero in Simonton, O. Carl & Simonton - Matthews, Stephanie & Creighton, James L (1978) Getting Well Again, New York: Bantam Books
37. West, P.M. (1954) Origin and development of the psychological approach to the cancer problem, University of California Press, 17-26
38. Barrios, A.A. (1961) Hypnosis as a possible means for curing cancer: unpublished
39. Rossi, E (1986) Psychobiology of Mind Body Healing, New York: W.W. Norton
40. Elizabeth Arias, Ph.D.; Robert N. Anderson, Ph.D.; Hsiang-Ching Kung, Ph.D.; Sherry L. Murphy, B.S.; Kenneth D. Kochanek, M.A. (2003) Deaths: Final Data for 2001, Division of Vital Statistics
41. Steward, FJ (1925) 'Cancer of the Breast, Recurrence Thirty-One Years After Operation' British Medical Journal 1, 156 in O'Regan, Brendan (ed) & Hirshberg, Caryle (ed) (1993) Spontaneous Remission - An annotated Bibliography: Inst. of Noetic Sciences
42. American Cancer Society (2002) SEER Cancer Statistics Review, 1973-1993.
43. American Cancer Society (2002) SEER Cancer Statistics Review, 1973-1998.
44. IKNL 2017 Meest voorkomende vormen van kanker
45. Blumberg, E.M. & West, R.M. & Ellis, F.W. (1954) 'Possible relationship between psychological factors and human cancer,' Psychosomatic Medicine, 16:277-290
46. Folkman, S (1997) 'Positive psychological states and coping with severe stress,' Social Science and Medicine, 45:1207-1221
47. Selye, Hans (1956) Stress Of Life, New York: McGraw-Hill
48. Selye, Hans (1956) Stress Of Life, New York: McGraw-Hill
49. Lazarus, Richard S. (1966) Psychological Stress and the Coping Process, New York: McGraw-Hill

50. Vingerhoets, AJJM & Rigter, H (ed.) (1994) Stress en Gezondheid, Tilburg: Tilburg University Press

51. Published at the Dept. of Medical Oncology, University of Newcastle upon Tyne

52. Basowitz, H & Persky, H & Korchin, S.J. & Grinker, R.R. (1955) Anxiety and Stress, New York: McGraw-Hill

53. Reid, D (1948) 'Sickness and stress in operational flying,' British J. of Social Medicine, 2:123-131

54. Fritz, C.E. (1957) 'Disaster compared in six American communities,' Human Organization, 16:6-9

55. Lazarus, Richard S. & Baker, R.W. & Broverman, M. & Mayer, J. (1957) 'Personality and psychological stress,' J. of Personality, 25:559-577

56. Vingerhoets, A.J.J.M. & Rigter, H. (ed.) (1994) Stress en Gezondheid, Tilburg: Tilburg University Press

57. Howard, Pierce J (1994) Owner's manual for the brain, Texas: Bard Press

58. Thompson, G (1988) The Psychobiology of Emotions, New York: Plenum

59. Plutchik, R (ed.) & Kellerman, H (ed.) (1989) The emotions: Theory, Research, and Experience - Measurement of Emotions, San Diego: Academic Press

60. Lazarus, Richard S. (1991) Emotion and Adaptation, New York: Oxford University Press

61. Folkman, S. (1997) 'Positive psychological states and coping with severe stress,' Social Science and Medicine, 45:1207-1221

62. Wolff, H.G. (1953) Stress and disease, Illinois: Charles C. Thomas in Monat, Alan (ed.) & Lazarus, Richard S. (ed.) (1977) Stress and Coping - Anthology, New York: Columbia University Press

63. Selye, Hans (1956) Stress Of Life, New York: McGraw-Hill

64. Holmes, T.H. & Rahe, R.H. (1967) 'Social readjustment rating scale,' J. of Psychosomatic Research, 11:213-218

65. Holmes, T.H. & Rahe, R.H. (1967) 'Social readjustment rating scale,' J. of Psychosomatic Research, 11:213-218

66. Brown, George W. (ed.) & Harris, Tirril O. (ed.) (1989) Life events and illness, New York: Guilford Press

67. Cochrane, R. & Robertson, A. (1973) 'Life Events Inventory - A Measure of the Relative Severity of Psycho-Social Stressors,' J. of Psychosomatic Research

68. Rahe, Richard H. & Bennett, L. & Romo, M. & Arthur, R.J. (1973) 'Subjects' recent life changes and coronary heart disease in Finland,' Am. J. Psychiatry, 130:1222-1226

69. Mattila, V.J. & Salokangas, R.K (1977) 'Life changes and social group in relation to illness onset,' J. of Psychosomatic Research, 21:167-174

70. Holmes, T.H. & Rahe, R.H. (1967) 'Social readjustment rating scale,' J. of Psychosomatic Research, 11:213-218

71. Brown, George W. (ed.) & Harris, Tirril O. (ed.) (1989) Life events and illness, New York: Guilford Press

72. Symington, T. & Currie, A.R. & Curran, R.S. & Davidson, J.N. (1955) Reaction of the adrenal cortex in conditions of stress, Boston: Little, Brown and company Hill in Monat, Alan (ed.) & Lazarus, Richard S. (ed.) (1977) Stress and Coping - Anthology, New York: Columbia University Press

73. Shannon, T.X. & Isbell, G.M. (1963) 'Stress in dental patients: Effect of local anesthetic procedures - Technical Report No SAM-TDR-63-29; US Air Force School of Aerospace Medicine,' Texas: Brooks Air Force Base

74. Epstein, S (1967) Towards a unified theory of anxiety, in B.A. Maher (ed.) Progress in Experimental Personality Research, Vol. 4, New York, Academic Press.

75. Brinbaum, R.M. (1964) Autonomic reaction to threat and confrontation conditions of psychological stress - unpublished doctoral dissertation, Berkely: University of California Press

76. Nomikos, M.S. & Opton, E.M. & Averil, J.R. & Lazarus, Richard S. (1968) 'Surprise versus suspense in the production of stress reaction,' J. of Personality and Social Psychology, 8:204-208

77. Lazarus, Richard S. & Averil, J.R. & Opton, E.M. (1970) Towards a cognitive theory of emotion, San Diego: Academic Press in Monat, Alan (ed.) & Lazarus, Richard S. (ed.) (1977) Stress and Coping - Anthology, New York: Columbia University Press

78. Lazarus, Richard S. & Deese, J. & Osler, S. (1951) Review of research on effects of psychological stress upon performance, Research Bulletin: Human Resource Research Center, 51-28 in Monat, Alan (ed.) & Lazarus, Richard S. (ed.) (1977) Stress and Coping - Anthology, New York: Columbia University Press

79. Arnold, M.B. (1960) Emotion and Personality – Vol. 1 + 2, New York: Columbia University Press in Monat, Alan (ed.) & Lazarus, Richard S. (ed.) (1977) Stress and Coping - Anthology, New York: Columbia University Press

80. Lazarus, Richard S. (1966) Psychological Stress and the Coping Process, New York: McGraw-Hill in Monat, Alan (ed.) & Lazarus, Richard S. (ed.) (1977) Stress and Coping - Anthology, New York: Columbia University Press

81. Appley, M.H. (1962) 'Motivation, threat perception, and the induction of psychological stress,' Proc. of the 16th International Congress of Psychology, 880-881 in Monat, Alan (ed.) & Lazarus, Richard S. (ed.) (1977) Stress and Coping - Anthology, New York: Columbia University Press

82. Goldstein, M.J. (1959) 'Relationship between coping and avoiding behavior and response to fear-arousing propaganda,' J. of Abnormal and Social Psychology, 58:247-252 in Monat, Alan (ed.) & Lazarus, Richard S. (ed.) (1977) Stress and Coping - Anthology, New York: Columbia University Press

83. Eckerman, W.C. (1964) 'Relationship of need achievement to production, job satisfaction, and psychological stress,' Dissertation Abstracts, 24:3446 in Monat, Alan (ed.) & Lazarus, Richard S. (ed.) (1977) Stress and Coping - Anthology, New York: Columbia University Press

84. Selye, Hans (1956) Stress of Life, New York: McGraw-Hill

85. Lazarus, Richard S. (1991) Emotion and Adaption, New York: Oxford University Press

86. Volgyesi, F.A. (1954) 'School for Patients - Hypnosis therapy and psychoprophylaxis,' British Journal of Medical Hypnosis, 5:8-17

87. Beecher, H.K. (1959) Measurement of subjective responses - Quantitative effects of drugs, New York: Oxford University Press Rossi, E. (1986) Psychobiology of Mind Body Healing, New York: W.W. Norton

88. Evans, F. (1985) Expectancy, therapeutic instructions, and the placebo response in Tursky, B (ed.) & Schwartz, G. (ed.) (1985) Placebo - Theory, research, and mechanism, New York: Guilford Press

89. Beecher, H.K. (1961) 'Surgery as placebo,' J. American Medical Association, 176:1102-1107

90. Brehm, M.F. & Back, K.W. & Bogdonoff, M.D. (1964) 'Physiological effect of cognitive dissonance under stress and deprivation,' J. of Abnormal and Social Psychology, 69:303-310 in Monat, Alan (ed.) & Lazarus, Richard S. (ed.) (1977) Stress and Coping - Anthology, New York: Columbia University Press;

91. Wrightsman, L.S. (1960) 'Effects of waiting with others on changes in level of felt anxiety,' J. of Abnormal and Social Psychology, 61:216-222 in Monat, Alan (ed.) & Lazarus, Richard S. (ed.) (1977) Stress and Coping - Anthology, New York: Columbia University Press

92. Wolf, S. (1950) 'Effects of suggestion and conditioning on the action of chemical agents in human subjects - The pharmacology of placebo's,' J. of Clinical Investigation, 29;100-109

93. Rossi, E. (1986) Psychobiology of Mind Body Healing, New York: W.W. Norton

94. Goleman Ph.D., Daniel (ed.) (1993) Mind Body Medicine - How to use your Mind for Better Health, New York: Consumer Reports Books

95. Fielding, J.W.L. & Fagg, S.L. & Jones, B.G. & Et Alia, (1983) 'An interim report of a prospective, randomized, controlled study of adjuvant chemotherapy in operable gastric cancer - British stomach cancer group,' World J Surg, 7:390-399

96. Cannon, Walter Bradford (1942) 'Voodoo Death,' Am. Anthropologist, 44:169-181 in Rossi, E. (1986) 'Psychobiology of Mind Body Healing,' New York: W.W. Norton

97. Cannon, Walter Bradford (1963) Wisdom of the body 2nd, New York: W.W. Norton in Rossi, E. (1986) Psychobiology of Mind Body Healing, New York: W.W. Norton

98. Simmons, Leo W. (1947) SUN CHIEF The Autobiography of a Hopi Indian, New Haven: Yale University Press

99. Simonton, O. Carl & Simonton - Matthews, Stephanie & Creighton, James L. (1978) Getting Well Again, New York: Bantam

100. Oosterwijk, Mieke (2004) Cognitieve strategieen van borstkankerpatienten en de relatie met coping - Longitudinale studie, University of Maastricht

101. Folkman, Susan (1997) 'Positive psychological states and coping with severe stress,' Social Science and Medicine, 45:1207-1221

102. Mechanic, D. (1962) Students under stress, New York: Free Press of Glencoe in Monat, Alan (ed.) & Lazarus, Richard S. (ed.) (1977) Stress and Coping - Anthology, New York: Columbia University Press

103. Folkman, S. (1997) 'Positive psychological states and coping with severe stress,' Social Science and Medicine, 45:1207-1221

104. Folkman, S. (1997) 'Positive psychological states and coping with severe stress,' Social Science and Medicine, 45:1207-1221

105. Menninger, Karl (1954) 'Regulatory Devices of the Ego Under Major Stress,' J. of the American Psychoanalytic Association, 1:67-106

106. Gendron, (1759) Enquiries into nature, knowledge, and the cure of cancers, in Simonton, O. Carl & Simonton - Matthews, Stephanie & Creighton, James L (1978) Getting Well Again, New York: Bantam

107. Simonton, O. Carl & Simonton - Matthews, Stephanie & Creighton, James L (1978) Getting Well Again, New York: Bantam
108. Ramirez, A.J. & Craig, TKC & Watson, J.P. & Fentiman, IS & North, W.R.S. & Rubens, R.D. (1989) 'Stress and relapse of breast cancer,' British Medical Journal, 298:291-293
109. Geyer, S (1991) 'Life events prior to manifestation of breast cancer - a limited prospective study covering eight years before diagnosis,' J. of Psychosomatic Research, 35:355-363
110. Forsen, A (1991) 'Psychosocial stress as a risk for breast cancer,' Psychotherapy and Psychosomatics, 55:176-185
111. Cooper, Cary L. & Faragher, E.B. (1993) 'Psychosocial Stress and Breast Cancer - the inter-relationship between stress events, coping strategies and personality,' Psychological Medicine, 23:653-662
112. Chen, C.C. & David, A.S. & Nunnerley, H & Michell, M & Dawson, J.L. & Berry, H & Dobbs, J & Fahy, T (1995) 'Adverse Life events and breast cancer - case-control study,' British Medical Journal, 311:1527-1530
113. Goodkin, Karl & Antoni, Michael H. & Blaney, P.H. (1986) 'Stress and hopelessness in the promotion of cervical intraepithelial neoplasia to invasive squamous cell carcinoma of the cervix,' J. of Psychosomatic Research, 30:67-76
114. Garssen, Bert (2001) Psychosociale factoren en het beloop van kanker - een literatuuroverzicht, tsg, 365-371
115. Snow, Herbert (1893) Cancer and the cancer process, London: J &A Churchill
116. Evans, Dr, Elida (1926) Psychological Study of Cancer, New York: Dodd, Mead & Company
117. Greene Jr, W.A. (1954) 'Psychological factors and reticuloendothelial disease I - Preliminary observations on a group of males with lymphomas and Leukemia,' Psychosomatic Medicine, 16:220-230
118. LeShan, Lawrence & Worthington, R.E. (1956) 'Some recurrent life history patterns observed in patients with malignant disease,' J. Nerv Ment. Disorders, 124:460-465
119. LeShan, PhD, Lawrence (1977) You can fight for your life, New York: M. Evans
120. Pennebaker, J.W. & Kiecolt-Glaser PhD, Janice K. & Glaser, Ronald (1988) 'Disclosure of traumas and immune function: Health implications for psychotherapy,' J. of Consulting and Clinical Psychology, 56;2;239-245
121. Holland, Jimmy C (1990) Behavioral and Psychological Risk Factors in Cancer - Human Studies, New York: Oxford University Press
122. LeShan, PhD, Lawrence (1989) Cancer as a Turning Point, Penguin Putman
123. Cooper, Cary L. & Faragher, E.B. (1993) 'Psychosocial Stress and Breast Cancer - the inter-relationship between stress events, coping strategies and personality,' Psychological Medicine, 23:653-662
124. Glaser, Ronald & Kiecolt-Glaser PhD, Janice K. (1994) Stress-Associated Immune Modulation and Its Implications for Reactivation of Latent Herpes viruses, Ohio State University Medical Center
125. Martikainen, P & Valkonen, T (1996) 'Mortality after death of a spouse - Rates and causes of death in a large Finnish cohort,' Am. J. of Public Health, 86:1087-1093
126. Booth, Gary (1969) 'General and organic specific object relationships in cancer,' Ann. N.Y, Acad. Sci, 164; 568-577
127. Greer, Steven & Morris, T. (1975) 'Psychological attributes of women who develop breast cancer - A controlled study,' J. of Psychosomatic Research, 19; 147-153
128. Holmes, T.H. & Rahe, Richard H. (1967) 'Social readjustment rating scale,' J. of Psychosomatic Research, 11:213-218
129. Brown, G.W. & Harris, T (1979) College life events and difficulty schedule, the - directory of severity for longer term difficulties, University of London
130. Kissen, David M. (1967) 'Psychosocial factors, personality and lung cancer in men aged 55-64,' British J. Med. Psychology, 40:29
131. LeShan, Lawrence & Worthington, R.E. (1956) 'Some recurrent life history patterns observed in patients with malignant disease,' J. Nerv Ment. Disorders, 124:460-465
132. Simonton, O. Carl & Simonton - Matthews, Stephanie (1975) 'Belief Systems and management of emotional aspects of malignancy,' J. of Transpersonal Psychology, 7 no. 1: 29-48
133. Blumberg, E.M. & West, R.M. & Ellis, F.W. (1954) 'Possible relationship between psychological factors and human cancer,' Psychosomatic Medicine, 16:277-290
134. Jansen, M.A. & Muenz, L.R. (1984) 'Retrospective study of personality variables associated with fibrocystic disease and breast cancer, A,' J. of Psychosomatic Research, 28;35-42
135. Stavraky, K.M & Donner, A.P. & Kincade, J.E. & Stewart, M.A. (1988) 'Effect of psychosocial factors on lung cancer mortality at one year,' J Clin. Epidemiology, 41:75-82

136. Kune, G.A. & Kune, S. & Watson, L.F. & Bahnson, Claus Bahne (1991) 'Personality as a risk factor in large bowel cancer - data from the Melbourne Colorectal Cancer Study,' Psychological Medicine, 21(1):29-41

137. Petitto, J.M. (1993) 'Genetic differences in social behavior - Relation to NK function and tumor development,' Neuropsychopharmacology, 8:35

138. LeShan, PhD, Lawrence & Worthington, R.E. (1956) 'Personality as a factor in the pathogenesis of cancer - Review of the literature,' British J. Med. Psychology, 29:49-56

139. Brémond, A & Kune, G.A. & Bahnson, Claus Bahne (1986) 'Psychosomatic factors in breast cancer patients - Results of a case control study,' J. of Psychosomatic Obstetrics and Gynecology, 5;127-136

140. Temoshok, Linda (1987) 'Personality, Coping Style, Emotion and Cancer - Towards an Integrative Model,' Cancer Surveys, 6(3)545-567

141. Simonton, O. Carl & Simonton - Matthews, Stephanie (1978) Getting Well Again, New York: Bantam

142. Bahnson, Claus Bahne & Bahnson, M.B. (1966) 'Role of ego defenses - Denial and repression in the etiology of malignant neoplasm,' Ann. N.Y, Acad. Sci, 125; 827-845

143. Bahnson, M.B. & Bahnson, Claus Bahne (1969) 'Ego defenses in cancer patients,' Ann. N.Y, Acad. Sci, 14;164(2):546-59

144. Temoshok, Linda (1987) 'Personality, Coping Style, Emotion and Cancer - Towards an Integrative Model,' Cancer Surveys, 6(3)545-567

145. LeShan, Lawrence (1989) Cancer as a Turning Point, Penguin Putman

146. Evans, Dr, Elida (1926) Psychological Study of Cancer, New York: Dodd, Mead & Company

147. Greene Jr., W.A. (1954) 'Psychological factors and reticuloendothelial disease I - Preliminary observations on a group of males with lymphomas and leukemia,' Psychosomatic Medicine, 16:220-230

148. LeShan, PhD, Lawrence (1977) You Can Fight for Your Life, New York: M. Evans

149. LeShan, PhD, Lawrence (1989) Cancer as a Turning Point, Penguin Putman

150. Bahnson, Claus Bahne & Bahnson, M.B. (1966) 'Role of ego defenses - Denial and repression in the etiology of malignant neoplasm,' Ann. N.Y, Acad. Sci, 125; 827-845

151. Bahnson, M.B. & Bahnson, Claus Bahne (1969) 'Ego defenses in cancer patients,' Ann. N.Y, Acad. Sci, 14;164(2):546-59

152. Newton, Bernhauer W. (1982) 'Use of Hypnotherapy in the Treatment of Cancer Patients,' American Journal of Clinical Hypnosis, 25(2-3):104-113

153. LeShan, PhD, Lawrence (1989) Cancer as a Turning Point, Penguin Putman

154. LeShan, PhD, Lawrence (1989) Cancer as a Turning Point, Penguin Putman

155. LeShan, PhD, Lawrence (1977) You Can Fight for Your Life, New York: M. Evans

156. LeShan, PhD, Lawrence (1989) Cancer as a Turning Point, Penguin Putman

157. Visintainer, M.A. (1982) 'Tumor rejection in rats after inescapable or escapable shock,' Science, 216:437

158. Sklar, Lawrence S. & Anisman, Hymie (1981) 'Stress and cancer,' Psychological Bulletin, 89;369-406

159. Greer, S. & Silverfarb, Peter M (1982) 'Psychological Concomitants of Cancer - Current State of Research,' Psychological Medicine, 12:567-568

160. Temoshok, Linda (1987) 'Personality, coping style, emotion and cancer,' Cancer Survivor, 6:545

161. Peterson, C. & Maier, S.F. & Seligman, M.E.P. (1987) Learned helplessness - A theory for the age of personal control, New York: Oxford University Press

162. Shavit, Yehuda (1990) 'Stress-Induced Immune Modulation in Animals - Opiates and Endogenous Opiod Peptiden,' Academic Press, 789-790 in Ader, Robert & Cohen, Nicholas & Felten, David (1990) PsychoNeuroImmunology, San Diego: Academic Press

163. Wiedenfeld, S.A. & O'Leary, A & Bandura, A & Brown, S & Levine, S & Raska, K (1990) 'Impact of perceived self-efficacy in coping with stressors on components of the immune system,' J. of Personality and Social Psychology, 59(5):1082-1094

164. Blancy, N.T. & Feaster, D. & Goodkin, K. (1992) 'Active coping style is associated with natural killer cell cytotoxicity in asymptomatic HIV-1 seropositive homosexual men,' J. of Psychosomatic Research, 36-635-650

165. Peterson, C. & Bossio, Lisa M. (1993) Healthy Attitudes - Optimism, Hope and Control, New York: Consumer Reports Books

166. Grossarth-Maticek, Ronald & Eysenck, Hans Jurgen (1995) 'Self-Regulation and Mortality from Cancer, Coronary Heart Disease, and Other Causes - A Prospective Study,' Personality and Individual Differences, 6:781-795

167. Goodkin, Karl & Antoni, Michael H. & Servin, B.U. & Fox, B.H. (1993) 'Partially testable, predictive model of psychosocial factors in the etiology of cervical cancer - I biological psychological and social aspects,' Psycho-Oncology, 2:79-98

168. Visser, Adriaan P. & Vingerhoets, A.J.J.M. & Goodkin, Karl & Peters, L. & Doornbosch, M. (1998) 'Voorstadia van baarmoederhalskanker - Spelen ook psychosociale en gedragsfactoren een rol?,' Medisch Contact, 295-297

169. Andersen, M. Robyn & Urban, Nicole (1999) 'Participation in decision-making regarding follow-up care improves quality of life among breast-cancer survivors,' An. of Behavioral Medicine, 21

170. Martin, Dr, Paul (1999) Healing Mind - The Vital Links Between Brain and Behavior, Immunity and Disease, St. Martin's Griffin

171. Cunningham, Alastair J. & Phillips, Cathy & Lockwood, Gina A. & Hedley, David W. & Edmonds, Claire V.I. (2000) 'Association of involvement in psychological self-regulation with longer survival in patients with metastatic cancer: an exploratory study,' Advances in Mind Body Medicine, 16(4):287-294.

172. Cunningham, Alastair J. & Edmonds, Claire V.I. & Phillips, Cathy & Soots, K.I. & Hedley, David W. & Lockwood, Gina A. (2000) 'Prospective, longitudinal study of the relationship of psychological work to duration of survival in patients with metastatic cancer,' Psycho-Oncology, 9(4):323-339

173. Cunningham, Alastair J. & Phillips, Cathy & Stephen, J & Edmonds, Claire V.I. (2002) 'Fighting for Life - A Qualitative Analysis of the Process of Psychotherapy-Assisted Self-Help in Patients With Metastatic Cancer,' Integrative Cancer Therapies, 1;2;146-161

174. Simonton, O. Carl & Simonton - Matthews, Stephanie (1978) Getting Well Again, New York: Bantam;

175. Simonton, O. Carl & Simonton - Matthews, Stephanie (1978) Getting Well Again, New York: Bantam

176. Cunningham, Alastair J. & Edmonds, Claire V.I. & Phillips, Cathy & Soots, K.I. & Hedley, David W. & Lockwood, Gina A. (2000) 'Prospective, longitudinal study of the relationship of psychological work to duration of survival in patients with metastatic cancer,' Psycho-Oncology, 9(4):323-39

177. Greer, S. & Morris, T. & Pettingale, K.W. (1979) 'Psychological responses to breast cancer - effect and outcome,' Lancet, 13:785-787

178. Greer, S. & Morris, T. & Pettingale, K.W. & Haybittle, J.L. (1990) 'Psychological response to breast cancer and 15-year outcome,' Lancet, 335:49-50

179. Dean, C. & Surtees, P.G. (1989) 'Do psychological factors predict survival in breast cancer?' J. of Psychosomatic Research, 33:561-569

180. Butow, P.N. & Coates, A.S. & Dunn, S.M. (1999) 'Psychosocial predictors of survival in metastatic melanoma,' J Clin Oncology, 17:2256-2263

181. Butow, P.N. & Coates, A.S. & Dunn, S.M. (2000) 'Psychosocial predictors of survival - Metastatic breast cancer,' Ann. Oncology, 11:469-474

182. Oosterwijk, Mieke (2004) Cognitieve stragegieen van borstkankerpatienten en de relatie met coping - longitudinale studie, University of Maastricht

183. Cooper, Cary L. & Faragher, E.B. (1993) 'Psychosocial Stress and Breast Cancer,' Psychological Medicine, 23:653

184. Bleiker, Eveline M.A. & Ploeg, Henk. van der & Hendriks, Jan H.C.L. & Ader, Herman J (1996) 'Personality Factors and Breast Cancer Development - a Prospective Longitudinal Study,' J. Nat. Cancer Institute, 88-20:1480-1482

185. Temoshok, Linda (1985) 'Biopsychological Studies on Cutaneous Malignant Melanoma - Psychosocial Factors Associated with prognostic indicators, Progression, Psychophysiology, and tumor-Host Response,' Social Science and Medicine, 20(8):833-840 in Lerner, Michael (1994) Choices in Healing, Cambridge: MIT Press;

186. Pert, C.B. (1997) Molecules of Emotion - Why You Feel the Way You Feel, New York: Simon and Schuster; 285

187. Moyers, Bill (1993) Healing and the Mind, New York: Bantam

188. Temoshok, Linda (1985) 'Biopsychological Studies on Cutaneous Malignant Melanoma - Psychosocial Factors Associated with prognostic indicators, Progression, Psychophysiology, and tumor-Host Response,' Social Science and Medicine, 20(8):833-840 in Lerner, Michael (1994) Choices in Healing, Cambridge: MIT Press;

189. Pert, Candace B. (1997) Molecules of Emotion - Why You Feel the Way You Feel, New York: Simon and Schuster

190. Blumberg, E.M. & West, R.M. & Ellis, F.W. (1954) 'Possible relationship between psychological factors and human cancer,' Psychosomatic Medicine, 16:277-290

191. LeShan, PhD, Lawrence & Worthington, R.E. (1956) 'Loss of cathexes as a common psychodynamic characteristic of cancer patients - An attempt at statistical validation of a clinical hypothesis,' Psychological Report, 2:183-193

192. LeShan, PhD, Lawrence (1977) You can fight for your life, New York: M. Evans

193. Goldfarb, O. Charles & Driessen, J. & Cole, D. (1967) 'Psychophysiological aspects of malignancy,' Am. J. Psychiatry, 123:1545-1551

194. Kissen, David M. (1966) 'Significance of personality in lung cancer in men,' Ann. N.Y, Acad. Sci, 125:820-826

195. Dattore, P.J. & Shontz, F.C. & Coyne, L (1980) 'Premorbid personality differentiation of cancer and noncancer groups: a test of the hypothesis of cancer proneness,' J. of Consulting and Clinical Psychology, 48(3):388-94

196. Watson, M & Pettingale, K.W. & Greer, Steven (1984) 'Emotional control and autonomic arousal in breast cancer patients,' J. of Psychosomatic Research, 28;467-474

197. Greer, S. & Morris, T. (1975) 'Psychological attributes of women who develop breast cancer - A controlled study,' J. of Psychosomatic Research, 19; 147-153

198. Greer, S. & Morris, T. (1978) 'Study of psychological factors in breast cancer - Problems of,' Social Science and Medicine, 12:129-134

199. Bagley, C (1979) 'Control of the emotions, remote stress and the emergence of breast cancer,' Int J Clin Psychol, 6(2):213-220

200. Tarlau, M & Smalheiser, I (1951) 'Personality patterns in patients with malignant tumors of the breast and cervix - Exploratory study,' Psychosomatic Medicine, 13;117-121

201. Reznikoff, M. (1955) 'Psychological factors in breast cancer - a preliminary study of some personality trends in patients with cancer of the breast,' Psychosomatic Medicine, 18;2;96-108

202. Schonfield, J (1975) 'Psychological and life-experience differences between Israeli women with benign and cancerous breast lesions,' J. of Psychosomatic Research, 19;229-234

203. Brémond, A & Kune, G.A. & Bahnson, Claus Bahne (1986) 'Psychosomatic factors in breast cancer patients - Results of a case control study,' J. of Psychosomatic Obstetrics and Gynecology, 5;127-136

204. Weihs, K.L. & Enright, T.M. & Simmens, S.J. & Reiss, D (2000) 'Negative affectivity, restriction of emotions, and site of metastases predict mortality in recurrent breast cancer,' J. of Psychosomatic Research, 49:59-68

205. Ganz, Bernhard J (1991) 'Psychosocial issues in lung cancer patients (part 1),' Chest, 99:216-223

206. Thomas, Caroline B. & Duszynski, Karen R. & Shaffer, J. W (1974) 'Closeness to parents and the family constellation in a - prospective study of five disease states: suicide, mental illness, malignant tumor, hypertension and coronary heart disease,' John Hopkins Medical Journal, 134 No 5: 251-270

207. Bieliauskas, Linus A & Garron, David C (1982) 'Psychological depression and cancer,' Gen. Hospital Psychiatry 4: 187-195 in brown

208. Jensen, M.R. (1987) 'Psychobiological factors predicting the course of breast cancer,' J. of Personality, 55:317-342 in Visser, Adriaan & Remie, Margot & Garssen, Bert (2000) Psychosociale begeleiding en onderzoek bij kanker en aids, Utrecht: Helen Dowling Instituut;

209. Weihs, K & Simmens, S & Reiss, D (1996) 'Survival in recurrent breast cancer patients predicted by patient coping style,' Tilburg: Katolieke Universiteit Brabant in Visser, Adriaan & Remie, Margot & Garssen, Bert (2000) Psychosociale begeleiding en onderzoek bij kanker en aids, Utrecht: Helen Dowling Instituut;

210. Weihs, K & Enright, T.M. & Simmens, S & Reiss, D (2000) 'Negative affectivity, restriction of emotions, and site of metastases predict mortality in recurrent breast cancer,' J. of Psychosomatic Research, 49:59-68

211. Gross, J. (1989) 'Emotional expression in cancer onset and progression,' Social Science and Medicine, 28:1239-1248

212. Cooper, Cary L. & Faragher, E.B. (1993) 'Psychosocial Stress and Breast Cancer,' Psychological Medicine, 23:653

213. Garssen, Bert (2000) Rol van psychologische factoren bij het ontstaan en beloop van kanker, Utrecht: Helen Dowling Instituut

214. Garssen, Bert (2001) Psychosociale factoren en het beloop van kanker - een literatuuroverzicht, tsg, 365-371

215. Reynolds, P & Hurley, S & Torres, M & Jackson, J & Boyd, P & Chen, V.W. (2000) 'Use of coping strategies and breast cancer survival - Results from the black/white cancer survival study,' Am. Jo of Epidemiology, 152:940-949

216. Hislop, T.G. & Waxler, N.E. & Coldman, A.J. & Elwood, J.M. & Kan, L (1987) 'Prognostic significance of psychosocial factors in women with breast cancer,' J. Chronic Disease, 40:729-735

217. Pert, C.B. (1997) Molecules of Emotion - Why You Feel the Way You Feel, New York: Simon and Schuster
218. Garssen, Bert (2002) 'Psycho-oncology and cancer - linking psychosocial factors with cancer development,' Ann. Oncology, 13:171-175
219. Bleiker, Eveline M.A. (1995) Personality factors and breast cancer - A prospective study of the relationship between psychological factors and the development of breast cancer, Vrije Universiteit Amsterdam, 261
220. Wirsching, M. & Hoffmann, F & Stierlin, H & Weber, G & Wirsching, B (1985) 'Prebioptic psychological characteristics of breast cancer patients,' Psychotherapy and Psychosomatics, 43:69-76
221. Watson, M & Pettingale, K.W. & Greer, Steven (1984) 'Emotional control and autonomic arousal in breast cancer patients,' J. of Psychosomatic Research, 28;467-474
222. Grossarth-Maticek, R & Bastiaan, Ronald Jan & Kanazir, Dusan (1985) 'Psychosocial factors as strong predictions of mortality from cancer, ischemic heart disease and stroke - Yugoslav Prospective Study,' J. of Psychosomatic Research, Vol. 29, pp. 167-176.
223. Temoshok, Linda & Dreher, Henry (1992) Type C Connection, The - The Mind-Body Link to cancer and your Health, Random House
224. Bleiker, Eveline M.A. & Ploeg, Henk. van der & Hendriks, Jan H.C.L. & Ader, Herman J (1996) 'Personality Factors and Breast Cancer Development - a Prospective Longitudinal Study,' J. Nat. Cancer Institute, 88-20:1480-1482
225. Hislop, T.G. & Waxler, N.E. & Coldman, A.J. & Elwood, J.M. & Kan, L (1987) 'Prognostic significance of psychosocial factors in women with breast cancer,' J. Chronic Disease, 40:729-735
226. Waxler-Morrison, N & Hislop, T.G. & Mears, B & Kan, L (1991) 'Effects of social relationships on survival for woman with breast cancer - a prospective study,' Social Science and Medicine, 33:177-183
227. Reynolds, P & Kaplan, G.A. (1990) 'Social connections and risk for cancer - Prospective evidence from the Alameda Country study,' Behavioral Medicine, 16:101-110
228. Maunsell, E & Brisson, J & Dechenes, L (1995) 'Social support and survival among women with breast cancer,' Cancer, 76:631-637
229. Pert, C.B. (1997) Molecules of Emotion - Why You Feel the Way You Feel, New York: Simon and Schuster;
230. Gilbar, Ora (1996) 'The connection between the psychological condition of breast cancer patients and survival - A follow-up after eight years,' Gen. Hospital Psychiatry, 18;4;266-270
231. Weihs, K.L. & Enright, T.M. & Simmens, S.J. & Reiss, D (2000) 'Negative affectivity, restriction of emotions, and site of metastases predict mortality in recurrent breast cancer,' J. of Psychosomatic Research, 49:59-68
232. LeShan, PhD, Lawrence & Worthington, R.E. (1956) 'Loss of cathexes as a common psychodynamic characteristic of cancer patients - An attempt at statistical validation of a clinical hypothesis,' Psychological Report, 2:183-193
233. LeShan, PhD, Lawrence (1977) You Can Fight for Your Life, New York: M. Evans
234. Goldfarb, O. Charles & Driessen, J. & Cole, D. (1967) 'Psychophysiological aspects of malignancy,' Am. J. Psychiatry, 123:1545-1551
235. Greer, S. & Morris, T. (1975) 'Psychological attributes of women who develop breast cancer - A controlled study,' J. of Psychosomatic Research, 19; 147-153
236. Greer, S. & Morris, T. (1978) 'Study of psychological factors in breast cancer - Problems of,' Social Science and Medicine, 12:129-134
237. Scherg, H & Cramer, I & Blohmke, M (1981) 'Psychosocial factors and breast cancer - a critical re-evaluation of established hypothesis,' Cancer Detect Prevention, 4(1-4):165-171
238. Watson, M & Pettingale, K.W. & Greer, Steven (1984) 'Emotional control and autonomic arousal in breast cancer patients,' J. of Psychosomatic Research, 28;467-474
239. Jansen, M.A. & Muenz, L.R. (1984) 'Retrospective study of personality variables associated with fibrocystic disease and breast cancer, A,' J. of Psychosomatic Research, 28;35-42
240. Brémond, A & Kune, G.A. & Bahnson, Claus Bahne (1986) 'Psychosomatic factors in breast cancer patients - Results of a case control study,' J. of Psychosomatic Obstetrics and Gynecology, 5;127-136
241. Simonton, O. Carl & Simonton - Matthews, Stephanie (1975) 'Belief Systems and management of emotional aspects of malignancy,' J. of Transpersonal Psychology, 7 no 1: 29-48
242. Cooper, Cary L. & Faragher, E.B. (1993) 'Psychosocial Stress and Breast Cancer,' Psychological Medicine, 23:653
243. Garssen, Bert (2002) 'Psycho-oncology and cancer - linking psychosocial factors with cancer development,' Ann. Oncology, 13:171-175

244. Garssen, Bert (2004) 'Psychological factors and cancer development - Evidence after 30 years of research,' Clinical Psychology Review

245. Schmale, A.H. & Iker, H (1971) 'Hopelessness as a predictor of cervical cancer,' Social Science and Medicine, 5:95-100

246. Temoshok, Linda (1987) 'Personality, coping style, emotion and cancer,' Cancer Survivor, 6:545

247. Goldfarb, O. Charles & Driessen, J. & Cole, D. (1967) 'Psychophysiological aspects of malignancy,' Am. J. Psychiatry, 123:1545-1552

248. Thomas, Caroline B. & Duszynski, Karen R. & Shaffer, J. W (1974) 'Closeness to parents and the family constellation in a prospective study of five disease states: suicide, mental illness, malignant tumor, hypertension and coronary heart disease,' John Hopkins Medical Journal, 134 No 5: 251-270

249. Bahnson, Claus Bahne (1980) 'Stress and cancer - State of the Art,' Psychosomatics, 21(12):975-980

250. Jensen, M.R. (1987) 'Psychobiological factors predicting the course of breast cancer,' J. of Personality, 55:317-342

251. Everson, S.A. & Goldberg, D.E. & Kaplan, G.A. & Cohen, R.D. & Pukalla, E & Tuomilehto, J & Salonen, J.T. (1996) 'Hopelessness and risk of mortality and incidence of myocardial infarction and cancer,' Psychological Medicine, 58:113-121

252. Schulz, R. & Bookwala, J. & Knapp, J.E. & Scheier, M. & Williamson, G.M. (1996) 'Permission, age and cancer mortality,' Psychology of Aging, 11:304-309

253. Molassiotis, A. & Vandenakker, O.B.A. & Milligan, D.W. & Goldman, J.M. (1997) 'Symptom distress, coping style and biological variables as predictors of survival after bone marrow transplantation,' J. of Psychosomatic Research, 42:275-285

254. Watson, M. & Haviland, J.S. & Greer, S. & Davidson, J.N. & Bliss, J.M. (1998) 'Does psychological response influence survival from breast cancer?' Psycho-Oncology, 7:284

255. Garssen, Bert (2000) Rol van psychologische factoren bij het ontstaan en beloop van kanker, Utrecht: Helen Dowling Instituut

256. Garssen, Bert (2001) Psychosociale factoren en het beloop van kanker - een literatuuroverzicht, tsg, 365-371

257. Watson, M. & Haviland, J.S. & Greer, Steven & Davidson, J. & Bliss, J.M. (1999) 'Influence of psychological response on survival in breast cancer,' Lancet, 16;354:1331-1336

258. Greer, S. & Morris, T. & Pettingale, K.W. (1979) 'Psychological responses to breast cancer - effect and outcome,' Lancet, 13:785-787

259. Greer, S. & Silverfarb, Peter M. (1982) 'Psychological Concomitants of Cancer - Current State of Research,' Psychological Medicine, 12:567-568

260. Greer, S. (1991) 'Psychological response to cancer and survival,' Psychological Medicine, 21:43-49

261. Greer, S. & Morris, T. & Pettingale, K.W. & Haybittle, J.L. (1990) 'Psychological response to breast cancer and 15-year outcome,' Lancet, 335:49-50

262. Everson, S.A. & Goldberg, D.E. & Kaplan, G.A. & Cohen, R.D. & Pukalla, E. & Tuomilehto, J. & Salonen, J.T. (1996) 'Hopelessness and risk of mortality and incidence of myocardial infarction and cancer,' Psychosomatic Medicine, 58:113-121

263. Grossarth-Maticek, Ronald & Bastiaan, Ronald Jan & Kanazir, Dusan (1985) 'Psychosocial factors as strong predictions of mortality from cancer, ischemic heart disease and stroke - Yugoslav Prospective Study,' J. of Psychosomatic Research, Vol. 29, pp. 167-176.

264. Bartrop, R.W. & Luckhurst, E. & Lazarus, L. & Kiloh, L.G. & Penny, R. (1977) 'Depressed lymphocyte function after bereavement,' Lancet, 1:834-839

265. Jasmin, C. & Le, M.G. & Marty, P & Herzberg, R (1990) 'Evidence for a link between certain psychological factors and the risk of breast cancer in a case-control study - Psycho-Oncologic Group (P.O.G.).,' Ann. Oncology, 1(1):22-29

266. Cooper, Cary L. & Faragher, E.B. (1993) 'Psychosocial Stress and Breast Cancer - the inter-relationship between stress events, coping strategies and personality,' Psychological Medicine, 23:653-662

267. Glaser, Ronald & Kiecolt-Glaser PhD, Janice K. & Speicher, C.E. & Holliday, J.E. (1985) 'Stress, Loneliness, and Changes in Herpes Virus Latency,' J. of Behavioral Medicine, 8(3):249-260

268. Kiecolt-Glaser PhD, Janice K. (1984) 'Stress and the transformation of lymphocytes by Epstein-Bar Virus,' J. of Behavioral Medicine, 7(1): 1-12

269. Reynolds, P & Kaplan, G.A. (1990) 'Social connections and risk for cancer - Prospective evidence from the Alameda County study,' Behavioral Medicine, 16:101-110

270. Berkman, L.F. & Syme, S.L. (1979) 'Social Networks, Host Resistance and Mortality - A nine-year follow up study of Alameda County residents,' Am. Jo of Epidemiology, 109:186-204)

271. Ell, K & Nishimoto, R & Mediansky, L & Mantell, J & Hamovitch, M (1992) 'Social relations, social support and survival among patients with cancer,' J. of Psychosomatic Research, 36:531-541

272. Spiegel, David (1997) 'Psychosocial aspects of breast cancer treatment,' Seminars in Oncology, 24(1), Suppl 1 (February):S1-36-S1-47

273. Maunsell, E. & Brisson, J. & Dechenes, L (1995) 'Social support and survival among women with breast cancer,' Cancer, 76:631-637

274. Waxler-Morrison, N. & Hislop, T.G. & Mears, B. & Kan, L. (1991) 'Effects of social relationships on survival for woman with breast cancer - a prospective study,' Social Science and Medicine, 33:177-183

275. LeShan, Lawrence (1989) Cancer as a Turning Point, Penguin Putman

276. LeShan, PhD, Lawrence & Worthington, R.E. (1956) 'Loss of cathexes as a common psychodynamic characteristic of cancer patients - An attempt at statistical validation of a clinical hypothesis,' Psychological Report, 2:183-193

277. LeShan, PhD, Lawrence (1977) You Can Fight for Your Life, New York: M. Evans

278. Kissen, David M. (1967) 'Psychosocial factors, personality and lung cancer in men aged 55-64,' British J. Med. Psychology, 40:29

279. Kune, G.A. & Kune, S. & Watson, L.F. & Bahnson, Claus Bahne (1991) 'Personality as a risk factor in large bowel cancer - data from the Melbourne Colorectal Cancer Study,' Psychological Medicine, 21(1):29-41

280. Thomas, Caroline B. & Duszynski, Karen R. & Shaffer, J. W (1974) 'Closeness to parents and the family constellation in a prospective study of five disease states: suicide, mental illness, malignant tumor, hypertension and coronary heart disease,' John Hopkins Medical Journal, 134 No 5: 251-270

281. Shaffer, J.W. & Duszynski, Karen R. & Thomas, Caroline B. (1982) 'Family attitudes in youth as a possible precursor of cancer among physicians - a search for explanatory mechanisms,' J. of Behavioral Medicine, 5:143-163

282. Bahnson PhD, Claus Bahne (1980) 'Stress and cancer - State of the Art,' Psychosomatics, 21(12):975-980

283. Lerner, Michael (1994) Choices in Healing, Cambridge: MIT Press

284. Hamer, Ryke Geert (1999) Vermächtnis einer NEUEN MEDIZIN teil 1 - Die 5 biologischen Naturgesetze: Krebs, Leukamie, Epilepsie, Koln, Germany: Amici di Dirk Verlag

285. Hamer, Ryke Geert (1999) Vermächtnis einer NEUEN MEDIZIN teil 2 - Die 5 biologischen Naturgesetze: Psychosen, Syndrome, Krebs bei kindern tieren, pflanzen, Koln, Germany: Amici di Dirk Verlag

286. Lerner, Michael (1994) Choices in Healing, Cambridge: MIT Press

287. Gendron, (1759) Enquiries into nature, knowledge, and the cure of cancers

288. Thomas, Caroline B. & Duszynski, Karen R. & Shaffer, J.W. (1973) 'Closeness to parents and the family constellation in a prospective study of five disease states: suicide, mental illness, malignant tumor, hypertension and coronary heart disease,' John Hopkins Medical Journal, 134 No 5: 251-270

289. Persky, V.W. & Kempthorne-Rawson, J. & Shekelle, R.B. (1987) 'Personality and risk of cancer,' Psychosomatic Medicine, 49(5):435-49

290. Simonton, O. Carl & Simonton - Matthews, Stephanie & Creighton, James L. (1978) Getting Well Again, New York: Bantam

291. Simonton, O. Carl & Simonton - Matthews, Stephanie & Creighton, James L. (1978) Getting Well Again, New York: Bantam

292. Simonton, O. Carl & Simonton - Matthews, Stephanie & Sparks, T.F. (1980) 'Psychological Intervention and Survival Time of Patients with Metastatic Breast cancer,' Psychosomatics, 21:226-233

293. Spiegel, David & Spira, James (1991) Supportive-expressive group therapy - A treatment manual of psychosocial intervention for women with recurrent breast cancer, Stanford: Psychosocial treatment laboratory, Stanford Univ. of Med.

294. Spiegel, David (1993) Brief Supportive-Expressive Group Therapy for Women with Primary Breast Cancer - a treatment manual, Stanford: Psychosocial treatment laboratory, Stanford Univ. of Med.

295. Spiegel, David & Spira, James (1991) Supportive-expressive group therapy - A treatment manual of psychosocial intervention for women with recurrent breast cancer, Stanford: Psychosocial treatment laboratory, Stanford Univ. of Med.

296. Spiegel, David (1993) Brief Supportive-Expressive Group Therapy for Women with Primary Breast Cancer - a treatment manual, Stanford: Psychosocial treatment laboratory, Stanford Univ. of Med.

297. Spiegel, David & Bloom, J.R. (1983) 'Group therapy and hypnosis reduce metastatic breast carcinoma pain,' Archives of General Psychiatry, 38:527-533

298. Spiegel, David (1991) Psychological Treatment Manual for Patients with Cancer, unpublished

299. Spiegel, David & Spira, J. (1991) Supportive-expressive group therapy - A treatment manual of psychosocial intervention for women with recurrent breast cancer, Stanford: Psychosocial treatment laboratory, Stanford Univ. of Med.

300. Vries, de, Marco J. & Schilder, Johannes N. & Mulder, Cornelis L. & Vrancken, Adriana M.E. & Remie, Margot E. & Garssen, Bert (1997) 'Phase II study of psychotherapeutic intervention in advanced cancer,' Psycho-Oncology, 6:129-137

301. Spiegel, David & Kraemer, H.C. & Bloom, J.R. & Gottheil, E. (1989) 'Effect of psychosocial Treatment on Survival of Patients with Metastatic Breast Cancer,' Lancet, Vol. II (8668):888-891

302. Deurzen, Emmy. van (1990) Existential Therapy, Open Univ Pr.

303. Frankl, Victor E. (1959) Man's Search For Meaning, New York: Washington Square Press

304. Spiegel, David & Bloom, J.R. & Yalom, I.D. (1981) 'Group support for patients with metastatic cancer - A randomized prospective outcome study,' Archives of General Psychiatry, 38:527-533

305. Grossarth-Maticek, Ronald & Kanazir, Dusan T. & Schmidt, P & Vetter, H (1982) 'Psychosomatic factors in the progress of cancerogenesis, Theoretical models and empirical results,' Psychotherapy and Psychosomatics, 38;284-302

306. Grossarth-Marticek, R. & Schmidt, P. & Vetter, H. & Arundt, S. (1984) Psychotherapy research in oncology in Steptoe, A. (ed.)& Mathews, A. (ed.)(1984) Health Care and Human Behavior, San Diego: Academic Press

307. Grossarth-Marticek, R. & Eysenck, H.J. (1991) 'Creative novation behaviour therapy as a prophylactic treatment for cancer and coronary heart disease - Part I: description of treatment,' Behav Res Ther, 29:1-16

308. Grossarth-Maticek, Ronald & Bastiaan, Ronald Jan & Kanazir, Dusan T. (1985) 'Psychosocial factors as strong predictions of mortality from cancer, ischemic heart disease and stroke - Yugoslav Prospective Study,' J. of Psychosomatic Research, Vol. 29, pp. 167-176.

309. Grossarth-Maticek, Ronald & Eysenck, Hans Jurgen (1995) 'Self-regulation and mortality from cancer, coronary heart disease, and other causes - A prospective study,' Personality and Individual Differences, 19(6):781-795

310. Simonton, O. Carl (1992) Healing Journey - The Simonton Center Program for Achieving Physical, Mental and Spiritual Health, New York: Bantam

311. Eysenck, H.J. & Grossarth-Marticek, R (1991) 'Creative novation behaviour therapy as a prophylactic treatment for cancer and coronary heart disease - Part II effects of treatment,' Behav Res Ther, 29:17-31

312. LeShan, Lawrence (1977) You Can Fight for Your Life, New York: M. Evans

313. LeShan, Lawrence (1989) Cancer as a Turning Point, Penguin Putman

314. LeShan, Lawrence (1989) Cancer as a Turning Point, Penguin Putman

315. LeShan, Lawrence (1989) Cancer as a Turning Point, Penguin Putman

316. Temoshok, Linda & Dreher, Henry (1992) Type C Connection, The - The Mind-Body Link to Cancer and Your Health, Random House

317. Temoshok, Linda & Dreher, Henry (1993) 'Type C Connection - Noetic Sciences Review,' Noetic Sciences Review, 25:21-26

318. Melia, T. (1987) Wellness Community Lives Up To, LACMA Physician

319. http://www.ecap-online.org/

320. Siegel, Bernie S. (1989) Peace, Love, and Healing, Harper & Row

321. Official Commonweal website: http://www.commonweal.org/

322. Official Commonweal website: http://www.commonweal.org/programs/cancer-help.html

323. Benson, Herbert & Klipper, Miriam Z. (1975) Relaxation Response, New York: William Morrow

324. Official website (2004) Mind Body Medical Institute; http://www.mbmi.org/

325. Fawzy, F.I. & Fawzy, N.W. & Hyun, C.S. (1993) 'Malignant Melanoma - Effects of an early structured psychiatric intervention, coping and affective state on recurrence and survival 6 years later,' Archives of General Psychiatry, 50:681-689

326. Fawzy, F.I. & Kemeny, M.E. & Fawzy, N.W. & Elashof, R & Morton, D. & Cousins, Norman & Fahey, J.L. (1990) 'Structured psychiatric intervention for cancer patients. - Part II: Changes over time in immunological measures,' Archives of General Psychiatry, 47:729-735

327. Fawzy, F.I. & Cousins, Norman & Fawzy, N.W. & Kemeny, M.E. & Elashof, R & Morton, D. (1990) 'Structured psychiatric intervention for cancer patients. - Part I: Changes over time in methods of coping and affective disturbance,' Archives of General Psychiatry, 47:729-735

328. Fawzy, F.I. & Fawzy, N.W. & Hyun, C.S. (1993) 'Malignant Melanoma - Effects of an early structured psychiatric intervention, coping and affective state on recurrence and survival 6 years later,' Archives of General Psychiatry, 50:681-689

329. Vries, de, Marco J. & Schilder, Johannes N. & Mulder, Cornelis L. & Vrancken, Adriana M.E. & Remie, Margot E. & Garssen, Bert (1997) 'Phase II study of psychotherapeutic intervention in advanced cancer,' Psycho-Oncology, 6:129-137

330. Fawzy, F.I. & Canada, A.L. & Fawzy, N.W. (2003) 'Malignant melanoma - of a brief, structured psychiatric intervention on survival and recurrence at 10-year follow-up,' Archives of General Psychiatry, 60(1):100-3

331. Baalen, van, Daan C. & Vries, de, Marco J. (1987) Spontaneous regression of cancer - A clinical, pathological and psycho-social study, Rotterdam: Erasmus University

332. Solano, L. & Costa, M. & Salvati, S. & Coda, R. & Aiuti, F. & Mezzaroma, I. & Bertini, M. (1993) 'Psychosocial factors and clinical evolution in HIV-1 infection - a longitudinal study,' J. of Psychosomatic Research, 37(1):39-51

333. Eells, Tracy D (2000) 'Can Therapy Affect Physical Health?' J Psychother Pract Res, 2:100-104

334. Carter, Stephan K. (1976) 'Immunotherapy of cancer in men,' American Scientist, 64:418-423 in Brown, P. & Fromm, E. (1984) 'Hypnosis and behavioral medicine, London: Lawrence Erlbaum publishers.

335. Simonton, O. Carl & Simonton - Matthews, Stephanie & Creighton, James L. (1978) Getting Well Again, New York: Bantam

336. Simonton, O. Carl & Henson, Reid (1992) Healing Journey - The Simonton Center Program for Achieving Physical, Mental and Spiritual Health, New York: Bantam

337. Simonton, O. Carl (1992) Healing Journey - The Simonton Center Program for Achieving Physical, Mental and Spiritual Health, New York: Bantam

338. Peynovska, Rumy & Fisher, Jackie & Oliver, David & Mathew, V.M. (2005) 'Efficacy of Hypnotherapy as a Supplement Therapy in Cancer Intervention,' European Journal of Clinical Hypnosis, 6:1

339. Newton, Bernhauer W. (1982) 'Use of Hypnotherapy in the Treatment of Cancer Patients,' American Journal of Clinical Hypnosis, 25(2-3):104-113

340. Simonton, O. Carl & Simonton - Matthews, Stephanie & Creighton, James L (1978) Getting Well Again, New York: Bantam

341. LaBaw, Wallace & Holton, Charlene & Tewell, Karen & Eccles, Doris (1975) 'Use of self-hypnosis by children with cancer,' American Journal of Clinical Hypnosis, 17:233-238

342. Dempster, C.R. & Balson, P. & Whalen, B.T. (1976) 'Supportive hypnotherapy during the radical treatment of malignancies,' J. of Clin. and Experimental Hypnosis, 24(1):1-9

343. Simonton, O. Carl & Simonton - Matthews, Stephanie & Creighton, James L. (1978) Getting Well Again, New York: Bantam

344. Grosz, Hanus J. (1979) 'Hypnotherapy in the management of terminally ill cancer patients,' J. of the Indiana Medical Association, 72:126-129

345. Grosz, Hanus J. (1979) 'Hypnotherapy in the management of terminally ill cancer patients,' J. of the Indiana Medical Association, 72:126-129

346. Coates, A. & Gebski, V. & Signorini, D. & Murray, P. & McNeil, D. & Byrne, M. & Forbes, J.F. (1992) 'Prognostic value of quality-of-life scores during chemotherapy for advanced breast cancer - Australian New Zealand Breast Cancer Trials Group,' J. of Clinical Oncology, 12:1833-1838

347. LeShan, Lawrence (1989) Cancer as a Turning Point, Penguin Putman

348. LeShan, Lawrence (1989) Cancer as a Turning Point, Penguin Putman

349. Berland, Warren (1995) 'Unexpected Cancer Recovery - Why Patients Believe They Survive,' Advances in Mind Body Medicine, 11:5-19

350. Simonton, O. Carl & Simonton - Matthews, Stephanie & Creighton, James L. (1978) Getting Well Again, New York: Bantam

351. Rosenthal, R. (1966) Experimenter effects in behavioral research, New York: Appleton Century

352. Rosenthal, R. & Jacobson, L. (1968) Pygmalion in the Classroom, New York: Holt, Rinehart and Winston

353. LeShan, Lawrence (1989) Cancer as a Turning Point, Penguin Putman

354. LeShan, Lawrence (1989) Cancer as a Turning Point, Penguin Putman

355. Frank, Jerome (1973) Persuasion and healing: a comparative study of psychotherapy, Johns Hopkins University, Baltimore

356. Newton, Bernhauer W. (1982) 'Use of Hypnotherapy in the Treatment of Cancer Patients,' American Journal of Clinical Hypnosis, 25(2-3):104-113

357. Simonton, O. Carl & Simonton - Matthews, Stephanie & Creighton, James L. (1978) Getting Well Again, New York: Bantam

358. Simonton, O. Carl & Simonton - Matthews, Stephanie & Creighton, James L. (1978) Getting Well Again, New York: Bantam

359. LeShan, Lawrence (1989) Cancer as a Turning Point, Penguin Putman

360. Spiegel, David & Spira, James (1991) 'Supportive-expressive group therapy - A treatment manual of psychosocial intervention for women with recurrent breast cancer,' Stanford: Psychosocial treatment laboratory, Stanford Univ. School of Med.

361. Richardson, J.L. & Shelton, R.C. & Krailo, M. & Levine, A.M. (1990) 'Effect of compliance with treatment on survival among patients with hematological malignancies,' J. of Clinical Oncology, 8:356-364

362. Spiegel, David (1995) 'Essentials of psychotherapeutic intervention for cancer patients,' Support Care Cancer, 3252-256

363. Helgeson, V.S. & Cohen, S. & Schulz, R. & Yasko, J. (1999) 'Education and peer discussion group interventions and adjustment to breast cancer,' Archives of General Psychiatry, 56:340-347

364. Fritz, C.E. & Marks, E.S (1954) 'NORC studies of human behavior in disaster,' J. of Social Issues, 10:26-41 in Monat, Alan (ed.) & Lazarus, Richard S. (ed.) (1977) Stress and Coping - Anthology, New York: Columbia University Press

365. Elliott, R. (1966) 'Effects of uncertainty about the nature and advent of a noxious stimulus (shock) upon heart rate,' J. of Personality and Social Psychology, 3:353-357 in Monat, Alan (ed.) & Lazarus, Richard S. (ed.) (1977) Stress and Coping - Anthology, New York: Columbia University Press

366. Elliott, R (1966) 'Effects of uncertainty about the nature and advent of a noxious stimulus (shock) upon heart rate,' J. of Personality and Social Psychology, 3:353-357 in Monat, Alan (ed.) & Lazarus, Richard S (ed.) (1977) Stress and Coping - Anthology, New York: Columbia University Press

367. Fritz, C.E. & Marks, E.S (1954) 'NORC studies of human behavior in disaster,' J. of Social Issues, 10:26-41 in Monat, Alan (ed.) & Lazarus, Richard S. (ed.) (1977) Stress and Coping - Anthology, New York: Columbia University Press

368. Malmo, R.B. & Smith, A.A. & Kohlmeyer, W.A. (1956) 'Motor manifestation of conflict in interview - A case study,' J. of Abnormal and Social Psychology, 52:268-271 in Monat, Alan (ed.) & Lazarus, Richard S. (ed.) (1977) Stress and Coping - Anthology, New York: Columbia University Press

369. Roher, J.H. (1959) 'Studies of human adjustment to polar isolation and implications of those studies for living in fallout shelters,' : Disaster Research Group; D. Anthropology and Psychology; Na Ac Sc; Monat, Alan (ed.) & Lazarus, Richard S. (ed.) (1977) Stress and Coping - Anthology, New York: Columbia University Press

370. Vingerhoets, AJJM & Rigter, H. (ed.) (1994) Stress en Gezondheid, Tilburg: Tilburg University Press

371. Rice, P.L. (1999) Stress and Health, Pacific Grove: Brooks Cole

372. Hill, R & Hansen, D.A. (1962) 'Families in disaster,' in Monat, Alan (ed.) & Lazarus, Richard S. (ed.) (1977) Stress and Coping - Anthology, New York: Columbia University Press

373. Feather, N.T. (1965) 'Relationship of expectation of success to need achievement and test anxiety,' J. of Personality and Social Psychology, 1:118-126 in Monat, Alan (ed.) & Lazarus, Richard S. (ed.) (1977) Stress and Coping - Anthology, New York: Columbia University Press

374. Postman, L. & Brown, D. (1952) 'Perceptual consequences of success and failure,' J. of Abnormal and Social Psychology, 47:213-221 in Monat, Alan (ed.) & Lazarus, Richard S. (ed.) (1977) 'Stress and Coping - Anthology,' New York: Columbia University Press

375. Feather, N.T. (1966) 'Effects of prior success and failure on expectations of success and subsequent performance,' J. of Personality and Social Psychology, 3:237-299 in Monat, Alan (ed.) & Lazarus, Richard S. (ed.) (1977) Stress and Coping - Anthology, New York: Columbia University Press

376. Kalish, H. & Garmezy, N. & Rodnick, E. & Bleke, R. (1958) 'Effects of anxiety and experimentally induced stress on verbal learning,' J. of General Psychology, 59:87-95 in Monat, Alan (ed.) & Lazarus, Richard S. (ed.) (1977) Stress and Coping - Anthology, New York: Columbia University Press

377. Harleston, B.W. (1962) 'Test anxiety and performance in problem-solving situations,' J. of Personality, 30:557-573 in Monat, Alan (ed.) & Lazarus, Richard S. (ed.) (1977) Stress and Coping - Anthology, New York: Columbia University Press

378. Feather, N.T. (1965) 'Relationship of expectation of success to need achievement and test anxiety,' J. of Personality and Social Psychology, 1:118-126 in Monat, Alan (ed.) & Lazarus, Richard S. (ed.) (1977) Stress and Coping - Anthology, New York: Columbia University Press

379. Ellis, PhD, Albert & Grieger, Russell (1977) RET - Handbook of Rational Emotive Therapy, New York: Springer

380. Simonton, O. Carl & Simonton - Matthews, Stephanie & Creighton, James L. (1978) Getting Well Again, New York: Bantam Books

381. Arizona State University, (1999) Manual for the threat appraisal scale (TAS) - Program for prevention research

382. Simonton, O. Carl (1992) Healing Journey - The Simonton center program for achieving physical, mental and spiritual health, New York: Bantam
383. Ellis, PhD, Albert & Grieger, Russell (1977) RET - Handbook of Rational Emotive Therapy, New York: Springer
384. Spiegel, David & Spira, James (1991) Supportive-expressive group therapy - A treatment manual of psychosocial intervention for women with recurrent breast cancer, Stanford: Psychosocial treatment laboratory, Stanford Univ. School of Med.
385. Spiegel, David (1993) Brief Supportive-Expressive Group Therapy for Women with Primary Breast Cancer - a treatment manual, Stanford: Psychosocial treatment laboratory, Stanford Univ. School of Med.
386. McDermott, Ian & O'Connor, Joseph (1996) NLP & Health, London: Thornson's Publications
387. Bandura, A. (1977) 'Self-Efficacy - Towards a unifying theory of behavior change,' Psychological Rev., 84:191-215
388. Itano, J. & Tanabe, P. & Lum, J. & Lamkin, L. & Rizzo, E. & Weiland, M. & Sato, P. (1983) 'Compliance and noncompliance in cancer patients,' Prog. Clin. Biol. Res, 120:483-495
389. Marcus, A.C. & Crane, L.A. & Kaplan, C.P. & Reading, A.E. & Savage, E. & Gunning, J. & Bernstein, G. & Berek, J.S. (1992) 'Improving adherence to screening, follow-up among women with abnormal Pap smears - Results from a large clinic-based trial of three intervention strategies,' Med. Care, 30:216-230
390. Spiegel, David (1997) 'Psychosocial aspects of breast cancer treatment,' Seminars in Oncology, 24(1), Supplement 1 (February):S1-36-S1-47
391. Ayres, A. & Hoon, P.W. & Franzoni, J.B. & Matheny, K.B. & Cotanch, P.H. & Takayanagi, S. (1994) 'Influence of mood and adjustment to cancer on compliance with chemotherapy among breast cancer patients,' J. of Psychosomatic Research, 83:393-402
392. Simmel, M.L. (1967) 'Body percept in physical medicine and rehabilitation, the,' J. of Health and Social Behavior, 8:60-64
393. Moss, D (1978) Brain, body, and world - Perspectives on body-image, New York: Oxford University Press
394. Trestman, Robert Lee (1981) Imagery, Coping and Physiological Variables in Adult Cancer Patients - PhD dissertation, Knoxville: University of Tennessee;
395. Simonton, O. Carl & Simonton - Matthews, Stephanie & Creighton, James L. (1978) Getting Well Again, New York: Bantam
396. Achterberg, Jeanne (1985) Imagery In Healing - Shamanism in modern medicine, Boston: New Science Library 188-189
397. Achterberg, Jeanne (1984) Imagery and disease - image-CA, image-SP, image-DB: a diagnostic tool for behavioral medicine, Inst. for Personality & Ability Testing
398. Trestman, Robert Lee (1981) Imagery, Coping and Physiological Variables in Adult Cancer Patients - PhD dissertation,' Knoxville: University of Tennessee in Achterberg, Jeanne (1985) Imagery In Healing - Shamanism in modern medicine, Boston: New Science Library 188-189
399. Shorr, J.E. (1972) Psycho-imagination therapy, Intercontinental Medical Book Corporation
400. Achterberg, Jeanne A. & Lawlis, G. Frank (1978) Imagery of cancer: An evaluation tool for the process of disease, Champaign, Ill, Institute for Personality and Ability Testing.
401. Simonton, O. Carl & Simonton - Matthews, Stephanie & Creighton, James L. (1978) Getting Well Again, New York: Bantam
402. Simonton (2003) Persoonlijke communicatie
403. Gardner, G. Gail & Lubman, Alison (1983) 'Hypnotherapy for children with cancer: some current issues,' American Journal of Clinical Hypnosis, 25, 135-142
404. Simonton, O. Carl & Simonton - Matthews, Stephanie & Creighton, James L. (1978) Getting Well Again, New York: Bantam
405. Achterberg, Jeanne (1984) Imagery and disease - image-CA, image-SP, image-DB: a diagnostic tool for behavioral medicine, Inst. for Personality & Ability Testing
406. Simonton, O. Carl & Simonton - Matthews, Stephanie & Creighton, James L. (1978) Getting Well Again, New York: Bantam
407. Simonton, O. Carl & Henson, Reid (1992) Healing Journey - The Simonton center program for achieving physical, mental and spiritual health, New York: Bantam Books
408. Achterberg, Jeanne & Lawlis, Frank (1978) Imagery of Cancer, Inst. of Personality Testing
409. Achterberg, Jeanne & Lawlis, Frank (1978) Imagery of Cancer, Inst. of Personality Testing
410. Dilts, Robert & Hallbom, Tim & Smith, Suzi (1990) Beliefs - Pathways to Health and Well Being, Metamorphous Press

411. Farrelly, Frank & Brandsma, Jeff (1974) Provocative Therapy, Capitola: Meta Publications
412. Maultsby, Maxie C. & Hendricks, A. (1974) You and Your Emotions, Lexington, KY: Rational Self-Help Aids
413. Maultsby, Maxie C. & Hendricks, A. (1974) You and Your Emotions, Lexington, KY: Rational Self-Help Aids
414. Dilts, Robert (1990) Changing Belief Systems with NLP, Capitola: Meta Publications
415. Dilts, Robert & Hallbom, Tim & Smith, Suzi (1990) Beliefs - Pathways to Health and Well Being, Metamorphous Press
416. James, Tad & Woodsmall, Wyatt (1988) Time Line Therapy and the Basis of Personality, Capitola: Meta Publications
417. Simonton, O. Carl & Simonton - Matthews, Stephanie & Creighton, James L. (1978) Getting Well Again, New York: Bantam
418. Ellis, PhD, Albert & Grieger, Russell (1977) RET - Handbook of Rational Emotive Therapy, New York: Springer
419. Simonton, O. Carl & Henson, Reid (1992) Healing Journey - The Simonton center program for achieving physical, mental and spiritual health, New York: Bantam
420. Simonton, O. Carl (2003) Personal Communication
421. Ellis, PhD, Albert (1971) Growth through Reason - Verbatim cases in rational Emotive Therapy, Hollywood: Wilshire Book Company
422. Ellis, PhD, Albert & Grieger, Russell (1977) RET - Handbook of Rational Emotive Therapy, New York: Springer
423. Ellis, PhD, Albert & Harper PhD, Robert A. (1961) A New Guide to Rational Living, Hollywood: Wilshire Book Company
424. Ellis, PhD, Albert (1971) Growth through Reason - Verbatim cases in rational Emotive Therapy, Hollywood: Wilshire Book Company
425. Ellis, PhD, Albert & Grieger, Russell (1977) RET - Handbook of Rational Emotive Therapy, New York: Springer
426. Simonton, O. Carl & Henson, Reid (1992) Healing Journey - The Simonton center program for achieving physical, mental and spiritual health, New York: Bantam
427. Watzlawick PhD, Paul (1976) How Real is Real - Confusion, Disinformation, Communication, Random House Books
428. Bandler, Richard & Grinder, John (1982) Reframing - Neuro Linguistic Programming and the Transformation of Meaning, Moab, UT: Real People Press
429. Erickson, Milton H. & Rossi PhD, Ernest L. (1985) Seminars, Workshops and Lectures, Vol. 2 - Life Reframing in Hypnosis, New York: Irvington Publishers
430. Dilts, Robert (1999) Sleight of Mouth - The Magic of Conversational Belief Change, Capitola: Meta Publications
431. Donovan, M. (1980) 'Relaxation with guided imagery: a useful technique,' Cancer Nurse, 3:27-32
432. Simonton, O. Carl & Simonton - Matthews, Stephanie & Creighton, James L. (1978) Getting Well Again, New York: Bantam
433. Achterberg, Jeanne (1985) Imagery in Healing - Shamanism and Modern Medicine, New Science Library
434. Rossman M.D., Martin (2000) Guided Imagery for Self-Healing - An Essential Resource for Anyone Seeking Wellness, CA, San Raphael: New World Library
435. Rossman M.D., Martin (2003) Fighting Cancer from Within - How to Use the Power of Your Mind for Healing, Henry Holt & Co.
436. Dilts, Robert & Hallbom (M.S.W), Tim & Smith (M.S), Suzi (1990) Beliefs - Pathways to Health & Well Being, Portland, Oregon: Metamorphous Press
437. Cameron Bandler, Leslie (1978) They Lived Happily Ever After, Capitola: Meta Publications
438. Bandler, Richard & Grinder, John (1979) Frogs Into Princes - Neuro Linguistic Programming, Moab, UT: Real People Press
439. Dilts, Robert & Grinder, John & Bandler, Richard & DeLozier, Judith (1980) Neuro Linguistic Programming: Volume 1 - The study of the structure of subjective experience, Capitola: Meta Publications
440. Dilts, Robert & Hallbom (M.S.W), Tim & Smith (M.S), Suzi (1990) Beliefs - Pathways to Health & Well Being, Portland, Oregon: Metamorphous Press
441. Dilts, Robert (1990) Changing Belief Systems with NLP, Capitola: Meta Publications
442. Dilts, Robert (1994) Strategies of Genius Vol. III, Capitola: Meta Publications

443. Grinder, John & DeLozier, Judith (1987) Turtles all the Way Down - Prerequisites to Personal Genius, Grinder & DeLozier Associates

444. Dilts, Robert & Hallbom (M.S.W), Tim & Smith (M.S), Suzi (1990) Beliefs - Pathways to Health & Well Being, Portland, Oregon: Metamorphous Press

445. Dilts, Robert (1990) Changing Belief Systems with NLP, Capitola: Meta Publications

446. Dilts, Robert (1994) Strategies of Genius Vol. III, Capitola: Meta Publications

447. Dilts, Robert & DeLozier, Judith (2000) Encyclopedia of Systemic NLP and NLP New Coding, NLP University Press

448. James, Tad & Woodsmall, Wyatt (1988) Time Line Therapy and the Basis of Personality, Capitola: Meta Publications

449. Andreas, Connirae & Andreas PhD, Steve (1987) Change your Mind and Keep the Change, Moab, UT: Real People Press

450. James, Tad & Woodsmall, Wyatt (1988) Time Line Therapy and the Basis of Personality, Capitola: Meta Publications

451. Dilts, Robert & Epstein, Todd (1991) Tools for Dreamers - Strategies for Creativity and the Structure of Innovation, Capitola: Meta Publications

452. Bandler, Richard (1993) Time for a Change, Capitola: Meta Publications

453. Dilts, Robert & Hallbom (M.S.W), Tim & Smith, Suzi (1999) NLP Health Certification Training manual 1999,

454. Zie appendix "Gezonde Overtuigingen"

455. Olness, Karen (1981) 'Imagery (self-hypnosis) as adjunct therapy in childhood cancer - Clinical experience with 25 patients,' American Journal of Pediatric Hematology/Oncology, 3:313-321

456. Brown, Daniel P. & Fromm, Erika (1987) Hypnosis and Behavioral Medicine, New Jersey: Lawrence Erlbaum Associates Publishers

457. Brown, Daniel P. & Fromm, Erika (1987) Hypnosis and Behavioral Medicine, New Jersey: Lawrence Erlbaum Associates Publishers

458. Hartland, John (1971) 'Further observations on the use of 'ego-strengthening' techniques,' American Journal of Clinical Hypnosis, 14:1-8

459. Olness, Karen (1981) 'Imagery (Self-hypnosis) as adjunct therapy in childhood cancer: Clinical experience with 25 patients' American Journal of Pediatric Hematology/Oncology, 3, 313-321

460. Finkelstein, Selig & Howard, Marcia Greenleaf (1982) 'Cancer Prevention - A Three year pilot study,' American Journal of Clinical Hypnosis

461. Hammond, D. Corydon (1990) Handbook of Hypnotic Suggestions and Metaphors, W. W. Norton

462. Simonton, O. Carl & Simonton - Matthews, Stephanie & Creighton, James L. (1978) Getting Well Again, New York: Bantam

463. Spiegel, David (1993) Brief Supportive-Expressive Group Therapy for Women with Primary Breast Cancer - a treatment manual, Stanford: Psychosocial treatment laboratory, Stanford Univ. School of Med.

464. Bugental, J. F. T (1973) 'Confronting the existential meaning of 'my death' through group exercises,' Interpersonal Development, 4:148-163

465. Bugental, J. F. T (1973) 'Confronting the existential meaning of 'my death' through group exercises,' Interpersonal Development, 4:148-163

466. James, Tad (1998) Manual Accelerated Master Practitioner Training - Spring 1998, Irvine, Honolulu: Advanced Neuro Dynamics

467. Bateson, Gregory (1972) Steps to an Ecology Of Mind - The new information sciences can lead to a new understanding of man, Ballentine

468. Dilts, Robert (1990) Changing Belief Systems with NLP, Capitola: Meta Publications

469. Dilts, Robert (1990) Changing Belief Systems with NLP, Capitola: Meta Publications

470. McDermott, Ian & O'Connor, Joseph (1996) NLP & Health, London: Thornson's Publications

471. Simonton, O. Carl & Simonton - Matthews, Stephanie & Creighton, James L. (1978) Getting Well Again, New York: Bantam

472. Temoshok, Linda & Dreher, Henry (1992) Type C Connection, The - The Mind-Body Link to Cancer and Your Health, Random House

473. Baalen, van, Daan C. & Vries, de, Marco J. & Gondrie, Marjolein T. (1987) Psycho-Social Correlates of 'spontaneous' regression in cancer – Monograph, Department of general pathology, Medical faculty, Erasmus University Rotterdam, The Netherlands,

474. Temoshok, Lydia & Dreher, Henry (1992) Type C Connection - The Behavioral Links to Cancer and your Health, Random House Books

475. Temoshok, Lydia & Dreher, Henry (1992) Type C Connection - The Behavioral Links to Cancer and your Health, Random House Books
476. Temoshok, Lydia & Dreher, Henry (1992) Type C Connection - The Behavioral Links to Cancer and your Health, Random House Books
477. Temoshok, Lydia & Dreher, Henry (1992) Type C Connection - The Behavioral Links to Cancer and your Health, Random House Books
478. Temoshok, Lydia & Dreher, Henry (1992) Type C Connection - The Behavioral Links to Cancer and your Health, Random House Books
479. Temoshok, Lydia & Dreher, Henry (1992) Type C Connection - The Behavioral Links to Cancer and your Health, Random House Books
480. Derks, Drs, Lucas A.C. & Hollander, Jaap (1996) Essenties van NLP - Sleutels tot Persoonlijke Verandering, Utrecht: Sevire Uitgevers B.V.
481. Derks, Drs, Lucas A.C. (1999) The Social Panorama and its Exploration, Crownhouse Publishing
482. Hellinga, Gerben (1999) Lastige Lieden - Inleiding over persoonlijkheidsstoornissen, Boom Amsterdam
483. Baalen, van, Daan C. & Vries, de, Marco J. (1987) Spontaneous regression of cancer - A clinical, pathological and psycho-social study, Rotterdam: Erasmus University
484. Schilder, Johannes N (1992) 'Psychosociale veranderingen bij spontane regressie van kanker - Een kwalitatieve studie bij zeven patienten,' Gedrag & Gezondheid, 24(4):165-173
485. Cunningham, Alastair J. & Watson, Kimberly (2004) 'How Psychological Therapy may Prolong Survival in Cancer Patients: New Evidence and a Simple Theory,' Integrative Cancer Therapies, 214-229(16)
486. Grossarth-Maticek, Ronald & Bastiaan, Ronald Jan & Kanazir, Dusan T. (1985) 'Psychosocial factors as strong predictions of mortality from cancer, ischemic heart disease and stroke - Yugoslav Prospective Study,' J. of Psychosomatic Research, Vol. 29, pp. 167-176.
487. Grossarth-Maticek, Ronald & Eysenck, Hans Jurgen (1991) 'Creative novation behaviour therapy as a prophylactic treatment for cancer and coronary heart disease - Part I: description of treatment,' Behav. Research and Therapy, 29:1-16
488. Eysenck, Hans Jurgen & Grossarth-Maticek, Ronald (1991) 'Creative novation behaviour therapy as a prophylactic treatment for cancer and coronary heart disease - Part II: Effects of treatment,' Behav. Research and Therapy, 29:17-31
489. Grossarth-Maticek, Ronald & Eysenck, Hans Jurgen (1995) 'Self-regulation and mortality from cancer, coronary heart disease, and other causes - A prospective study,' Personality and Individual Differences, 19(6):781-795
490. Temoshok, Lydia & Dreher, Henry (1992) Type C Connection - The Behavioral Links to Cancer and your Health, Random House Books
491. Borysenko, Joan (1984) Minding the Body, Mending the Mind, New York: Bantam
492. Dilts, Robert & Hallbom, Tim & Smith, Suzi (1990) Beliefs - Pathways to Health and Well Being, Metamorphous Press
493. Bowers, J.E. & Kemeny, Margaret E. & Taylor, S.E. & Fahey, J.L. (2003) 'Finding positive meaning and its association with natural killer cell cytotoxicity among participants - in a bereavement-related disclosure intervention,' An. of Behavioral Medicine, 25(2):146-55
494. LeShan, Lawrence (1959) 'Psychological States as factors in the development of Neoplastic Disease - A critical Review,' J. Nat. Cancer Institute, 22
495. LeShan, Lawrence (1977) You Can Fight for Your Life, New York: M. Evans
496. LeShan, Lawrence (1989) Cancer as a Turning Point, Penguin Putman
497. Hawley, G. (1989) 'Role of holistic variables in the attribution of cancer survival,' Dissertation Abstracts International, 50:11b
498. Huebscher, R (1992) 'Spontaneous remission of cancer - An example of health promotion,' Nurse Practitioner Forum, 3(4): 228-235
499. Schilder, Johannes N. (1992) 'Psychossociale veranderingen bij spontane regressie van kanker - Een kwalitatieve studie bij zeven patiënten,' Gedrag & Gezondheid, 24(4):165-173
500. Roud, P.C. (1985) 'Psychological variables associated with the exceptional survival of "terminally ill" cancer patients - Doctoral dissertation, University of Massachusetts,' University Microfilms International, 8517148
501. Shanfield, S.B. (1980) 'On surviving cancer - Psychological considerations,' Comprehensive Psychiatry, 21(2):128-134
502. Ikemi, Yujiro & Nakagawa, S. & Nakagawa, T. & Sugita, M. (1975) 'Psychosomatic consideration on cancer patients who made a narrow escape from death,' Dynamic psychiatry, 8:77-92

503. Ikemi, Yujiro & Ikemi, A (1986) 'An oriental point of view in psychosomatic medicine,' Psychotherapy and Psychosomatics, 45(3):118-126

504. Cunningham, Alastair J. & Watson, Kimberly (2004) 'How Psychological Therapy may Prolong Survival in Cancer Patients: New Evidence and a Simple Theory,' Integrative Cancer Therapies, 214-229(16)

505. Cskiszenthihalyi, Mihaly (1990) Flow - The Psychology of Optimal Experience, New York: HarperCollins

506. Simonton, O. Carl & Simonton - Matthews, Stephanie & Creighton, James L. (1978) Getting Well Again, New York: Bantam Books

507. James, Tad & Woodsmall, PhD, Wyatt (1988) Time Line Therapy and the Basis of Personality, Capitola: Meta Publications

508. Simonton, O. Carl & Henson, Reid (1992) Healing Journey - The Simonton center program for achieving physical, mental and spiritual health, New York: Bantam

509. Covey, Stephen R. (1989) 7 Habits of Highly Effective People - Powerful Lessons in Personal Change, New York: Fireside

510. Dilts, Robert (1994) Strategies of Genius, Vol. III, Capitola: Meta Publications

511. Dilts, Robert (1996) Visionary Leadership Skills - Creating a World to Which People Want To Belong, Capitola: Meta Publications

512. Jones, Laurie Beth (1998) Path, The - Creating Your Mission Statement for Work and for Life, Hyperion

513. Dilts, Robert (1994) Strategies of Genius Vol. III, Capitola: Meta Publications

514. Dilts, Robert (1996) Visionary Leadership Skills - Creating a World to Which People Want To Belong, Capitola: Meta Publications

515. Covey, Stephen R. (1989) 7 Habits of Highly Effective People - Powerful Lessons in Personal Change, New York: Fireside

516. Spiegel, David & Yalom, I.D. (1978) 'Support group for dying patients,' Int. J. of Group Psychotherapy, 28:233-245

517. Spiegel, David (1990) 'Facilitating emotional coping during treatment,' Cancer, 66(Supplement 6):1422-14226

518. Simonton, O. Carl (1992) Healing Journey - The Simonton center program for achieving physical, mental and spiritual health, New York: Bantam

519. Simonton, O. Carl (1992) Healing Journey - The Simonton center program for achieving physical, mental and spiritual health, New York: Bantam

520. Spiegel, David & Bloom, J.R. & Yalom, I.D. (1981) 'Group support for patients with metastatic cancer - A randomized prospective outcome study,' Archives of General Psychiatry, 38:527-533

521. Spiegel, David & Glafkides, M.S. (1983) 'Effects of group confrontation with death and dying,' Int. J. of Group Psychotherapy, 33:433-447

522. Spiegel, David (1990) 'Facilitating emotional coping during treatment,' Cancer, 66(Supplement 6):1422-14226

523. Kübler-Ross, Elisabeth (1975) Death, the final stage of growth, New Jersey: Prentice Hall

524. Kübler-Ross, Elisabeth (1975) Death, the final stage of growth, New Jersey: Prentice Hall

525. Kübler-Ross, Elisabeth (1975) Death, the final stage of growth, New Jersey: Prentice Hall

526. Kübler-Ross, Elisabeth (1975) Death, the final stage of growth, New Jersey: Prentice Hall

527. Simonton, O. Carl & Henson, Reid (1992) Healing Journey - The Simonton center program for achieving physical, mental and spiritual health, New York: Bantam Books

528. Simonton, O. Carl & Henson, Reid (1992) Healing Journey - The Simonton center program for achieving physical, mental and spiritual health, New York: Bantam Books

529. McDermott, Ian & O'Connor, Joseph (1996) NLP & Health, London: Thornson's Publications

530. Spiegel, David (1993) 'Brief Supportive-Expressive Group Therapy for Women with Primary Breast Cancer - a treatment manual,' Stanford: Psychosocial treatment laboratory, Stanford Univ. School of Med.

531. LeShan, Lawrence (1989) Cancer as a Turning Point, Penguin Putman

532. Grosz, Hanus J. (1979) 'Hypnotherapy in the management of terminally ill cancer patients,' J. of the Indiana Medical Association 72:126-129 in Brown, Daniel P & Fromm, Erika (1987) Hypnosis and Behavioral Medicine, New Jersey: Lawrence Erlbaum associates publishers

533. LeShan, Lawrence (1989) Cancer as a Turning Point, Penguin Putman

534. LeShan, Lawrence (1989) Cancer as a Turning Point, Penguin Putman

535. Ferrell, B.R. & Cronin, Nash C. & Warfield, C. (1992) 'The role of patient controlled analgesia in the management of cancer pain,' J. of Pain and Symptom Management, 7:149 154

536. Owen, H. & Plummer, J. (1997) 'Patient controlled analgesia - Current concepts in acute pain management,' CNS Drugs, 8: 203 218

537. Ellis, J.A. & Blouin, R. & Lockett, J. (1999) 'Patient controlled analgesia - Optimizing the experience,' Clinical Nursing Research, (3):283-294

538. Thomas, V.J. & Rose, F.D. & Heath, M.L. & Flory, P (1993) 'A multidimensional comparison of nurse and patient controlled analgesia in the management of acute postsurgical pain,' Medical Science Research, 21: 379 381

539. Vingerhoets, A.J.J.M. (2000) 'Patient en Stress,' Verpleegkunde, 4:214-223)

540. Cousins, Norman (1979) Anatomy of an Illness, New York: W.W. Norton

541. Lerche, Davis Jeanie (1999) 'Breast cancer patients thrive when they are involved in decision making,' WebMD Medical News, 1728.52585

542. Baalen, van, Daan C. & Vries, de, Marco J. (1987) Spontaneous' regression of cancer - A clinical, pathological and psycho-social study, Rotterdam: Erasmus University

543. Berland, Warren (1994) Unexpected Cancer Recovery - Dissertation, Saybrook Institute

544. Cunningham, Alastair J. & Phillips, Cathy & Lockwood, Gina A. & Hedley, David W. & Edmonds, Claire V.I. (2000) 'Association of involvement in psychological self-regulation with longer survival in patients with metastatic cancer: an exploratory study,' Advances in Mind Body Medicine, 16(4):287-294.

545. McDermott, Ian & O'Connor, Joseph (1996) NLP & Health, London: Thornson's Publications

546. Simonton, O. Carl & Simonton - Matthews, Stephanie & Creighton, James L. (1978) Getting Well Again, New York: Bantam Books

547. Simonton, O. Carl & Henson, Reid (1992) Healing Journey - The Simonton center program for achieving physical, mental and spiritual health, New York: Bantam Books

548. LeShan, Lawrence (1989) Cancer as a Turning Point, Penguin Putman

549. Simonton, O. Carl & Henson, Reid (1992) Healing Journey - The Simonton center program for achieving physical, mental and spiritual health, New York: Bantam

550. Simonton, O. Carl & Simonton - Matthews, Stephanie & Creighton, James L. (1978) Getting Well Again, New York: Bantam Books

551. In tegenstelling tot wat eerder beschreven werd, zal ik in dit hoofdstuk 'patiënt' gebruiken om de relatie met artsen te beschrijven.

552. Spiegel, David & Spira, James (1991) Supportive-expressive group therapy - A treatment manual of psychosocial intervention for women with recurrent breast cancer, Stanford: Psychosocial treatment laboratory, Stanford Univ. School of Med.

553. Spiegel, David (1993) Brief Supportive-Expressive Group Therapy for Women with Primary Breast Cancer - a treatment manual, Stanford: Psychosocial treatment laboratory, Stanford Univ. School of Med

554. Temoshok, Linda & Dreher, Henry (1992) The type C Connection - The Mind-Body Link to Cancer and your Health, Random House

555. Spiegel, David & Spiegel, H. (1978) Trance and Treatment - Clinical Uses of Hypnosis, New York: Basic Books

556. Spiegel, David & Spira, James (1991) Supportive-expressive group therapy - A treatment manual of psychosocial intervention for women with recurrent breast cancer, Stanford: Psychosocial treatment laboratory, Stanford Univ. School of Med.

557. Spiegel, David (1993) 'Brief Supportive-Expressive Group Therapy for Women with Primary Breast Cancer - a treatment manual,' Stanford: Psychosocial treatment laboratory, Stanford Univ. School of Med.

558. Spiegel, David & Spira, James (1991) 'Supportive-expressive group therapy - A treatment manual of psychosocial intervention for women with recurrent breast cancer,' Stanford: Psychosocial treatment laboratory, Stanford Univ. School of Med.

559. Alder, Harry (1996) NLP for managers - How to achieve excellence at work, London: Piatkus

560. Knight, Sue (1997) NLP at Work, Nicholas Brealey Publishing

561. Temoshok, Linda & Dreher, Henry (1992) The type C Connection - The Mind-Body Link to cancer and your Health, Random House

562. Temoshok, Linda & Dreher, Henry (1992) The type C Connection - The Mind-Body Link to cancer and your Health, Random House

563. Ikemi, Yujiro (1978) 'Premorbid psychological factors as related to cancer incidence,' J. of Behavioral Medicine, 1, 45-133 in Brown, Daniel P. & Fromm, Erika (1987) Hypnosis and Behavioral Medicine, New Jersey: Lawrence Erlbaum associates publishers

564. Oliver, G.W. (1982) 'Cancer patient and her family, a - a case study,' American Journal of Clinical Hypnosis, 25(2-3):156-160

565. Romo, M. (1984) 'Stress and Cancer,' Comp. Ther., 10(1):3-6 in Cooper, Cary L. (1984) Psychosocial stress and cancer, New York: John Wiley & Sons

566. Simonton, O. Carl & Simonton - Matthews, Stephanie & Creighton, James L. (1978) Getting Well Again, New York: Bantam

567. Berland, Warren (1995) 'Unexpected Cancer Recovery - Why Patients Believe They Survive,' Advances in Mind Body Medicine, 11:5-19

568. Cousins, Norman (1979) Anatomy of an Illness, New York: W.W. Norton

569. Brown, Daniel P. & Fromm, Erika (1987) Hypnosis and Behavioral Medicine, New Jersey: Lawrence Erlbaum Associates Publishers

570. Newton, Bernauer W. (1982) 'The use of hypnosis in the treatment of cancer patients,' American Journal of Clinical Hypnosis, 25:104-113

571. Taylor, Shelly E. & Kemeny, Margaret E. & Reed, Geoffrey M. & Bowers, Julienne E. & Gruenewald, Tara L. (2000) 'Psychological resources, positive illusions, and health,' American Psychologist, 55(1) 99-109

572. Cole, D.C. & Mondloch, M.V. & Hogg-Johnson, S. (2002) 'Listening to injured workers: how recovery expectations predict outcomes - a prospective study,' Canadian Medical Association Journal (CMAJ), 166(6):749-54.

573. Idler, E.L. & Kasl, S. (1991) 'Health perceptions and survival - do global evaluations of health status really predict mortality?' J Gerontol, 46:S55-S65

574. Baalen, van, Daan C. & Vries, de, Marco J. (1987) Spontaneous regression of cancer - A clinical, pathological and psycho-social study, Rotterdam: Erasmus University

575. Simonton, O. Carl & Henson, Reid (1992) Healing Journey - The Simonton center program for achieving physical, mental and spiritual health, New York: Bantam;

576. Simonton, O. Carl & Simonton - Matthews, Stephanie & Creighton, James L. (1978) Getting Well Again, New York: Bantam

577. Achterberg, Jeanne (1985) Imagery in Healing - Shamanism and Modern Medicine, New Science Library

578. Rossman M.D., Martin (2000) Guided Imagery for Self-Healing - An Essential Resource for Anyone Seeking Wellness, C.A., San Raphael: New World Library

579. Rossman M.D., Martin (2003) Fighting Cancer from Within - How to Use the Power of Your Mind for Healing, Henry Holt & Co

580. Simonton, O. Carl & Simonton - Matthews, Stephanie & Creighton, James L. (1978) Getting Well Again, New York: Bantam Books

581. Antoni, Michael H. & Lehman, J.M. & Kilbourn, K.M. & Boyers, A.E. & Culver, J.L. & Alferi, S.M. & Yount, S.E. & McGregor, B.A. & Arena, P.L. & Carver, C.S. (2001) 'Cognitive-behavioral stress management intervention decreases the prevalence of depression and enhances benefit finding among women under treatment for early-stage breast cancer,' Health Psychology, 20:20-32

582. Cruess, D.G. & Antoni, Michael H. & McGregor, B.A. & Kilbourn, K.M. & Boyers, A.E. & Alferi, S.M. & Carver, C.S. & Kumar, M. (2001) 'Cognitive-behavioral stress management reduces serum cortisol by enhancing benefit finding among women being treated for early stage breast cancer,' Psychosomatic Medicine, 62(3):304-308

583. Simonton, O. Carl & Simonton - Matthews, Stephanie & Creighton, James L. (1978) Getting Well Again, New York: Bantam Books

584. Robbins, Anthony (1987) Unlimited Power - The Way to Peak Personal Achievement, Ballentine

585. Robbins, Anthony (1992) Awaken The Giant Within - How to Take Immediate Control of Your Destiny, Simon & Schuster

586. Pert, Candace B. (1997) Molecules of Emotion - Why You Feel the Way You Feel, New York: Simon and Schuster

587. Pert, Candace B. (1997) Molecules of Emotion - Why You Feel the Way You Feel, New York: Simon and Schuster

588. Spielberger, C.D. (1988) State-Trait Anger Expression Inventory STAXI - Professional Manual, Odessa: PAR

589. Watson, M. & Greer, Steven (1983) 'Development of a questionnaire measure of emotional control,' J. of Psychosomatic Research, 27(4):299-305

590. Grossarth-Maticek, Ronald (1979) Soziales verhalten und die Krebserkrankung, Beltz: Weinheim und Basel

591. Grossarth-Maticek, Ronald & Bastiaan, Ronald Jan & Kanazir, Dusan T. (1985) 'Psychosocial factors as strong predictions of mortality from cancer, ischemic heart disease and stroke - Yugoslav Prospective Study,' J. of Psychosomatic Research, Vol. 29, pp. 167-176.

592. Spielberger, C.D. (1988) Rationality/Emotional Defensiveness (R/ED) Scale - Preliminary Test Manual, Tampa: University of South Florida

593. Ploeg, Henk. van der & Kleijn, W.C. & Mook, J & Donge, M & Pieterse, A.M.J. & Leer, J.W. (1989) 'Rationality and antiemotionality as a risk factor for cancer - Concept differentiation,' J. of Psychosomatic Research, 33(2):217-225

594. Swan, G.E. & Carmelli, D & Dame, A & Rosenman, R.H. & Spielberger, C.D. (1991) 'Rationality/Emotional Defensiveness Scale, The - I. Internal structure and stability,' J. of Psychosomatic Research, 35(4-5):545-54

595. Bleiker, Eveline M.A. & Ploeg, Henk. van der & Hendriks, Jan H.C.L. & Leer, J.W. & Kleijn, W.C. (1993) 'Rationality, emotional expression and control: psychometric characteristics of a questionnaire for research in psycho-oncology,' J. of Psychosomatic Research, 37(8):861-72

596. Pert, Candace B. (1997) Molecules of Emotion - Why You Feel the Way You Feel, New York: Simon and Schuster

597. Vingerhoets, A.J.J.M. (ed.) & Bussel, F.J. van (ed.) & Boelhouwer, A.J.W. (ed.) (1997) The (non) expression of emotions in health and disease, Tilburg: Tilburg University Press

598. Pennebaker, J.W. & Kiecolt-Glaser PhD, Janice K. & Glaser, Ronald (1988) 'Disclosure of traumas and immune function - Health implications for psychotherapy,' J. of Consulting and Clinical Psychology, 56;2;239-245

599. Smyth, J.M. (1998) 'Written emotional expression - Effect sizes, outcome types, and moderating variables,' J. of Consulting and Clinical Psychology, 66:174 184

600. Smyth, J.M. & Stone, A.A. & Hurewitz, A. & Kaell, A. (1999) 'Effects of writing about stressful experiences on symptom reduction in patients with asthma or rheumatoid arthritis,' J. American Medical Association, 281:1304 1309

601. Antoni, Michael H. (1997) Emotional Disclosure in the Face of Stress, Tilburg: Tilburg University Press

602. Esterling, B. & Antoni, Michael H. & Kumar, M. & Schneiderman, N. (1990) 'Emotional repression, trauma disclosure responses and Epstein-Barr viral capsid antigen titers,' Psychosomatic Medicine, 52:397-410

603. Pennebaker, J.W. (1997) Health Effects of the Expression (and Non-Expression) of Emotions through Writing, Tilburg: Tilburg University Press in Vingerhoets, A.J.J.M. (ed.) & Bussel, F.J. van (ed.) & Boelhouwer, A.J.W. (ed.) (1997) The (non)expression of emotions in health and disease,' Tilburg: Tilburg University Press

604. Spiegel, David (1995) 'Essentials of psychotherapeutic intervention for cancer patients,' Support Care Cancer, 3252-256

605. Spiegel, David (1995) 'Essentials of psychotherapeutic intervention for cancer patients,' Support Care Cancer, 3252-256

606. Temoshok, Linda & Dreher, Henry (1992) The Type C Connection - The Mind-Body Link to Cancer and your Health, Random House

607. Staps, Ton & Yang, W. (1991) Psycho-energetische therapie, Nijmegen: Intro

608. Yang, W. (1997) The Role of Non-Expression of Emotions in Counseling - Psycho-Energetic Therapy, Tilburg: Tilburg University Press in Vingerhoets, A.J.J.M. (ed.) & Bussel, F.J. van (ed.) & Boelhouwer, A.J.W. (ed.) (1997) The (non)expression of emotions in health and disease, Tilburg: Tilburg University Press

609. Labott, S.M. & Martin, R.B. (1987) 'Stress moderating effects of weeping and humor, the,' J. of Human Stress, 13: 159-164

610. Vingerhoets, A.J.J.M. & Scheirs, J.G.M. (2001) Crying and Health, Brunner-Routledge, 227-247 in Vingerhoets, A.J.J.M. & Cornelius, R.R. (2001) Adult Crying - a Biopsychosocial Approach, Sussex: Brunner-Routledge

611. Bolstad, Dr, Richard (2004) 'The Crying Game,' Anchor Point

612. Stavraky, K.M. & Buck, C.N. & Lott, J.S. & Worklin, J.M. (1968) 'Psychological factors in the outcome of human cancer,' J. of Psychosomatic Research, 12:251-259

613. Temoshok, Linda & Dreher, Henry (1992) The Type C Connection - The Mind-Body Link to Cancer and Your Health, Random House

614. Temoshok, Linda & Dreher, Henry (1992) The Type C Connection - The Mind-Body Link to Cancer and Your Health, Random House

615. Temoshok, Linda & Dreher, Henry (1992) The Type C Connection - The Mind-Body Link to Cancer and Your Health, Random House

616. Fiore, Neil A. (1986) Road Back to Health, New York: Bantam

617. Spiegel, David (1993) Brief Supportive-Expressive Group Therapy for Women with Primary Breast Cancer - a treatment manual, Stanford: Psychosocial treatment laboratory, Stanford Univ. School of Med.

618. Simonton, O. Carl & Henson, Reid (1992) Healing Journey - The Simonton center program for achieving physical, mental and spiritual health, New York: Bantam

619. Cohen, M.M. & Wellisch, D.K. (1974) 'Living in Limbo - Psychosocial intervention in families with a cancer patient,' Am. Journal of Psychotherapy, 34:561-571

620. Spiegel, David & Bloom, J.R. & Gottheil, E. (1983) 'Family environment of patients with metastatic carcinoma,' J. of Psychosocial Oncology, 1:33-44

621. Temoshok, Linda & Dreher, Henry (1992) The Type C Connection - The Mind-Body Link to Cancer and Your Health, Random House

622. Temoshok, Linda & Dreher, Henry (1992) The Type C Connection - The Mind-Body Link to Cancer and Your Health, Random House

623. Pennebaker, J.W. & Kiecolt-Glaser, PhD, Janice K. & Glaser, Ronald (1988) 'Disclosure of traumas and immune function - Health implications for psychotherapy,' J. of Consulting and Clinical Psychology, 56;2;239-245

624. Pennebaker, J.W. (1990) Opening Up - The Healing Power of Expressing Emotions, New York: William Morrow

625. Pennebaker, J.W. (1997) Health Effects of the Expression (and Non-Expression) of Emotions through Writing, Tilburg: Tilburg University Press

626. Temoshok, Linda & Dreher, Henry (1992) The Type C Connection - The Mind-Body Link to Cancer and Your Health, Random House

627. Baalen, van, Daan C. & Vries, de, Marco J. (1987) 'Spontaneous' regression of cancer - A clinical, pathological and psycho-social study, Rotterdam: Erasmus University

628. Rossi, E. (1986) Psychobiology of Mind Body Healing, New York: W.W. Norton

629. Sachar, Edward J. & Cobb, Jeremy C. & Shor, Ronald E. (1966) 'Plasma cortisol changes during hypnotic trance,' Archives of General Psychiatry, 14:482-490

630. Katz, J. & Gallagher, T. & Hellman, L. & Sachar, Edward J. & Weiner, H. (1969) 'Psychoendocrine considerations in cancer of the breast,' Ann. N.Y, Acad. Sci., 164:509-516

631. Spiegel, David (1993) Brief Supportive-Expressive Group Therapy for Women with Primary Breast Cancer - a treatment manual, Stanford: Psychosocial treatment laboratory, Stanford Univ. School of Med.

632. Simonton, O. Carl & Simonton - Matthews, Stephanie & Creighton, James L. (1978) Getting Well Again, New York: Bantam Books

633. Kiecolt-Glaser PhD, Janice K. & Williger, D. & Stout, J. & Messick, G. & Sheppard, S. & Ricker, D. & Romisher, S.C. & Briner, W. & Bonnell, G. & Glaser, Ronald (1985) 'Psychosocial enhancement of immunocompetence in a geriatric population,' Health Psychology, 4(1):25-41

634. Fawzy, F.I. & Cousins, Norman & Fawzy, N.W. & Kemeny, Margaret E. & Elashof, R. & Morton, D.L. (1990) 'Structured psychiatric intervention for cancer patients. - Part I: Changes over time in methods of coping and affective disturbance,' Archives of General Psychiatry, 47:729-735

635. Fawzy, F.I. & Kemeny, Margaret E. & Fawzy, N.W. & Elashof, R. & Morton, D.L. & Cousins, Norman & Fahey, J.L. (1990) 'Structured psychiatric intervention for cancer patients. - Part II: Changes over time in immunological measures,' Archives of General Psychiatry, 47:729-735

636. Simonton, O. Carl & Simonton - Matthews, Stephanie & Creighton, James L. (1978) Getting Well Again, New York: Bantam Books

637. Simonton, O. Carl & Simonton - Matthews, Stephanie & Sparks, T.F. (1980) 'Psychological Intervention and Survival Time of Patients with Metastatic Breast Cancer,' Psychosomatics, 21:226-233

638. Benson, Herbert & Klipper, Miriam Z. (1975) Relaxation Response, New York: William Morrow

639. Borysenko, Joan (1984) Minding the Body, Mending the Mind, New York: Bantam

640. Meares, Ainslie (1982) 'Stress, meditation and regression of cancer,' Practitioner, 226:1607-1609

641. Benson, Herbert & Klipper, Miriam Z. (1975) Relaxation Response, New York: William Morrow

642. Goleman PhD, Daniel (1978) The Varieties of the Meditative Experience, Halsted

643. Chopra, Deepak(1987) Creating Health - How to Wake Up the Body's Intelligence, : Houghton-Mifflin

644. Meares, Ainslie (1979) 'Mind and Cancer,' Lancet, 1

645. Meares, Ainslie (1982) 'A form of intensive meditation associated with the regression of cancer, ' American Journal of Clinical Hypnosis, 25:114-121

646. Meares, Ainslie (1983) 'Psychological mechanisms in the regression of cancer,' Med. Journal of Australia, 1(12):583-584

647. Meares, Ainslie (1983) 'Psychological mechanisms in the regression of cancer,' Med. Journal of Australia, 1(12):583-584

648. Meares, Ainslie (1978) 'Vivid Visualization and Dim Visual Awareness in the Regression of Cancer in Meditation,' J. of Am. Soc. of Psychosomatic Dental Medicine, 25:85-88

649. Meares, Ainslie (1979) 'Mind and Cancer,' Lancet, 1

650. Meares, Ainslie (1982) 'A form of intensive meditation associated with the regression of cancer,' American Journal of Clinical Hypnosis, 25:114-121

651. Meares, Ainslie (1982) 'Stress, meditation and regression of cancer,' Practitioner, 226:1607-1609

652. Lebaw, Wallace & Holton, Charlene & Tewell, Karen & Eccles, Doris (1975) 'Use of self-hypnosis by children with cancer,' American Journal of Clinical Hypnosis, 17:233-238

653. Newton, Bernhauer W. (1982) 'Use of Hypnotherapy in the treatment of Cancer Patients,' American Journal of Clinical Hypnosis, 25(2-3):104-113

654. Kiecolt-Glaser PhD, Janice K. & Glaser, Ronald & Strain, E.C. & Stout, J.C. & Tarr, K. & Holliday, J.E. & Speicher, C.E. (1986) 'Modulation of cellular immunity in medical students,' J. of Behavioral Medicine, 9:311-320

655. Glaser, Ronald & Kiecolt-Glaser PhD, Janice K. (1992) 'PsychoNeuroImmunology - Can psychological interventions modulate immunity?' J. of Consulting and Clinical Psychology, 60:569-575

656. Silvertsen, I. & Dahlstrom, A.W. (1921) 'Relation of muscular activity to carcinoma - Preliminary report,' J. of Cancer Research, 6;365-378 in Simonton, O. Carl & Simonton - Matthews, Stephanie & Creighton, James L. (1978) Getting Well Again, New York: Bantam Books

657. Silvertsen, I. & Hastings, W.H. (1938) 'Preliminary report on influence of food and function on incidence of mammary gland tumor in 'A' stock albino mice,' Minnesota Med, 21:873-75 in Simonton, O. Carl & Simonton - Matthews, Stephanie & Creighton, James L. (1978) Getting Well Again, New York: Bantam Books

658. Rusch, H.P. & Kline, B.E. (1944) 'Effect of exercise on the growth of a mouse tumor,' Cancer Research, 4:116-118

659. Hoffman, S. & Paschikis, K.E. & Cantarow, A. (1960) 'Exercise, fatigue, and tumor growth,' Fed. Proc., March 19(abs) 396

660. Hoffman, S. & Paschikis, K.E. & DeBiar, D.A. & Cantarow, A. & Williams, T.L. (1962) 'Influence of exercise on the growth of transplanted rat tumors,' Cancer Research, June: 22; 597-599

661. Thompson, H.J. & Westerlind, K.C. & Snedden, J. & Briggs, S. & Singh, M. (1995) 'Exercise intensity dependent inhibition of 1-methyl-1-nitrosourea induced mammary carcinogenesis in female F-344 rats,' Carcinogenesis, 16:1783-1786

662. Westerlind, K.C. & McCarty, H.L. & Schultheiss, P.C. & Story, R. & Reed, A.H. & Baier, M.L. & Strange, R. (2003) 'Moderate exercise training slows mammary tumour growth in adolescent rats,' Eur. J. of Cancer Prevention, 12:281-287

663. Zielinski, Mark R. & Muenchow, Melissa & Wallig, Matthew A. & Horn, Peggy L. & Woods, Jeffrey A. (2004) 'Exercise delays allogeneic tumor growth and reduces intratumoral inflammation and vascularization,' J. of Appl. Physiol., 96: 2249-2256

664. Selye, Hans (1956) Stress of Life, New York: McGraw-Hill in Simonton, O. Carl & Simonton - Matthews, Stephanie & Creighton, James L. (1978) Getting Well Again, New York: Bantam Books

665. Simonton, O. Carl & Simonton - Matthews, Stephanie & Creighton, James L. (1978) Getting Well Again, New York: Bantam Books

666. Simonton, O. Carl & Simonton - Matthews, Stephanie & Creighton, James L. (1978) Getting Well Again, New York: Bantam Books

667. Simonton, O. Carl & Henson, Reid (1992) Healing Journey - The Simonton center program for achieving physical, mental and spiritual health, New York: Bantam

668. Simonton, O. Carl & Simonton - Matthews, Stephanie & Creighton, James L. (1978) Getting Well Again, New York: Bantam Books

669. Simonton, O. Carl & Simonton - Matthews, Stephanie & Creighton, James L. (1978) Getting Well Again, New York: Bantam Books

670. Simonton, O. Carl & Simonton - Matthews, Stephanie & Creighton, James L. (1978) Getting Well Again, New York: Bantam Books

671. Simonton, O. Carl & Simonton - Matthews, Stephanie & Creighton, James L. (1978) Getting Well Again, New York: Bantam Books

672. Simonton, O. Carl & Henson, Reid (1992) Healing Journey - The Simonton center program for achieving physical, mental and spiritual health,' New York: Bantam

673. Fox, E. (1938) 'Sermon on the Mount,' : Harper & Row

674. Dilts, Robert & Hallbom (M.S.W), Tim & Smith (M.S), Suzi (1990) Beliefs - Pathways to Health & Well Being, Portland, Oregon: Metamorphous Press

675. Dilts, Robert (1990) Changing Belief Systems with NLP, Capitola: Meta Publications

676. Dilts, Robert (1994) Strategies of Genius Vol. III, Capitola: Meta Publications

677. James, Ardie & James, Tad (1993) Lost secrets of ancient Hawaiian Huna, Honolulu: Advanced Neuro Dynamics

678. James, Tad & Woodsmall, PhD, Wyatt (1988) Time Line Therapy and the Basis of Personality, Capitola: Meta Publications

679. James, Tad (2000) Manual Accelerated NLP Trainers Training 2000, Honolulu: Advanced Neuro Dynamics

680. James, Tad & Woodsmall, PhD, Wyatt (1988) Time Line Therapy and the Basis of Personality, Capitola: Meta Publications

681. James, Tad (2000) Manual Accelerated NLP Trainers Training 2000, Honolulu: Advanced Neuro Dynamics

682. Spiegel, David & Bloom, J.R. & Yalom, I.D. (1981) 'Group support for patients with metastatic cancer - A randomized prospective outcome study,' Archives of General Psychiatry, 38:527-533

683. James, Tad & Woodsmall, PhD, Wyatt (1988) Time Line Therapy and the Basis of Personality, Capitola: Meta Publications

684. James, Tad & Woodsmall, PhD, Wyatt (1988) Time Line Therapy and the Basis of Personality, Capitola: Meta Publications

685. Cousins, Norman (1979) Anatomy of an Illness - as perceived by the patient, New York: W.W. Norton

686. Dillon, K.M. & Minchoff, B. & Baker, K.H. (1985) 'Positive emotional states and enhancement of the immune system,' Int. J. of Psychiatry in Medicine, 15(1):13-18

687. Berk, Lee S. & Felten, David & Tan, S.A. & Bittman, Barry B. & Westengard, James (2001) 'Modulation of Neuroimmune Parameters During the Eustress of Humor-Associated Mirthful Laughter,' Alternative Therapies, 2:62-76

688. Levy, Sandra M. & Lee, J. & Bagley, C. & Lippman, M.E. (1988) 'Survival hazards analysis in first recurrent breast cancer patients - seven year follow-up,' Psychosomatic Medicine, 51:1-9

689. Futterman, A.D. & Kemeny, Margaret E. & Shapiro, Debbie & Fahey, J.L. (1994) 'Immunological and physiological changes associated with induced positive and negative moods,' Psychosomatic Medicine, 56:499-511

690. Blakeslee, Thomas R. & Grossarth-Maticek, Ronald (unknown) Feelings of Pleasure & Well-being as Predictors of Health Status 21 Years Later, unpublished

691. Simonton, O. Carl & Henson, Reid (1992) Healing Journey - The Simonton center program for achieving physical, mental and spiritual health, New York: Bantam

692. McDermott, Ian & O'Connor, Joseph (1996) NLP & Health, London: Thornson's Publications

693. McDermott, Ian & O'Connor, Joseph (1996) NLP & Health, London: Thornson's Publications

694. Margolis, Clorinda G. (1983) 'Hypnotic imagery with cancer patients,' American Journal of Clinical Hypnosis

695. Simonton, O. Carl & Simonton - Matthews, Stephanie & Creighton, James L. (1978) Getting Well Again, New York: Bantam

696. Metalnikov , S. & Chorine , V. (1926) 'Role des réflexes conditionnells dans l'imuunité,' Annales de l'Institut Pasteur, 40:893-900

697. Smith, G. & McDaniel, S. (1983) 'Psychologically mediated effect on the delayed hypersensitivity reaction to tuberculin in Humans,' Psychosomatic Medicine, 46; 65-73

698. Ader, Robert & Cohen, Nicholas & Felten, David (1990) PsychoNeuroImmunology, San Diego: Academic Press

699. Buske-Kirschbaum, A. & Kirschbaum, C. & Stierle, H. & Lehnert, H. & Hellhammer, D. (1992) 'Conditioned increase in natural killer cell activity in humans,' Psychosomatic Medicine, 54:123-132

700. Pert, Candace B. (1997) Molecules of Emotion - Why You Feel the Way You Feel, New York: Simon and Schuster

701. Kornblith , A.B. & Herndon , J.E. & Zuckerman , E. & Cella , D.F. & Cherin, E. & Holland, Jimmy C. et al. (1998) 'Comparison of psychosocial adaptation of advanced stage Hodgkin's disease and acute leukemia survivors,' Ann. Oncology, 9:297-306 in Holland, Jimmy C. (2002) 'History of Psycho-Oncology - Overcoming Attitudinal and Conceptual Barriers,' Psychosomatic Medicine, 64:206-221

702. Bovbjerg, D. & Redd, W.H. & Maier, L.A. & Holland, Jimmy C. & Lesko, L. & Niedzwiecki, D. & Rubin, S.C. & Hakus, T.B. (1990) 'Anticipatory immune suppression and nausea in women receiving cyclic chemotherapy for ovarian cancer,' J. of Consulting and Clinical Psychology, 58,153-15

703. Bellis, J.M. (1966) 'Hypnotic pseudo-sunburn,' American Journal of Clinical Hypnosis, 8:310-312

704. Johnson, R.F.Q. & Barber, T.X. (1976) 'Hypnotic suggestions for blister formation - subjective and physiological effects,' American Journal of Clinical Hypnosis, 18:172-181

705. Gravitz, Melvin A. (1981) 'Production of warts by suggestion as a cultural phenomenon,' American Journal of Clinical Hypnosis, 23:281-283

706. Bennett, H.L. & Davis, H.S. (1984) 'Non-verbal response to intraoperative conversation,' Anesthesia and Analgesia, 63:185

707. Bennett, H.L. & Davis, H.S. & Giannini, J.A. (1985) 'Non-verbal response to intraoperative conversation,' British Journal of Anaesthesia, 57:174-179

708. Bennett, H.L. & Disbrow, E.A. (1999) Preparing for Surgery and Medical Procedures in Goleman PhD, Daniel (ed.) (1993) Mind Body Medicine - How to Use Your Mind for Better Health, New York: Consumer Reports Books

709. Yapko, Michael (1990) Trancework - An Introduction to the Practice of Clinical Hypnosis, Bristol, PA 19007: Brunner/Mazel

710. Hall, Howard R. (1982) 'Hypnosis and the immune system: a review with implications for cancer and the psychology of healing,' American Journal of Clinical Hypnosis 25:92-103

711. Hammond, D. Corrydon (1990) Handbook of Hypnotic Suggestions and Metaphors, New York, W.W. Norton.

712. Bonjour, J. (1929) 'Influence of the mind on the skin,' Brit. J. Dermat., 41:324-326

713. Sulzberger, M.B. & Wolf, J. (1934) 'The treatment of warts by suggestion,' Med. Rec. New York, 140:552-556

714. McDowell, M. (1949) 'Juvenile warts removed with the use of hypnotic suggestion,' Bull. Menninger Clinic, 13:4

715. Obermayer et al. (1949) 'Treatment by suggestion of verrucae planea of the face,' Psychosomatic Medicine, 11:163-164

716. Allington, H.V. (1952) 'Review of the psychotherapy of warts,' Archives of Dermatology and Syphiology, 66:316-326

717. Ahser, R. (1956) 'Respectable hypnosis,' British Medical Journal, 1:309-313

718. Schneck, J.M. (1959) Hypnosis in Modern Medicine, Charles Thomas Publisher

719. Sinclair-Geiben, A.H.C & Chalmers, D. (1959) 'Evaluation of treatment of warts by hypnosis,' Lancet, 2:480-482w

720. Ullman, M. & Dudek, S. (1960) 'On the psyche and warts: II. hypnotic suggestion and warts,' Psychosomatic Medicine, 22:68-76

721. Surman, O.S. & Gottlieb, S.K. & Hackett, T.P. & Silverberg, E.L. (1973) 'Hypnosis in the treatment of warts,' Archives of General Psychiatry, 28:439-441

722. Finkelstein, Selig & Howard, Marcia Greenleaf (1982) 'Cancer Prevention - A three-year pilot study,' American Journal of Clinical Hypnosis

723. Spanos, N.P. & Stenstrom , R.J. & Johnston, J.C. (1988) 'Hypnosis, placebo, and suggestion in the treatment of warts,' Psychosomatic Medicine, 50:245-260

724. Spanos, N.P. & Williams , V. & Gwynn , M.I. (1990) 'Effects of hypnotic, placebo, and salicylic acid treatments on wart regression,' Psychosomatic Medicine, 52:109-114

725. Clawson, T.H. & Swade, R.H. (1975) 'Hypnotic control of blood flow and pain and the potential use of hypnosis in the treatment of cancer,' American Journal of Clinical Hypnosis, 17: 160-169

726. Clawson, T.H. & Swade, R.H. (1975) 'Hypnotic control of blood flow and pain and the potential use of hypnosis in the treatment of cancer,' American Journal of Clinical Hypnosis, 17: 160-169

727. Gravitz, Melvin A. (1981) 'Production of warts by suggestion as a cultural phenomenon,' American Journal of Clinical Hypnosis, 23:281-283

728. LeShan, Lawrence (1977) You Can Fight for Your Life, New York: M. Evans

729. Rossi, E. (1986) Psychobiology of Mind-Body Healing, New York: W.W. Norton

730. Rossi Ph.D, Ernest L. (1986) The Psychobiology of Mind-Body Healing - New Concepts of Therapeutic Hypnosis, W. W. Norton

731. Brouwer, Yoka (1996) NLP en gezondheid, Deventer: Ank-Hermes b.v.

732. McDermott, Ian & O'Connor, Joseph (1996) NLP & Health, London: Thornson's Publications

733. Edelstien, Gerald (1981) Trauma, Trance and Transformation - A Clinical Guide to Hypnotherapy, : Brunner/Mazel

734. Dilts, Robert & Hallbom (M.S.W), Tim & Smith, Suzi (1999) NLP Health Certification Training manual 1999,

735. Merriam-Webster Online Dictionary 2004

736. Horowitz, M. (1970) Image Formation and Cognition, Appleton-Century-Crofts

737. Achterberg, Jeanne (1985) Imagery and Healing - Shamanism in Modern Medicine, Boston: New Science Library

738. Paivio, A.A. (1971) Imagery and Verbal Processes, New York: Holt, Rinehart and Winston

739. McGuigan, F.J. (1966) Thinking : Studies of Covert Language Processes, New York: Appleton and Company

740. McGuigan, F.J. (1978) Imagery and Thinking - Covert Functioning of the Motor System, New York: Plenum

741. Shannon, T.X. & Isbell, G.M. (1963) "Stress in dental patients: Effect of local anesthetic procedures," Technical Report No SAM-TDR-63-29; US Air Force School of Aerospace Medicine, Texas: Brooks Air Force Base

742. Brinbaum, R.M. (1964) "Autonomic reaction to threat and confrontation conditions of psychological stress," unpublished doctoral dissertation, Berkeley: University of California Press

743. Epstein, S. (1967) "Towards a unified theory of anxiety," in B.A. Maher (ed.) Progress in Experimental Personality Research Vol. 4, New York, Academic Press.

744. Nomikos, M.S. & Opton , E.M. & Averil, J.R. & Lazarus, Richard S. (1968) 'Surprise versus suspense in the production of stress reaction,' J. of Personality and Social Psychology, 8:204-208

745. Rossman, Martin L. (2003) Fighting Cancer from Within, Owl books

746. Achterberg, Jeanne & Dossy, Barbara & Kolkmeier, Leslie (1994) Rituals of Healing - Using Imagery for Health and Wellness, New York: Bantam Books

747. Simonton, O. Carl & Simonton - Matthews, Stephanie & Creighton, James L. (1978) Getting Well Again, New York: Bantam

748. Achterberg, Jeanne (1985) Imagery and Healing- Shamanism in Modern Medicine, Boston Shambhala

749. Rossman, Martin L. (2000) Guided Imagery for Self-Healing, Tiburon: H.J. Kramer

750. Achterberg, Jeanne (1985) Imagery and Healing - Shamanism in Modern Medicine, Boston: New Science Library

751. Dilts, Robert & Hallbom (M.S.W), Tim & Smith, Suzi (1990) Beliefs - Pathways to Health & Well-Being, Portland, Oregon: Metamorphous Press

752. Jacobson Edmond (1964) Anxiety and Tension Control, New York, J.B. Lippincottt Company in Alman, B. and Lambrou, P. (1983) Self-Hypnosis New York, Brunner/Mazel

753. Trestman, Robert Lee (1981) Imagery, Coping and Physiological Variables in Adult Cancer Patients, PhD dissertation, Knoxville: University of Tennessee

754. Achterberg, Jeanne & Lawlis, Frank (1978) Imagery and Disease - A Diagnostic Tool for Behavioral Medicine, Inst. of Personality Testing

755. Rossman, Martin L. (2000) Guided Imagery for Self-Healing, Tiburon: H.J. Kramer

756. Trestman, Robert Lee (1981) Imagery, Coping and Physiological Variables in Adult Cancer Patients, PhD dissertation, Knoxville: University of Tennessee

757. McDermott, Ian & O'Connor, Joseph (1996) NLP & Health, London: Thornson's Publications

758. McDermott, Ian & O'Connor, Joseph (1996) NLP & Health, London: Thornson's Publications

759. Newton, Bernhauer W. (1982) 'Use of hypnotherapy in the treatment of cancer patients,' American Journal of Clinical Hypnosis, 25(2-3):104-113

760. Meares, Ainslie (1982) 'A form of intensive meditation associated with the regression of cancer,' American Journal of Clinical Hypnosis, 25:114-121

761. Richardson , M.A. & Post-White, J & Grimm , E.A. & Moye , L.A. & Singletary , S.E. & Justice , B (1997) 'Coping, life attitudes, and immune responses to imagery and group support after breast cancer treatment,' Altern. Ther. Health Med., 3:62-70

762. Shapiro, Arnold (1982) 'Psychotherapy as adjunct treatment for cancer patients,' American Journal of Clinical Hypnosis

763. Simonton, O. Carl & Simonton - Matthews, Stephanie & Creighton, James L. (1978) Getting Well Again, New York: Bantam

764. Rossman, Martin L. (1987) Healing Yourself - A Step by Step Program for Better Health Through Imagery, New York: Walker & Co

765. Simonton, O. Carl & Simonton - Matthews, Stephanie & Creighton, James L. (1978) Getting Well Again, New York: Bantam

766. Siegel, Bernie S. (1986) Love, Medicine and Miracles, New York: Harper and Row

767. Borysenko, Joan (1987) Minding the Body, Mending the Mind, New York: Bantam Books

768. Gruber, B.L. & Hall, N.R & Hersh, S.E. & Dubois, E. (1988) 'Immune system and psychological changes in metastatic cancer patients while using ritualized relaxation and guided imagery - a pilot study,' Scandinavian Journal of Behavioral Therapy, 17-25-46

769. Batt, Sharon (1996) Patients No More - The Politics of Breast Cancer, Melborne: Spinifex

770. Rossi, E. (1986) Psychobiology of Mind-Body Healing, New York: W.W. Norton

771. Schneider, J. & Smith, W. & Witcher, S. (1984) Relationship of mental imagery to white blood cells (neutrophil) function in normal subjects

772. Hall H. Minnes L., Olness K. 'The psychophysiology of voluntary immunomodulation,' International Journal of Neuroscience 1993;69:221-234.

773. Frank, J. (1985) 'The effects of music therapy and guided visual imagery on chemotherapy induced nausea and vomiting' Oncol. Nurse Forum, 12:47-52

774. Scott, D.W. & Donohue, D.C. & Mastrovito, R.C. & Hakus, T.B. (1986) 'Comparative trial of clinical relaxation and an antiemetic drug regimen in reducing chemotherapy-related nausea and vomiting,' Cancer Nurse, 9:178-188

775. Kenner, C. & Achterberg, Jeanne (1983) 'Non-pharmacologic pain relief for burn patients,' Annual Meeting of the American Burn Association

776. Lawlis, G.F. & Selby, D. & Hinnant, G. & McCoy, C. (1985) 'Reduction of postoperative pain parameters by presurgical relaxation instructions for spinal pain patients,' Spine, 10(7):649-65

777. Stevens, L. (1983) An intervention study of imagery with diabetes mellitus - (doctoral), University of North Texas

778. Olness, Karen & Conroy, M. (1985) 'A pilot study of voluntary control of transcutaneous PO by children,' Int. J. Clin. Exp. Hypn., 33:1

779. Barber, T.X. (1969) Hypnosis - A Scientific Approach, New York: Van Nostrand

780. Green, Elmer & Green, Alice M. (1977) Beyond Biofeedback, New York: Delacorte

781. Jordan, C.S. & Lenington, K.T. (1979) 'Psychological correlates of eidetic imagery and induced anxiety,' Journal of Mental Imagery, 3:31-42

782. Barber, T.X. (1978) 'Hypnosis, suggestion, and psychosomatic phenomena,' American Journal of Clinical Hypnosis, 21:12-27

783. Ornish, Dean & Scherwitz, L.W. & Doody, R.D. (1983) 'Effects of stress management training and dietary changes in treating ischemic heart disease,' J. American Medical Association, 249:54-59

784. Ornish, Dean (1990) 'Can lifestyle changes reverse coronary heart disease?,' Lancet, 336(8708):129?133

785. Green, Elmer & Green, Alice (1977) Beyond Biofeedback - Pioneering research that explorers the mind's power to control the body, New York: Delta

786. Hall, H.R. & Minnes, L. & Tosi, M. & Olness, Karen (1992) 'Voluntary modulation of neutrophil adhesiveness using a cyberphysiological strategy,' Int. J. of Neuroscience, 63:287-297

787. Achterberg, Jeanne & Lawlis, Frank (1978) Imagery and Disease - A Diagnostic Tool for Behavioral Medicine, Inst. of Personality Testing

788. Peavey, B. & Lawlis, G.F. & Goven, P. (1985) 'Biofeedback-assisted relaxation: effects on phagocytic capacity,' Biofeedback Self Regul., 10:33-47

789. Gruber, B.L. & Hall, N.R & Hersh, S.E. & Dubois, E. (1988) 'Immune system and psychological changes in metastatic cancer patients while using ritualized relaxation and guided imagery - a pilot study,' Scandinavian Journal of Behavioral Therapy, 17-25-46

790. Barrios, A.A. (1961) Hypnosis as a possible means for curing cancer, unpublished

791. Achterberg, Jeanne & Lawlis, Frank (1978) Imagery and Disease - A Diagnostic Tool for Behavioral Medicine, Inst. of Personality Testing

792. Achterberg, Jeanne & Dossey, Barbara & Kolkmeier, Leslie (1994) Rituals in Healing - Using Imagery for Health and Wellness, New York: Bantam Books

793. Battino , Rubin (2001) Guided Imagery and Other Approaches to Healing, Crown House Publishing

794. Pelletier, K. (?) Personal Communication in Rossman, Martin L.; (2000) 'Guided Imagery for Self-Healing, Tiburon, CA, HJ Kramer Book

795. Rossman, Martin L. (2003) Fighting Cancer from Within, Owl books

796. Margolis, Clorinda G. (1983) 'Hypnotic imagery with cancer patients,' American Journal of Clinical Hypnosis

797. Rossman, Martin L. (2000) Guided Imagery for Self-Healing, Tiburon: H.J. Kramer

798. Achterberg, Jeanne (1985) Imagery and Healing - Shamanism in Modern Medicine, Boston: New Science Library

799. Simonton, O. Carl & Simonton - Matthews, Stephanie & Creighton, James L. (1978) Getting Well Again, New York: Bantam

800. Dilts, Robert & Hallbom, Tim & Smith, Suzi (1990) Beliefs - Pathways to Health and Well-Being, Metamorphous Press

801. Simonton, O. Carl & Simonton - Matthews, Stephanie & Creighton, James L. (1978) Getting Well Again, New York: Bantam
802. Temoshok, Linda & Dreher, Henry (1992) The Type C Connection - The Mind-Body Link to Cancer and Your Health, Random House
803. Rossman, Martin L. (2000) Guided Imagery for Self-Healing, Tiburon: H.J. Kramer
804. Rossman, Martin L. (2003) Fighting Cancer from Within, Owl Books
805. Achterberg, J.; Lawlis, G.F. (1978) Imagery of Cancer, Champaign, IL, Institute for Personality and Ability Testing in Rossman, Martin L.; (2000) Guided Imagery for Self-Healing, Tiburon, CA, HJ Kramer Book
806. Margolis, Cornelia G. (1983) 'Hypnotic imagery with cancer patients,' American Journal of Clinical Hypnosis, 25:128-134
807. Newton, Bernauer W. (1983) 'The use of hypnosis in the treatment of cancer patients,' American Journal of Clinical Hypnosis, 25:104-113
808. Shapiro, Arnold (1983) 'Psychotherapy as adjunct treatment for cancer patients,' American Journal of Clinical Hypnosis, 25:150-155
809. Rosch, P.J. (1984) 'Stress and Cancer,' Compr. Ther., 10(1):3-6 in Cooper, Cary L. (1984) Psychosocial Stress and Cancer, New York: John Wiley & Sons
810. Derogatis, L. & Abeloff, M. & Melisaratos, N. (1979) 'Psychological coping mechanisms and survival time in metastatic breast cancer,' JAMA, 242:1504-1508.
811. Achterberg, Jeanne (1985) Imagery and Healing - Shamanism in Modern Medicine, Boston: New Science Library 192
812. Temoshok, Linda & Dreher, Henry (1992) The Type C Connection - The Mind-Body Link to Cancer and Your Health, Random House
813. Rossman, Martin L. (2000) Guided Imagery for Self-Healing, Tiburon: H.J. Kramer
814. Rossman, Martin L. (2003) Fighting Cancer from Within, Owl books
815. Simonton, O. Carl & Simonton - Matthews, Stephanie & Creighton, James L. (1978) Getting Well Again, New York: Bantam
816. Simonton, O. Carl & Simonton - Matthews, Stephanie & Creighton, James L. (1978) Getting Well Again, New York: Bantam
817. Simonton, O. Carl & Henson, Reid (1992) Healing Journey - The Simonton center program for achieving physical, mental and spiritual health, New York: Bantam
818. Simonton, O. Carl & Simonton - Matthews, Stephanie & Creighton, James L. (1978) Getting Well Again, New York: Bantam
819. Simonton, O. Carl & Henson, Reid (1992) Healing Journey - The Simonton center program for achieving physical, mental and spiritual health, New York: Bantam
820. Simonton, O. Carl & Simonton - Matthews, Stephanie & Creighton, James L. (1978) Getting Well Again, New York: Bantam
821. Spiegel, David & Spiegel, H. (1978) Trance and Treatment - Clinical Uses of Hypnosis, New York: Basic Books
822. Esdaile, James (1846) Mesmerism in India, unknown
823. Hilgard, Josephine R. & Hilgard, Ernest R. (1975) Hypnosis in the Relief of Pain, Los Altos: William Kaufman
824. Zeig, Jeffrey (ed.) (1982) Ericksonian Approaches to Hypnosis and Psychotherapy, Bristol, PA 19007: Brunner/Mazel
825. Hilgard, Ernest R. & LeBaron, S. (1984) Hypnotherapy of Pain in Children with Cancer, Los Altos: William Kaufman
826. Zilbergeld, Bernie & Edelstein, M. Gerald & Araoz, Daniel (1986) Hypnosis - Questions & Answers, W. W. Norton
827. Rossi Ph.D, Ernest L. & Cheek, David (1988) Mind-Body Therapy - Methods of Ideodynamic Healing in Hypnosis, : W. W. Norton

Heal the World
by
empowering
other people
to heal
themselves

~Rob van Overbruggen ~

20

Over de auteur

Rob A.A. van Overbruggen PhD gebruikt zijn expertise in neurolinguïstiek en hypnotherapie om zijn studenten en cliënten te helpen het kankerproces te beïnvloeden door gezond te denken en te doen.

Helen is altijd mogelijk. Helen is veel meer dan alleen genezen, helen is meer dan het gebrek aan symptomen. Helen is een holistische aanpak waarbij de kwaliteit van leven bovenaan staat. Achter ieder symptoom schuilt een stressor. Het vinden en oplossen van deze stressor zorgt voor ultieme heling.

Rob is geboren in 1972, in een klein dorp in het zuiden van Nederland. Hij heeft een studie gevolgd voor Software Engineer, waar hij leerde patronen te identificeren en overeenkomsten af te leiden uit verschillende standpunten. Om aan zijn passie te voldoen om de psychologie te begrijpen, begon hij in 1993 met een studie in de richting van Neuro-linguïstisch Programmeren (NLP), Tijdlijntherapie en Hypnotherapie. Een paar jaar later besloot hij de psychologische invloeden op het kankerproces diepgaand te gaan onderzoeken. Na 12 jaar onderzoek voltooide hij zijn boek "Healing

Psyche" (Nederlands "Invloed op Kanker - Gezond Denken en Doen". In zijn boek identificeerde hij patronen van verschillende psychologische benaderingen van kankertherapie. Hij identificeerde de psychologische patronen die het kankerproces beïnvloeden.

Rob is een zeer gevraagd internationaal spreker op het gebied van lichaam en geest connectie. Internationaal erkende hypnotherapeut en NLP -trainer. Hij is de oprichter en directeur van Help for Health, een bedrijf dat gespecialiseerd is optimaliseren van gezondheid. Hij is ontwikkelaar van Biocompass®, een compleet systeem om snel en effectief een oplossing te vinden voor lichamelijk symptomen en hieruit de levenslessen te halen. Zijn therapeutisch systeem Emocure® is gericht op snel en effectief de emotionele clusters te laten verdwijnen en belemmerende overtuigingen aan te pakken.

Rob van Overbruggen woont in Rotterdam, waar hij een succesvolle therapiepraktijk leidt en zijn onderzoek voortzet. Regelmatig spreekt hij wereldwijd op congressen en geeft hij daar trainingen.

Zijn boek vormde de basis voor zijn psychologische behandeling bij kanker. Dit programma is ontworpen voor therapeuten om het samen met hun cliënten toe te passen om hen te helpen bij hun genezingsproces. Inmiddels wordt dit programma wereldwijd toegepast.

Zijn missie is:

Heel de wereld door andere mensen in hun kracht te zetten en zichzelf te laten helen

Op basis van zijn kennis en expertise heeft hij diverse programma's ontwikkeld die mensen helpen om snel en efficiënt te kunnen helen.

In de afgelopen 20 jaar heeft Rob meer dan 4000 mensen getraind en geïnspireerd om meer controle te nemen over hun leven en om gelukkiger en gezonder te leven. Zijn gewilde trainingen worden beschouwd als de beste in het vakgebied.

Zijn trainingen worden bestempeld als "een combinatie van diepe persoonlijke groei en standup komedie"

Contact opnemen met Rob kan via *helpforhealth.com*.

Persoonlijke ervaring

Ik (Rob) heb in 2018 mijn vrouw verloren aan een extreem snelgroeiende kanker. Van eerste bultje tot haar dood heeft minder dan een jaar geduurd. De eerste periode 9 maanden, zag alles er nog redelijk goed en hoopvol uit. Er moest een heftige operatie uitgevoerd worden om de kanker weg te halen, maar dat was lokaal, niet systemisch.

Bij een controle CT-scan in maart vertelde de chirurg dat de longen nu "helemaal vol zaten", en dat er niets meer te doen was. In mei is ze overleden.

Mijn ervaring en achtergrond die ik in dit boek verwerkt had heeft mij en mijn vrouw enorm geholpen in het proces van omgaan met en beslissingen nemen over behandelingen. Het heeft ons beide ook op de been gehouden met een positief gevoel over de toekomst. En het heeft ons gesteund in het hoog houden van de kwaliteit van leven.

Ook nu nog, nadat ze overleden is heb ik nog steeds steun aan wat ik hier in dit boek beschreven heb om mijn verdriet te verwerken en mijn kwaliteit van leven hoog te houden.

Zeg hallo als je me tegen komt, verplicht ben ik werk aan en mijn trainingen overslag aan te bijdens team

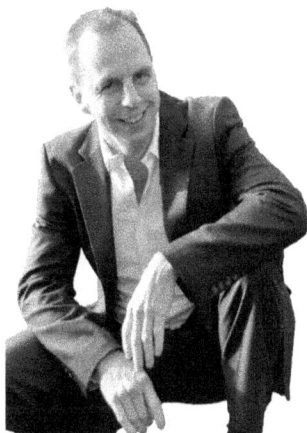

Contact: office@helpforhealth.com

Lets Connect:
* *https://invloedopkanker.nl*
* *http://gnoo.net/linkedin_rob*
* *facebook.com/helpforhealth*

Schrijf een Review

Wil je ons een plezier doen en een aanbeveling schrijven voor dit boek, al ik het maar 1 of 2 regels, we stellen dit erg op prijs. We horen graag WAT je aan dit boek gehad hebt, en HOE het je leven heeft beïnvloed.

Je kunt je aanbeveling rechtstreeks naar ons sturen op : *office@helpforhealth.com* ,of plaats hem op bol.com of amazon.   com.

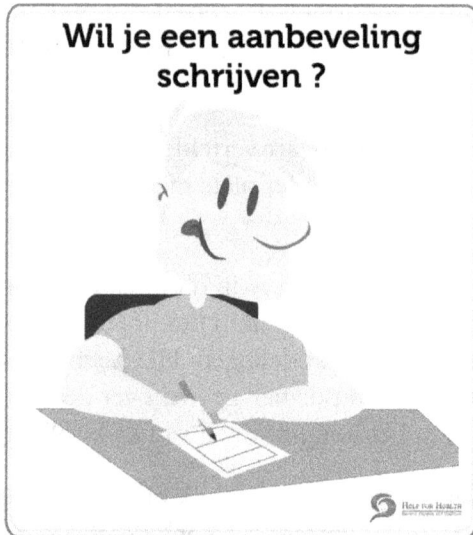

Download gratis begeleidend materiaal.

We hebben een aantal zaken voor je gemaakt, en we zijn bezig met nog meer materiaal te maken om je te helpen je kwaliteit van leven te vergroten. Hierbij kun je denken aan

- ⊙ **speciale unieke visualisaties**
- ⊙ **geluidsopnames**
- ⊙ **oefeningen**
- ⊙ **challenges**
- ⊙ **en zelfs geven we af en toe een gratis begeleidingstraject weg of een volledige training.**

Ga naar: *https://invloedopkanker.nl/hulpbronnen*